有毒生物碱中毒应急检测技术

吴惠勤 等 著

华南理工大学出版社
SOUTH CHINA UNIVERSITY OF TECHNOLOGY PRESS

·广州·

图书在版编目(CIP)数据

有毒生物碱中毒应急检测技术/吴惠勤等著 . —广州:华南理工大学出版社,2020. 12

ISBN 978 – 7 – 5623 – 6580 – 8

Ⅰ. ①有… Ⅱ. ①吴… Ⅲ. ①生物碱 – 碱中毒 – 检测 Ⅳ. ①R589. 6

中国版本图书馆 CIP 数据核字(2020)第 242805 号

有毒生物碱中毒应急检测技术

吴惠勤 等 著

出 版 人:卢家明

出版发行:华南理工大学出版社

(广州五山华南理工大学 17 号楼,邮编 510640)

http://www. scutpress. com. cn E-mail:scutc13@ scut. edu. cn

营销部电话:020 – 87113487 87111048 (传真)

策划编辑:詹志青

责任编辑:唐燕池

责任校对:袁桂香 刘惠林

印 刷 者:广东虎彩云印刷有限公司

开 本:787mm×1092mm 1/16 印张:20. 25 字数:441 千

版 次:2020 年 12 月第 1 版 2020 年 12 月第 1 次印刷

定 价:98. 00 元

前　言

　　生物碱是一类重要的天然产物，广泛分布在高等的陆生植物类群中，尤其是最高等的被子植物中。目前已知有130多个科的50 000～60 000种植物体内都含有各种生物碱，如乌头碱、士的宁、马钱子碱、雷公藤碱、莨菪碱、秋水仙碱等。这些天然结构的生物碱往往是中草药的主要药效成分，而与此同时，因炮制不当、用药过量、误服、误食等导致的有毒生物碱中毒甚至死亡事件时有报道，引起了人们的关注。因此，有毒生物碱中毒事故的应急检测工作也越来越受到重视。

　　然而，含生物碱类物质的植物品种繁多，其中的有毒生物碱成分复杂、化学结构多样、毒性大（如：成人一次摄入秋水仙碱0.1～0.2 mg即会引起中毒，乌头碱的中毒量也低至0.2 mg）、含量低（某些生物碱在人体内迅速代谢使其在生物样品中的含量更低），中毒者的体液样品量少、中毒无特异性临床表现，因此检测难度很大。目前，对生物碱类物质的中毒尚无标准检测方法，已有的相关技术资料远远不能满足生物碱类毒物应急检测的需要，这给中毒事故的及时分析鉴定、处置、救治带来了极大困难。

　　我们持续开展生物碱检测技术相关研究已有十多年，深入研究了相关植物中各类生物碱成分的质谱特性，建立了一系列有毒生物碱的检测方法，能在众多中毒事故的应急检测中，快速鉴定出引起中毒的生物碱成分，使救援人员更有针对性地对患者进行救助和治疗。相关科研成果获得了广东省科学技术进步奖。我们在汇集多年来的生物碱检测技术研究成果并参阅相关文献资料的基础上，归纳总结了引起中毒事故的有毒生物碱的种类、应急检测方法及其应用，编著了这部《有毒生物碱中毒应急检测技术》。

本书分为上下两篇。上篇介绍植物中有毒生物碱的分类及其质谱特征。第1章首先概述了生物碱类物质及有毒生物碱引发的中毒事故的总体情况，综述了色谱－质谱联用技术在生物碱检测方面的研究进展。接下来，按照不同生物碱的化学结构类别分为二萜类、吲哚类、倍半萜类、异喹啉类、吡咯里西啶类、托品烷类、苯丙胺类、喹啉类、喹诺里西丁类9章内容加以阐述。第2～10章分别介绍了各类生物碱的来源及用途、结构分类与分布、理化性质与中毒症状等，然后通过高效液相色谱－四极杆－飞行时间高分辨质谱（HPLC-Q-TOF-MS）技术，对每个生物碱类别中代表性植物的生物碱的质谱特征进行表征，包括精确质量数、质谱特征离子等，并推测其质谱碎裂机理。例如，二萜类的代表性植物乌头中生物碱成分的质谱特征，吲哚类的代表性植物马钱子、钩吻、吴茱萸、骆驼蓬中生物碱成分的质谱特征，倍半萜类的代表性植物雷公藤中生物碱成分的质谱特征，异喹啉类的代表性植物博落回和延胡索中生物碱成分的质谱特征，吡咯里西啶类的代表性植物款冬花、千里光和紫草中生物碱成分的质谱特征，托品烷类的代表性植物颠茄与洋金花中生物碱成分的质谱特征，等等。

下篇介绍有毒生物碱中毒应急检测方法及其应用。本篇重点介绍了中毒生物体液（如血液、尿液、胃液）、食品（如蜂蜜、药膳）、中药粉和中药汤剂、化妆品及植物精油中有毒生物碱的检测方法，主要采用液相色谱－串联质谱（LC-MS/MS）和 HPLC-Q-TOF-MS 技术，少数挥发性和半挥发性的生物碱采用气相色谱－串联质谱（GC-MS/MS）技术，用于应对有毒生物碱中毒事故的应急检测。此外，还介绍了近年来这些方法在实际工作中的典型应用案例。

　　本书可供从事生物碱类研究工作的科研人员和分析检测技术人员阅读，特别是对于从事中毒事故应急检测和救治的相关人员，具有很好的参考作用，可为生物碱中毒事故的分析鉴定和应急处理提供技术指导，为制定救援方案、采取处置措施提供技术资料。

　　由于水平有限，错误之处在所难免，恳请读者提出宝贵意见。

本书作者团队

2020 年 7 月 1 日于广州

目 录

上篇　植物中有毒生物碱的分类及其质谱特征

1　生物碱类物质及其检测技术 ……………………………………………………… 3

　1.1　生物碱类物质概述 …………………………………………………………… 3

　　1.1.1　概述 ……………………………………………………………………… 3

　　1.1.2　生物碱类中毒 …………………………………………………………… 4

　1.2　生物碱的检测技术 …………………………………………………………… 5

　　1.2.1　气相色谱－质谱联用技术 ……………………………………………… 5

　　1.2.2　液相色谱－质谱联用技术 ……………………………………………… 7

　1.3　色谱－质谱联用技术在生物碱检测方面的研究进展 ……………………… 10

　　1.3.1　生物样品中有毒生物碱的检测 ………………………………………… 10

　　1.3.2　食品中有毒生物碱的检测 ……………………………………………… 12

　　1.3.3　中药中有毒生物碱的检测 ……………………………………………… 14

　　1.3.4　化妆品中有毒生物碱的检测 …………………………………………… 15

2　二萜类生物碱 …………………………………………………………………… 21

　2.1　结构分类与分布 ……………………………………………………………… 21

　2.2　理化性质与中毒症状 ………………………………………………………… 22

　　2.2.1　理化性质 ………………………………………………………………… 22

　　2.2.2　中毒症状 ………………………………………………………………… 23

　2.3　乌头中二萜类生物碱的质谱特征 …………………………………………… 23

　　2.3.1　乌头类生物碱的检测方法 ……………………………………………… 24

　　2.3.2　川乌、草乌和附子中生物碱的 UPLC-Q-TOF/MS 测定结果 ………… 24

　　2.3.3　二萜类生物碱的质谱裂解途径 ………………………………………… 35

3　吲哚类生物碱 …………………………………………………………………… 37

3.1　结构分类与分布 ……………………………………………………… 37

3.2　理化性质与中毒症状 ………………………………………………… 38

　3.2.1　理化性质 ………………………………………………………… 38

　3.2.2　中毒症状 ………………………………………………………… 38

3.3　吲哚类生物碱的质谱特征 …………………………………………… 39

　3.3.1　马钱子中生物碱成分的质谱特征 …………………………… 39

　3.3.2　钩吻中生物碱成分的质谱特征 ……………………………… 49

　3.3.3　吴茱萸中生物碱成分的质谱特征 …………………………… 62

　3.3.4　骆驼蓬中生物碱成分的质谱特征 …………………………… 76

4　倍半萜类生物碱 ………………………………………………………… 85

　4.1　结构分类与分布 …………………………………………………… 85

　4.2　理化性质与中毒症状 ……………………………………………… 86

　　4.2.1　理化性质 ……………………………………………………… 86

　　4.2.2　中毒症状 ……………………………………………………… 87

　4.3　雷公藤中倍半萜类生物碱的质谱特征 ………………………… 87

5　异喹啉类生物碱 ………………………………………………………… 96

　5.1　结构分类与分布 …………………………………………………… 96

　5.2　理化性质与中毒症状 ……………………………………………… 97

　　5.2.1　理化性质 ……………………………………………………… 97

　　5.2.2　中毒症状 ……………………………………………………… 98

　5.3　异喹啉类生物碱的质谱特征 ……………………………………… 98

　　5.3.1　博落回中生物碱成分的质谱特征 ………………………… 98

　　5.3.2　延胡索中生物碱成分的质谱特征 ………………………… 109

6　吡咯里西啶类生物碱 …………………………………………………… 123

　6.1　结构分类与分布 …………………………………………………… 123

　6.2　理化性质与中毒症状 ……………………………………………… 124

　　6.2.1　理化性质 ……………………………………………………… 124

　　6.2.2　中毒症状 ……………………………………………………… 124

　6.3　吡咯里西啶类生物碱的质谱特征 ………………………………… 125

　　6.3.1　款冬花中生物碱成分的质谱特征 ………………………… 125

　　6.3.2　千里光中生物碱成分的质谱特征 ………………………… 133

　　6.3.3　紫草中生物碱成分的质谱特征 …………………………… 138

7　托品烷类生物碱 ………………………………………………………… 145

　7.1　结构分类与分布 …………………………………………………… 145

7.2 理化性质与中毒症状 ……………………………………………… 146

　　7.2.1 理化性质 …………………………………………………… 146

　　7.2.2 中毒症状 …………………………………………………… 146

7.3 颠茄与洋金花中托品烷类生物碱的质谱特征 …………………… 147

　　7.3.1 颠茄与洋金花中生物碱的提取 …………………………… 148

　　7.3.2 UPLC-Q-TOF/MS 条件 ……………………………………… 148

　　7.3.3 颠茄与洋金花中生物碱的 UPLC-Q-TOF/MS 测定结果 …… 148

　　7.3.4 颠茄与洋金花中生物碱的质谱裂解途径 ………………… 152

8 苯丙胺类生物碱 ……………………………………………………… 155

8.1 结构分类与分布 …………………………………………………… 155

8.2 理化性质与中毒症状 ……………………………………………… 156

　　8.2.1 理化性质 …………………………………………………… 156

　　8.2.2 中毒症状 …………………………………………………… 156

8.3 苯丙胺类生物碱的质谱特征 ……………………………………… 156

　　8.3.1 麻黄中生物碱的提取 ……………………………………… 157

　　8.3.2 UPLC-Q-TOF/MS 条件 ……………………………………… 157

　　8.3.3 麻黄中生物碱的 UPLC-Q-TOF/MS 测定结果 ……………… 157

　　8.3.4 麻黄中生物碱的质谱裂解途径 …………………………… 160

9 喹啉类生物碱 ………………………………………………………… 162

9.1 结构分类与分布 …………………………………………………… 162

9.2 理化性质与中毒症状 ……………………………………………… 163

　　9.2.1 理化性质 …………………………………………………… 163

　　9.2.2 中毒症状 …………………………………………………… 163

9.3 喜树中喹啉类生物碱的质谱特征 ………………………………… 164

　　9.3.1 喜树中生物碱的提取 ……………………………………… 164

　　9.3.2 UPLC-Q-TOF/MS 条件 ……………………………………… 164

　　9.3.3 喜树中生物碱的 UPLC-Q-TOF/MS 测定结果 ……………… 164

　　9.3.4 喜树中生物碱的质谱裂解途径 …………………………… 167

10 喹诺里西丁类生物碱 ……………………………………………… 169

10.1 结构分类与分布 ………………………………………………… 169

10.2 理化性质与中毒症状 …………………………………………… 170

　　10.2.1 理化性质 ………………………………………………… 170

　　10.2.2 中毒症状 ………………………………………………… 170

10.3 喹诺里西丁类生物碱的质谱特征 ……………………………… 171

10.3.1 苦参中生物碱的提取 …………………………………………………… 171

10.3.2 UPLC-Q-TOF/MS 条件 ………………………………………………… 171

10.3.3 苦参中生物碱的 UPLC-Q-TOF/MS 测定结果 ……………………… 172

10.3.4 苦参中生物碱的质谱裂解途径 ………………………………………… 174

下篇　有毒生物碱中毒应急检测方法及其应用

11　生物体液中有毒生物碱的检测 ……………………………………………… 179

11.1　LC-MS/MS 检测血液中常见的 8 种有毒生物碱 ……………………… 179

11.1.1　实验方法 ………………………………………………………… 179

11.1.2　结果与讨论 ……………………………………………………… 180

11.2　LC-MS/MS 检测血液和胃液中 17 种有毒生物碱 …………………… 184

11.2.1　实验方法 ………………………………………………………… 184

11.2.2　结果与讨论 ……………………………………………………… 186

11.3　LC-MS/MS 检测尿液与胃液中 12 种有毒生物碱 …………………… 191

11.3.1　实验方法 ………………………………………………………… 191

11.3.2　结果与讨论 ……………………………………………………… 193

11.4　LC-MS/MS 快速筛查生物体液中有毒生物碱 ………………………… 198

11.4.1　实验方法 ………………………………………………………… 198

11.4.2　结果与讨论 ……………………………………………………… 200

11.5　GC-MS/MS 检测尿液中 15 种有毒生物碱 …………………………… 212

11.5.1　实验方法 ………………………………………………………… 212

11.5.2　结果与讨论 ……………………………………………………… 213

11.6　典型案例分析 …………………………………………………………… 217

12　食品中有毒生物碱的检测 …………………………………………………… 226

12.1　LC-MS/MS 检测蜂蜜中 8 种有毒生物碱 …………………………… 227

12.1.1　实验方法 ………………………………………………………… 227

12.1.2　结果与讨论 ……………………………………………………… 228

12.2　UPLC-Q-TOF-MS 与 UPLC-QQQ-MS 测定野生蜂蜜中有毒生物碱 ……… 231

12.2.1　实验方法 ………………………………………………………… 232

12.2.2　结果与讨论 ……………………………………………………… 234

12.3　LC-MS/MS 检测药膳中 33 种有毒生物碱 …………………………… 245

12.3.1　实验方法 ………………………………………………………… 245

12.3.2　实验结果 ………………………………………………………… 253

12.4　典型案例分析 ……………………………………………………… 253

13　中药中有毒生物碱的检测 ……………………………………………… 259

13.1　中药中 33 种生物碱的 UPLC-Q-TOF-MS 快速筛查 …………… 259

13.1.1　实验部分 …………………………………………………… 259

13.1.2　结果与讨论 ………………………………………………… 261

13.1.3　结论 ………………………………………………………… 268

13.2　典型案例分析 ……………………………………………………… 268

14　化妆品中有毒生物碱的检测 ………………………………………… 273

14.1　LC-MS/MS 测定化妆品中 9 种禁用生物碱 …………………… 273

14.1.1　实验部分 …………………………………………………… 274

14.1.2　结果与讨论 ………………………………………………… 275

14.1.3　结论 ………………………………………………………… 284

14.2　LC-MS/MS 同时测定精油类化妆品中 31 种生物碱 …………… 284

14.2.1　实验部分 …………………………………………………… 285

14.2.2　结果与讨论 ………………………………………………… 286

14.2.3　结论 ………………………………………………………… 294

附录　天然产物中常见生物碱汇总表 ………………………………………… 298

上篇

植物中有毒生物碱的分类及其质谱特征

1　生物碱类物质及其检测技术

1.1　生物碱类物质概述

1.1.1　概述

生物碱（alkaloids）是一类重要的天然产物，没有非常明确的定义，一般认为是一类除蛋白质、肽类、氨基酸、B族维生素外的天然含氮有机化合物的总称。1806年，德国化学家泽尔蒂纳从阿片中分离出第一种生物碱——吗啡，并首次报告了生物碱的碱性特性。生物碱类物质因其生物活性多样性在全世界范围内备受关注。1952年以前，人们共发现生物碱950种，到1962年有1107种，1972年又上升到了3443种。随着现代分离分析技术的发展，特别是色谱分离技术、波谱技术、X射线分析技术的广泛使用，至2001年已经分离出了26 900多种生物碱。

生物碱绝大部分分布在植物界，因此又被称为植物碱，比较集中地分布于双子叶被子植物类群中。其中含生物碱最多的20个科（几乎均为双子叶被子植物）为：石竹科、番荔枝科、夹竹桃科、菊科、小檗科、紫草科、黄杨木科、卫矛科、蝶形花科、樟科、百合科、豆科、防己科、罂粟科、胡椒科、禾本科、毛茛科、茜草科、云香科和茄科。裸子植物中除麻黄科、粗榧科等少数几科外，大多数不含生物碱。至于低等植物，除已知的某些菌类（如麦角）外，含生物碱者极少。

生物碱具有高效的药理作用和生理活性。利用现代先进的提取分离技术将生物碱从天然中草药植物中提取出来，应用在各种合成药物及保健品中，不仅可以满足人们对天然药物及保健品的大量需求，还可以促进中药业的快速发展。形形色色的生物碱为我们提供了许多有效的药物，在医学上作出了长足的贡献，但也不乏有毒甚至剧毒的生物碱。例如，金雀花碱（又称野靛碱）、黄华碱（又称野决明碱）均为吡咯里西啶类生物碱，主要存在于豆科槐属植物苦豆子的种子中，如野决明属植物披针叶黄华、高山黄华、野决明，棘豆属小花棘豆、甘肃棘豆、冰川棘豆；此外，也存在于金莲花属植物金莲花的种子中。毛果芸香碱又称皮罗卡品，最初是从毛果芸香属植物毛果芸香及同属其他植物叶中提取出的咪唑类生物碱。八角枫碱也称消旋毒藜碱、新烟碱，为吡啶类生物碱，存在于茄科植物烟草、光烟草和八角枫科植物八角枫中，是中药八角枫的活性成分。苦参、氧化苦参碱为喹诺里西丁类生物碱，是豆科植物山豆根、苦参、狼牙刺等中药的主要药效成分之一；山豆根是越南槐的干燥根及根茎，苦参为多年生落叶灌木苦参的根。茶碱是存在于茶叶、咖啡果中的嘌呤类生物碱。麻黄碱是苯丙胺类生物碱，存在于中药麻黄中，是中药麻黄的主要药效成分；麻黄是麻黄科植物草麻黄、中麻黄及木贼麻黄等的干燥草质茎。阿托品和东莨菪碱为托品烷类生物碱，存在于茄科植物颠茄、曼陀罗、洋金花及莨菪等植物中；山莨菪碱也是托品烷类生物碱，存在于我国特有的茄科植物唐古特山莨菪的根部。麦角新碱为存在于黑麦草、高羊茅等禾草内，由寄生真菌产生的吲哚类生物碱。钩吻素子和钩吻碱是马钱科胡蔓藤属植物钩吻中含量最大的两种吲哚类生物碱；钩吻又名断肠草、大茶药、胡蔓藤、毒根、猪人参等，是世界著名的剧毒植物。马钱子碱和士的宁是存在于中药马钱子中的两种吲哚类生物碱，也是马钱子的主要药效成分；马钱子（又名番木鳖）为传统中药，是马钱科植物马钱子和云南马钱的干燥成熟种子。吐根碱是一种异喹啉型生物碱，存在于茜草科植物吐根和五茄科植物洋常春藤中。秋水仙碱最初是从欧洲百合科植物秋水仙的球茎中分离出来的一种有机胺类生物碱，主要存在于百合科秋水仙属植物中，也存在于其他植物如丽江山慈姑、百合和黄花菜中。白屈菜红碱和血根碱均为季铵盐类生物碱，存在于罂粟科博落回属植物博落回、白屈菜属植物白屈菜中。乌头碱和草乌甲素为双酯型二萜类生物碱，存在于毛茛科乌头属植物中；乌头属植物基本上都含有乌头碱，也含有新乌头碱、次乌头碱等，其中作为中药使用的主要有附子、川乌、草乌、雪上一枝蒿等。雷公藤吉碱和雷公藤次碱是倍半萜类生物碱，来源于卫矛科雷公藤属雷公藤和昆明山海棠。吴茱萸碱和吴茱萸次碱为吴茱萸中的两种吲哚类生物碱，也是其主要活性成分；吴茱萸是芸香科植物吴茱萸、石虎和疏毛吴茱萸干燥未成熟的果实。

1.1.2　生物碱类中毒

　　生物碱往往是植物药（中草药）的主要药效成分，然而，有毒生物碱中毒事故频发，引起了法医和毒理学专家的关注。例如，廖良图等总结了其所在医院收治的 255 起断肠草中毒事故，其中有 13 人死亡。唐雄修等报道了 78 例急性断肠草中毒事件，其中，7 例在将断肠草作为杀虫剂使用时意外中毒，43 例因误将断肠草当作金银花煮水喝而中毒，18 例以断肠草根为草药煮水喝而中毒，8 例意图自杀而服用断肠草，2 例误服他人准备自杀用的断肠草药水而引起中毒。黄桢平等报道了 23 例马钱子中毒事故，其中，误服 10 例，超量使用 13 例。秦景新等报告了柳州市航生路一施工队食堂民工因食用鲜黄花菜而发生的食物中毒事故，中毒人数 34 人。

　　从国内外所报道的有毒生物碱中毒事故来看，引起中毒事故的原因主要有以下几个方面：

　　（1）过量服用草药或误服有毒植物。这一类中毒事件以草乌、川乌、雷公藤、断肠草、曼陀罗、马钱子引发的最为常见，因服用山豆根而引起的群体性中毒事件也有报道。

　　（2）炮制不当。如有用温水泡服草乌而导致中毒死亡的案例报道。

　　（3）自杀与蓄意投毒。如有服用断肠草、马钱子自杀的报道。

　　（4）食物中毒。有人因食用烹饪不当的黄花菜、受血根碱污染的食用油，以及受有毒蜜源植物污染（如胡蔓藤、乌头、喜树碱、八角枫、曼陀罗等）的蜂蜜引起的中毒，也有牲畜因食用含金雀花碱和黄华碱的疯草、黄花棘豆引起的中毒。

1.2　生物碱的检测技术

为应对有毒生物碱引发的中毒事故，学者们利用各种分析技术建立了中毒样品(特别是血液、尿液)中不同有毒生物碱的检测方法。文献报道的各种分析技术随着分析仪器的发展而改进，从比色法、薄层色谱法(thin layer chromatography，TLC)到气相色谱法(gas chromatography，GC)、高效液相色谱法(high performance liquid chromatography，HPLC)、毛细管电泳法(capillary electrophoresis，CE)，再到气相色谱 – 质谱法(gas chromatography mass spectrometry，GC-MS)、液相色谱 – 质谱法(liquid chromatography mass spectrometry，LC-MS)、气相色谱 – 串联质谱法(GC-MS/MS)以及液相色谱 – 串联质谱法(LC-MS/MS)等。

在分析生物碱时，比色法、TLC的分离效果和灵敏度较差；GC、HPLC、CE虽然具有较好的分离效果，但是选择性差，只能通过保留时间定性，因此为了减少干扰，往往需要更长的分离时间。色谱 – 质谱技术结合了色谱的高分离能力和质谱的高鉴别能力，在生物碱分析中的应用非常广泛。GC-MS配有商业质谱库，可以实现谱库检索，但不适用于高沸点和热不稳定性物质的分析，只能分析一些相对较易挥发的生物碱，导致其在生物碱分析中的应用受到了一定的限制。LC-MS技术在生物碱检测中应用最广泛，特别是在此基础上发展起来的LC-MS/MS技术采用了多反应监测(MRM)模式，能有效降低背景噪音，提高信噪比，进一步提高了方法的灵敏度和选择性。

1.2.1　气相色谱 – 质谱联用技术

自1957年霍姆斯和莫雷尔首次实现气相色谱和质谱联用以后，气相色谱 – 质谱联用技术(GC-MS)已经发展了60多年，是目前发展最完善、应用最广泛的分离分析联用技术。目前从事有机物分析的实验室几乎都把GC-MS作为主要的定性确认手段之一，在很多情况下也会以GC-MS进行定量分析。

1. 气相色谱 – 质谱联用技术原理及特点

气相色谱技术(GC)利用一定温度下不同化合物在流动相(载气)和固定相中分配系数的差异，使不同化合物在不同时间先后从色谱柱中流出，从而达到分离分析的目的。保留时间是气相色谱进行定性的依据，而色谱峰高或峰面积是定量的手段，所以气相色谱对复杂的混合物可以进行有效的定性定量分析，其特点在于高效的分离能力和良好的灵敏度。然而，由于一根色谱柱不能完全分离所有化合物，以保留时间作为定性指标的方法往往存在明显的局限性，特别是对于同分异构化合物或者同位素化合物的分离效果较差。

质谱技术(MS)是将汽化的样品分子在高真空的离子源内转化为带电离子，使其在经电离、引出和聚焦后进入质量分析器，在磁场或电场作用下，按时间先后或空间位置进行质荷比(质量和电荷的比，m/z)分离，最后被离子检测器检测。在一定条件下所得的MS

碎片图及其相应强度犹如指纹图，易于辨识，方法专属、灵敏。但质谱技术最大的不足之处在于要求样品是单一组分，无法满足复杂物质的分析需求。

GC-MS 是在色谱和质谱技术的基础上，取长补短，充分利用气相色谱对复杂有机化合物的高效分离能力和质谱对化合物的准确鉴定能力进行定性和定量分析的一门技术。在 GC-MS 中，气相色谱是质谱的样品预处理器，而质谱是气相色谱的检测器。两者联用不仅仅可获得气相色谱中的保留时间、强度信息，还得到了质谱中的质荷比和强度信息。GC-MS 不但能使样品的分离、鉴定和定量一次性快速地完成，还对批量物质的整体和动态分析起到了很大的促进作用。

2. 气相色谱－质谱联用系统的组成

GC-MS 系统（如图 1－1 所示）由气相色谱单元、接口、质谱单元和计算机控制系统四大部分组成。其中，气相色谱单元一般由载气控制系统、进样系统、色谱柱与控温系统组成；质谱单元由离子源、离子质量分析器及其扫描部件、离子检测器和真空系统组成；接口是样品组分的传输线以及气相色谱单元、质谱单元工作流量或气压的匹配器；计算机控制系统不仅用于数据采集、存储、处理、检索和仪器的自动控制，还扩展了质谱仪的性能。在质谱单元中，离子源的作用就是将被分析物的分子电离成离子，然后进入质量分析器被分离。目前常用的离子源有电子轰击电离（electron ionization，EI）源和化学电离（chemical ionization，CI）源。

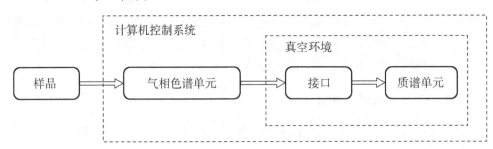

图 1－1　GC-MS 系统的组成

1）电子轰击电离源

电子轰击电离（EI）源是 GC-MS 中应用最广泛的离子源，主要由电离室、灯丝、离子聚焦透镜和磁极组成。通过灯丝发射一定能量的电子，可使进入电离室的样品发生电离，产生分子离子和碎片离子。EI 的特点是稳定、电离效率高、结构简单、控温方便，所得质谱图特征性和重现性好。因此，目前绝大多数有机化合物的标准质谱图都是采用电子轰击电离源得到的。

2）化学电离源

化学电离（CI）源的结构与 EI 相似。不同的是，CI 源是利用反应气的离子与化合物发生分子－离子反应而进行电离的一种"软"电离方法。常用反应气有甲烷、异丁烷和氨气。CI 的特点是所得质谱图简单，分子离子峰和准分子离子峰较强，碎片离子峰很少，易得到样品分子的相对分子质量，特别是对某些电负性较强的化合物（卤素及含氮、氧化合物）的灵敏度非常高。同时，CI 可以用于正、负离子两种检测模式，且负离子的 CI 质谱图灵敏度高于正离子的 CI 质谱图 2～3 个数量级。但是，CI 源不适用于难挥发、热不稳定性或极性较大的化合物，并且 CI 质谱图的重复性不如 EI 质谱图，没有标准谱库，得到的碎片离子少，缺乏指纹信息。

3. 气相色谱－质谱联用仪

常用的气相色谱－质谱联用仪有气相色谱－四极杆质谱仪（gas chromatography/quadrupole-mass spectrometry，GC/Q-MS）、气相色谱－离子阱串联质谱仪（gas chromatography/ion trap tandem mass spectrometry，GC/IT-MS/MS），气相色谱－飞行时间质谱仪（gas chromatography/time-of-flight mass spectrometry，GC/TOF-MS）和全二维气相色谱－飞行时间质谱仪（two-dimensional gas chromatography/time-of-flight mass spectrometry，GC × GC/TOF-MS），生产厂家不同、型号不同的仪器，质量扫描范围也不同。

1.2.2 液相色谱－质谱联用技术

由于 GC-MS 对样品要求比较严格，必须具有一定的蒸汽压，并且只有 20% 左右的样品可以不经预处理就能得到满意的分析效果，大多数样品都需要进行适当的预处理和衍生化，成为容易汽化的样品后方能进行分析，因而限制了 GC-MS 的使用和发展。而液相色谱－质谱联用（LC-MS）由于能够分离极性的、离子化的、不易挥发的和热不稳定的化合物，具有更广阔的应用前景。但液相色谱－质谱的联用要比气相色谱－质谱的联用困难，主要是因为液相色谱的流动相是液体，直接进入质谱时会严重破坏质谱系统的真空，干扰被测样品的质谱分析。因此液相色谱－质谱联用技术的发展较慢，研究人员尝试过各种各样的接口，直到电喷雾电离（electrospray ionization，ESI）接口和大气压化学电离（atmospheric pressure chemical ionization，APCI）接口出现，才有了成熟的商品化的液相色谱－质谱联用仪。由于有机化合物中约有 80% 不能汽化，只能用液相色谱进行分离，特别是近年来发展迅速的生命科学中的分离和纯化也都使用了液相色谱，加之 LC-MS 的接口问题得到了解决，这些都使得 LC-MS 技术在近年有了飞速发展。同 GC-MS 相比，LC-MS 主要可解决不挥发性化合物、极性化合物、热不稳定化合物和大分子量化合物（包括蛋白质、多肽、多聚物等）的分析测定问题。然而，由于其分离分析原理的限制，LC-MS 没有商品化的谱库可比对查询，只能自行建库或解析谱图。

1. LC-MS 常见接口及离子化技术

将 LC 和 MS 联接起来，接口是关键。因为 LC 是液相分离技术，而 MS 是在真空条件下工作的方法，因而难以相互匹配。为了实现 LC 与 MS 的联用，人们进行了长期的努力。

20 世纪 70 年代，LC-MS 的接口技术有直接液体进样（direct liquid introduction，DLI）、传送带（moving belt）和大气压电离（atmospheric pressure ionization，API）3 种。DLI 等采用的离子化技术是 EI，离子源处在真空条件下。DLI 将 LC 流出液分流，取很少的一部分输入质谱仪，但由于溶剂蒸汽的存在，得到的常常是 CI 质谱，分流也会牺牲一定的灵敏度，且测定的质量范围有限。传送带接口通过将 LC 流出物涂布在金属传送带或传送丝上，经加热去溶剂后，将溶质送入 EI 源；这种方法机械结构复杂，测定质量范围有限，还会因流出物在传送带上涂布不均匀，造成总离子流(TIC)不规则，而且可能造成样品的热分解。API 是 Horning 等发明的，在大气压下，由 ^{63}Ni 放射源或放电电极电晕放电产生的低能电子使试剂气(如空气中的 N_2、O_2、H_2O 或溶剂)离子化，然后试剂离子与样品反应生成样品离子。这种方法现在称之为 APCI，下面将进一步讨论。

LC-MS 经过了约 30 年的发展，直至采用了 API 技术之后，才发展成为可常规应用的重要分离分析方法。API 既是质谱离子化技术，也是 LC-MS 的接口技术。API 包括 ESI、APCI、大气压光电离(atmospheric pressure photo ionization，APPI)等。

1) 电喷雾电离

电喷雾电离(ESI)技术是质谱的一种进样方法，起源于 20 世纪 60 年代末 Dole 等人的研究，但直到 1984 年 Fenn 实验组对这一技术的研究才取得了突破性进展。1985 年，Whithouse 等人将电喷雾进样与大气压离子源成功联接。1987 年，Bruins 等发展了空气压辅助电喷雾接口，解决了流量限制问题，随后第一台商业化的带有 API 源的液 - 质联用仪问世。ESI 的大发展主要源自使用电喷雾离子化蛋白质的多电荷离子，在四极杆仪器上分析大分子蛋白质，大大拓宽了分析化合物的分子量范围。

ESI 源主要由五部分组成：①流动相导入装置；②真正的大气压离子化区域，通过大气压离子化产生离子；③离子取样孔；④大气压到真空的界面；⑤离子光学系统，该区域的离子随后进入质量分析器。在 ESI 中，离子是所分析的化合物分子在带电液滴的不断收缩过程中喷射出来的，即离子化过程是在液态下完成的。液相色谱的流动相流入离子源，在氮气流下汽化后进入强电场区域，强电场形成的库仑力使小液滴样品离子化，离子表面的液体借助逆流加热的氮气分子进一步蒸发，使分子离子相互排斥形成微小分子离子颗粒。这些离子可能是单电荷也可能是多电荷，取决于分子中酸性或碱性基团的体积和数量。

电喷雾电离技术的突出特点是：可以生成高度带电的离子而不发生碎裂，可将质荷比降低到各种不同类型的质量分析器都能检测的程度，通过检测带电状态即可计算离子的真实分子量；同时，解析分子离子的同位素峰也可确定带电数和分子量。另外，ESI 可以很方便地与其他分离技术(如液相色谱、毛细管电泳等)联接，从而方便地纯化样品用于质谱分析。因此在药物残留分析、药物代谢分析、蛋白质分析、分子生物学研究等诸多方面得到广泛的应用。其主要优点是：离子化效率高；离子化模式多，正负离子模式均可以分析；对蛋白质的相对分子质量测定范围上限高达 10^5 以上；对热不稳定化合物能够产生高丰度的分子离子峰；可与大流量的液相联机使用；通过调节离子源电压可以控制离子的断裂，给出结构信息。

2) 大气压化学电离

大气压化学电离(APCI)技术在 LC-MS 联用仪中的应用是由 Horning 等人于 20 世纪 70 年代初发明的，直到 20 世纪 80 年代末才真正得到突飞猛进的发展，与 ESI 源的发展基本是同步的。但是，APCI 技术不同于传统的化学电离接口，它是借助电晕放电启动一系列气相反应以完成离子化过程的，因此也被称为放电电离或等离子电离。从液相色谱流出的流动相进入一根具有雾化气套管的毛细管，被氮气流雾化，通过加热管时被汽化。在加热管端进行电晕尖端放电，溶剂分子被电离，充当反应气，与样品气态分子碰撞，经过复杂的反应后生成准分子离子，然后经筛选狭缝进入质谱仪。整个电离过程在大气压条件下完成。

APCI 的优点是：形成的是单电荷的准分子离子，不会出现 ESI 过程中因形成多电荷离子而发生信号重叠、图谱清晰度降低的问题；适应高流量的梯度洗脱的流动相；采用电晕放电使流动相离子化，大大增加了离子与样品分子的碰撞频率，比化学电离的灵敏度高3 个数量级。APCI 的上述优点使得液相色谱 – 大气压化学电离串联质谱成为精确、细致分析混合物结构信息的有效技术。

3）大气压光电离

大气压光电离（APPI）是一种新兴的用于液 – 质联用的软电离离子化技术。APPI 利用光化学作用将气相中的样品进行电离，在大气压光电离过程中，来自液相色谱的流动相及样品首先在雾化气的作用下形成细小雾滴，随后被喷射蒸发，由光源发射的光子与气态的被分析物发生相互碰撞作用产生离子，然后离子被引入质谱仪进行质量分析，并得到质谱图。

2. 常用的液相色谱 – 质谱联用仪

目前 LC-MS 的分类主要有两大系统依据：一种是从质谱的离子源角度来划分，有ESI、APCI、APPI 等；一种是从质谱的质量分析器角度来划分，这类分法包括四极杆、离子阱、飞行时间（time of flight，TOF）和傅立叶变换质谱等。

1）四极杆质谱分析仪

目前，四极杆质谱分析仪的应用仍然最为广泛。三重四极杆质谱仪的选择反应监测（SRM）模式适于进行常规和高通量的生物分析。四极杆工艺的改进和强稳定性的射频（RF）大大提高了质谱的分辨率，分辨质量数的宽度达到 0.1 Da，提高了分析化合物的选择性。随着对三重四极杆质谱中碰撞池的改进，出现了高压线形加速碰撞池，提高了传送离子的能力，降低了物质间的干扰，大大提高了对多组分生物化合物的分析能力。目前在所有的质谱分析仪中，四极杆质谱仪定量分析结果的准确度和精密度最好。

2）四极杆离子阱质谱分析仪

在阐明化合物的结构方面，三维的四极杆离子阱得到了广泛应用。与此相关的革新主要有基质辅助激光解吸离子化源、大气压基质辅助激光解吸离子化源、红外多光子光离解技术的发展，以及使用离子阱分析碱性加合离子与金属配位产物的研究。近些年，线形二维离子阱的生产取得了突破性进展。这种线形二维离子阱与三维离子阱一样可以对化合物做多级质谱分析，此外还可以积累更多的离子，提高了检测的灵敏度。在与线形加速碰撞池离子化源联接后，可大大提高灵敏度，避免小分子量碎片的干扰，得到更整洁、美观的色谱峰。

3）飞行时间质谱分析仪

随着基质辅助激光解吸离子化技术的出现和计算机的发展，飞行时间质谱分析仪在20世纪90年代得到快速发展。目前，最好的飞行时间质谱分析仪分辨率能够达到6 000，测得分子的质量数准确度非常高。飞行时间质谱仪在很大程度上取代了高分辨双聚焦磁式分析仪，但不能有效地利用选择离子监测模式进行分析。在高分辨质谱的选择离子监测模式分析中，仍然主要使用双聚焦质谱仪。为了使用分辨率更高的质谱方法分析化合物的二级质谱图，人们尝试将飞行时间质谱与其他质谱串联使用，目前使用比较多的是四极杆－飞行时间串联质谱仪，可以更准确地提供化合物裂解后离子碎片的质量数。

4）傅立叶变换离子回旋共振质谱分析仪

多年以来，傅立叶变换离子回旋共振质谱（Fourier-transform ion-cyclotron resonance mass spectrometry，FT-ICR-MS）在气相离子－分子反应的基础研究中成为有效的手段。这种质谱仪与ESI离子源联接后被广泛地应用于生物大分子的研究，能够充分发挥其高分辨率和准确度的优势。基于傅立叶变换离子回旋共振池内离子的四极激发，这种质谱仪可以选择性地累积非共价键复杂化合物的离子，从而分析分子量非常大的生物大分子化合物，如分析相对分子质量高达108 Da的大肠杆菌噬菌体的T4 DNA，成为这种质谱仪发展的重要里程碑。这种质谱仪通过射频脉冲消除其他离子的干扰，选择性地捕获目标离子到离子回旋共振池内，也能够进行多级质谱分析。当前有许多新的离子裂解方法应用到了傅立叶变换离子回旋共振质谱仪中，如碰撞诱导裂解、激光致光裂解或红外多光子光裂解、表面诱导裂解、黑体红外辐射裂解、电子捕获裂解等，进一步改善了这种质谱仪的分析性能。

1.3　色谱－质谱联用技术在生物碱检测方面的研究进展

由于含有毒生物碱，甚至是剧毒生物碱的植物在全世界都有广泛分布，并且往往还作为药物使用，因此有毒生物碱导致的人、牲畜中毒事故频繁发生。为了查明中毒原因，找出是何种生物碱引起的中毒，需要分析化学家们开发各种合适的分析方法。中毒事故发生后，分析实验室会得到各种中毒相关的检材，可能是生物样品（如血液、血清、血浆、尿液、胃液、唾液、毛发、器官、组织等），也可能是中毒者食用的食品（如蜂蜜、汤）、中药材、药渣等。各种检材中有毒生物碱的检测研究一直伴随仪器的发展而不断深化，由检测样品中的单一生物碱发展到检测同一植物来源的几种生物碱，到现在高通量、快速、同时检测不同植物来源的多种有毒生物碱。

1.3.1　生物样品中有毒生物碱的检测

对生物样品中同一植物源的不同生物碱进行同时检测的研究较多，这种方法往往是针对某一特定有毒植物中毒后的样品检测。其中，乌头类生物碱、马钱子类生物碱、钩吻类生物碱的相关研究较多。张润生等建立了LC-MS/MS同时检测血液中乌头碱、次乌头碱、新乌头碱的方法，并将此方法应用于一例误服草乌粉末制成的外用药粉导致的中毒致死事件，检出死者血液中乌头碱、次乌头碱、新乌头碱的含量分别为 25.9，56.8，34.3 μg/L；周娣等也报道了检测全血中乌头碱、次乌头碱、新乌头碱的 LC-MS/MS 法；王朝虹等用 LC-MS/MS 法测定了全血中马钱子碱和士的宁的含量；也有同时检测血浆中吴茱萸碱和吴茱萸次碱浓度的 LC-MS/MS 法的报道。张盼盼等建立了超高效液相色谱－串联质谱（UPLC-MS/MS）结合中空纤维微萃取（HF-LPME）同时检测尿样中痕量的乌头碱、次乌头碱、新乌头碱和滇乌头碱 4 种生物碱的方法。

但上述方法所包含的生物碱的种类太少，无法满足生物碱中毒事故的快速检测需要，所以同时检测不同植物来源的少数几种生物碱的方法也有陆续报道。2006 年，陈晓红等采用 HPLC-MS 法同时测定了尿液和血液中的麻黄碱和秋水仙碱，并采用 HPLC-MS 法同时测定了尿液中的乌头碱、马钱子碱、士的宁、麻黄碱 4 种生物碱；2008 年，Qiu 等建立了 LC-MS/MS 在多反应监测（MRM）模式下同时检测血液和尿液中乌头碱、马钱子碱、士的宁、麻黄碱和秋水仙碱的方法；Wu 等用 LC-MS/MS 分析了血液和尿液中乌头碱、次乌头碱、钩吻碱、山莨菪碱、马钱子碱和士的宁 6 种有毒生物碱，而杨玉林等用 GC-MS 分析了中毒样品中莨菪碱、钩吻碱、士的宁和马钱子碱 4 种生物碱。

为了在最短时间内检测出引起中毒的有毒生物碱，学者们不断努力开发能同时检测不同植物源的多种有毒生物碱的方法。早在 1999 年，Gaillard 等就总结了引起中毒的常见植物，并报道了液液萃取提取全血中 13 种有毒生物碱的 LC-MS/MS 分析方法。随后几年，很少有同时检测 8 种以上生物碱的方法被报道，2007 年，刘伟等将样品碱化后用乙醚提取，采用 LC-MS/MS 在 ESI$^+$、MRM 模式下对血液中的 22 种常见有毒生物碱成分进行筛选分析，最低检出限为 0.1～20 μg/mL。同年，Beyer 等采用固相萃取法净化样品，建立了血浆中德国最常见的 9 种有毒生物碱的 LC-APCI-MS 和 LC-ESI-MS/MS 检测方法。2008 年，德国学者 Pietsch 等采用 SPE 提取血清和尿液中的 13 种有毒生物碱，并用 HPLC 分析，该方法可在 33 min 内完成色谱分离，各生物碱的定量限为 0.3～94 μg/L。翟金晓建立了血液中 45 种常见有毒生物碱的 LC-MS/MS 筛选分析方法，所有分析物在 12 min 内很好地分离，检出限为 0.05～25 μg/L，该方法作为筛选血液中生物碱的初步（试验）方法非常有用。王学虎等应用 LC-MS 法建立了 30 种常见生物碱的质谱图与保留时间参数数据库，样品经提取分析后，用谱图的解卷积和保留时间锁定软件，实现了样品中生物碱的自动筛查。麦沛明等在 2015 年建立了分散液－液微萃取与 GC-MS 联用同时测定中毒样品中 3 种鼠药和 5 种有毒生物碱（莨菪碱、东莨菪碱、钩吻碱、士的宁、马钱子碱）的方法。

本书作者团队经过多年的研究，逐步建立了系列的生物碱检测方法，从 2009 年起依次报道了液液萃取/高效液相色谱－电喷雾串联质谱同时检测血液中 8 种有毒生物碱的方法，同时检测尿液和胃液中 12 种有毒生物碱的方法，血液和胃液中 17 种有毒生物碱的检测方法；建立了 SPE /LC-MS/MS 同时快速检测血液中 29 种、尿液和胃液中 31 种常见有毒生物碱的分析方法，优化了固相萃取（SPE）、色谱和质谱条件，确定了质谱监测的定性和定量离子，并考察了复溶溶剂和血液中抗凝剂的影响。样品经 0.1 mol/L HCl 稀释，SPE

净化，在 ESI⁺、动态 MRM 模式下进行 LC-MS/MS 分析，在 23 min 内可实现分离 31 种有毒生物碱，各生物碱的检出限为 $0.2 \sim 1 \mu g/L$。这 31 种有毒生物碱包括钩吻碱、钩吻素子、金雀花碱、黄华碱、八角枫碱、东莨菪碱、阿托品、倒千里光碱、士的宁、马钱子碱、吐根碱、秋水仙碱、乌头碱、草乌甲素、雷公藤吉碱、雷公藤次碱、毛果芸香碱、麦角新碱、毒扁豆碱、氧化苦参碱、茶碱、芦竹碱、麻黄碱、山莨菪碱、延胡索乙素、哈尔碱、山梗菜碱、血根碱、白屈菜红碱、喜树碱、吴茱萸碱(血液样品中没有分析血根碱和白屈菜红碱)。

同时，本书作者团队建立了对尿液中 15 种有毒生物碱的定性定量分析方法：尿液样品同乙腈混合均匀，用无水硫酸镁除水，浓缩后用 GC-MS/MS 在 MRM 模式下分析，方法的定量限(LOQ)为 $10 \sim 40 \mu g/L$。该方法操作简便快捷、选择性好、灵敏度高，适用于中毒诊断和法医毒物分析。

1.3.2　食品中有毒生物碱的检测

有毒生物碱可能会混入食品中，造成食品的污染，所以有必要研究、建立食品中有毒生物碱的检测方法。秦军燕等建立了 HPLC-ESI-MS 法同时测定肉苁蓉、山药、宁夏枸杞等食品基质中甜菜碱、胆碱、苦参碱、阿托品、马钱子碱和乌头碱 6 种生物碱的方法。贺琦等建立了 HPLC-MS/MS 法测定牛奶、红酒、面包和米粉等食品中 20 种有毒生物碱方法，定量限均为 $5.0 \mu g/kg$，加标回收率为 $45\% \sim 183\%$；这 20 种有毒生物碱包括毒扁豆碱、秋水仙碱、东莨菪碱、士的宁、可的松、盐酸伪麻黄碱、喜树碱、安妥、阿托品、乌头碱、新乌头碱、次乌头碱、马钱子碱、钩吻碱、荷叶碱、鬼臼毒碱、10-羟基喜树碱、茄碱、槟榔碱、毛果芸香碱。范素芳使用 LC-MS/MS 法测定了食品中的 15 种有毒生物碱，定量限为 $10 \sim 80 \mu g/kg$，方法的回收率为 $80.9\% \sim 119.8\%$，其食品基质包括粮谷类的玉米粉、面粉、锅巴和薯片，果蔬类的番茄、茄子、桃和土豆，植物源饮料山楂汁、雪梨汁、芒果汁和王老吉。马晓斐等建立了同时测定中草药饮料中 11 种有毒生物碱(乌头碱、次乌头碱、新乌头碱、马钱子碱、士的宁、秋水仙碱、喜树碱、阿托品、东莨菪碱、毛果芸香碱和鬼臼毒素)的 LC-MS/MS 分析方法，采用样品离心后直接用滤膜过滤的前处理方法，方法检出限为 $0.05 \sim 0.5 \mu g/L$。冯楠通过用 QuEChERS 方法结合 UPLC-MS/MS，建立了水果、蔬菜、面粉中的生物碱、真菌毒素和农药等 73 种有毒有害物质的快速筛查方法，其中 18 种生物碱包括阿托品、喜树碱、安妥、秋水仙碱、东莨菪碱、士的宁、毒扁豆碱、马钱子碱、麦角新碱、麻黄碱、伪麻黄碱、鬼臼毒素、羟基喜树碱、次乌头碱、乌头碱、新乌头碱、草乌甲素、延胡索乙素，方法检出限为 $0.1 \sim 50 \mu g/kg$。

蜂蜜是蜜蜂采集植物的花蜜、分泌物或蜜露，与自身分泌物混合后，经充分酿造而成的天然甜味物质，具有极高的营养价值以及易吸收的特性，在很多国家被视为一种天然滋养食品并受到广泛欢迎。《GB 14963—2011 食品安全国家标准蜂蜜》对蜜源提出要求：蜜蜂采集植物的花蜜、分泌物或蜜露应安全无毒，不得来源于雷公藤(*Tripterygium wilfordi* Hook. F.)、博落回[*Macleaya cordata*(Willd.)R. Br]、狼毒(*Stelera chamaejasme* L.)等有毒蜜源植物。在这些有毒蜜源植物中，很大一部分的主要毒性成分为有毒生物碱，如：雷公藤中含有雷公藤次碱；毛茛科的乌头和北乌头，其主要毒性成分分别是乌头碱和草乌甲素；罂粟科的博落回，其主要毒性成分是白屈菜红碱；珙桐科的喜树，其主要毒性成分是喜树碱；八角枫科的八角枫，其主要毒性成分是八角枫碱；马钱科的钩吻，其主要毒性成分是钩吻素子；茄科的洋金花，其主要毒性成分是阿托品和东莨菪碱。采集含有这些有毒成分的毒蜜粉可能会对蜜蜂造成伤害，严重的时候甚至会造成蜜蜂死亡，给蜂农带来巨大的经济损失。此外，由含有这些有毒成分的花粉或花蜜酿造的蜂蜜，人食用后会引起中毒，甚至死亡。

吕辰等建立了强阳离子 SPE-HPLC-MS/MS 法，用于测定蜂蜜中野百合碱、克氏千里光宁、倒千里光碱、千里光菲啉和千里光宁 5 种双稠吡咯啶类生物碱，方法定量限可达到 $1.0\,\mu g/kg$，并利用该方法对来自我国 8 个省及自治区的洋槐蜜、葵花蜜、棉花蜜、油菜蜜、荆条蜜、枣花蜜、荞麦蜜和来自新西兰、西班牙、澳大利亚等国家的进口蜂蜜进行了筛查。结果显示，野百合碱、克氏千里光宁和倒千里光碱均未检出，而千里光菲啉和千里光宁在大多数蜂蜜中均能检出，千里光菲啉含量在 $11.0\sim31.1\,\mu g/kg$ 范围内，千里光宁含量在 $8.3\sim29.1\,\mu g/kg$ 范围内。郭伟华等在 2014 年建立了 QuEChERS-HPLC-MS/MS 同时测定蜂蜜中吡咯里西啶类生物碱(倒千里光、千里光菲林、千里光宁、克氏千里光)和异喹啉类生物碱(小檗碱、荷叶碱)的方法，方法检出限和定量限分别为 $0.3\,\mu g/kg$ 和 $1.0\,\mu g/kg$。

本书作者团队以我国主要蜜源植物中的 8 种有毒生物碱，即乌头碱、草乌甲素、阿托品、东莨菪碱、钩吻素子、喜树碱、八角枫碱、白屈菜红碱作为研究对象，探索了其在蜂蜜样品中的提取、净化、分离和检测条件，最终选择用 AnpelcleanTM MCX 混合型阳离子交换固相柱对样品进行固相萃取净化处理，用 Ultimate XB-C$_{18}$(4.6 mm × 250 mm，5 μm)反相柱进行分离，选择"0.2%甲酸水溶液(A) + 甲醇(B)"作为流动相，流速为 0.6 mL/min，在 ESI$^+$、MRM 模式下进行 LC-MS/MS 测定的方法。各组分的检出限在 $0.05\sim0.5\,\mu g/L$ 范围内。此外，为查清广东省韶关市某村民食用野生蜂蜜中毒死亡的原因，本书作者团队采用超高效液相色谱 - 四极杆飞行时间质谱(UPLC-QTOF-MS)，精确测定各峰分子量，确定其元素组成，根据质谱裂解规律，推断有毒化合物结构，再用对照品的保留时间及质谱特征离子来验证结果，成功鉴定了钩吻碱甲、胡蔓藤碱甲、胡蔓藤碱丙、胡蔓藤碱丁等 4 种剧毒钩吻类生物碱成分。在此基础上，进一步采用 UPLC-QQQ-MS 建立了同时测定蜂蜜中 6 种钩吻类生物碱的方法，方法检出限为 $0.005\sim0.030\,\mu g/kg$，定量限为 $0.020\sim0.10\,\mu g/kg$，并测定了涉案现场的蜂蜜、蜜蜂、蜂巢皮、蜂巢花粉以及钩吻植物各主要部位的上述生物碱含量，证实中毒是由钩吻类生物碱所致，其来源是有毒蜜源植物钩吻。

2008 年，卫生部印发《食品中可能违法添加的非食用物质和易滥用的食品添加剂品种名单(第一批)》的通知(食品整治办〔2008〕3 号)，罂粟壳位列其中。由于添加了罂粟壳的食物味道鲜美，易使消费者成瘾，长期食用会产生依赖性，因此一些不法商家在火锅、麻辣烫、烤禽类等的汤料或辅料中添加罂粟壳及其水浸物等违禁原料，以吸引更多的食客。罂粟壳是罂粟科植物罂粟采集汁液后的干燥成熟果壳，含有多种生物碱，其中吗啡、可待因、罂粟碱、蒂巴因、那可丁等为其主要成分。可通过测定这些生物碱的含量来判断食品中是否添加了罂粟壳及其水浸物等违禁原料，因此火锅底料等中上述 5 种生物碱的检测方法有大量报道。

林黛琴等采用氨化甲醇提取 – HPLC-MS/MS 定性定量分析了食品中非法添加的吗啡、可待因、蒂巴因、罂粟碱和那可丁等 5 种罂粟壳生物碱，方法适用于火锅底料、调味油、辣椒酱和固态复合调味料中上述等 5 种生物碱的测定，定量限为 1.5 ～ 7.5 μg/kg。徐丽红等建立了无水乙醇超声提取 – HPLC 法同时检测熟食类、调料类、卤汤类样品中 5 种罂粟壳生物碱的含量，检出限为 0.1 ～ 0.6 mg/kg。刘晓茂等采用溶剂提取 – 固相萃取净化 – HPLC-MS/MS 测定了火锅底料中 5 种罂粟壳生物碱含量，检出限为 0.033 ～ 1.5 μg/kg。祝伟霞等建立了稀盐酸溶液提取 – 离子交换固相萃取柱净化/高效液相色谱 – 三重四极杆线性离子阱质谱测定火锅中 5 种生物碱残留的确证方法和液相色谱 – 四极杆 – 轨道阱高分辨质谱测定火锅底料、食品调味料、烤肉、凉皮中 5 种生物碱的确证方法。王柯等以 QuEChERS 方法提取罂粟壳中的生物碱成分，并采用 HPLC-MS/MS 进行测定。沈平等建立了 GC-MS 法直接测定食品中罂粟壳提取物残留量的方法，检出限为 0.03 ～ 0.10 mg/L。

1.3.3　中药中有毒生物碱的检测

中药中有毒生物碱的检测研究主要集中在研究其所含有的固有有毒生物碱。这些有毒生物碱兼具有效活性成分和有毒毒性成分两种角色，其含量会随着中药植物的生长、植物部位的不同和植物生长环境的不同等因素发生显著的变化，在不同的炮制加工过程中也会呈现明显的差异，因此需要建立相应的检测方法。

李燕等采用 HPLC-MS/MS 方法同时测定了川乌的茎和叶中乌头碱、新乌头碱、印乌头碱、次乌头碱、苯甲酰乌头原碱、苯甲酰新乌头原碱、苯甲酰次乌头原碱、乌头原碱、尼奥林、附子灵、宋果灵、塔拉乌头胺、去甲乌药碱、去甲猪毛菜碱等 14 种生物碱的含量，并研究了这些生物碱在川乌茎叶生长周期的动态变化规律。杨正明等建立了 UPLC 法同时测定附子和川乌中苯甲酰新乌头原碱、苯甲酰乌头原碱、苯甲酰次乌头原碱、新乌头碱、乌头碱和次乌头碱等 6 种生物碱含量的方法，并采用多元统计分析方法比较了附子和川乌中上述 6 种生物碱的含量差异。王杰等利用 UPLC-Q-TOF/MS 结合主成分分析（PCA）及正交偏最小二乘判别分析（OPLS-DA），研究了钩吻老茎和嫩茎生物碱类成分的差异，找出了 17 个主要的差异性成分，并明确了差异性生物碱在老茎及嫩茎中的分布，其中极性较大的生物碱在钩吻嫩茎中含量较高，而极性较小的生物碱在老茎中含量较高。陈卫琳等采用 HPLC 测定了闽产钩吻根、茎、叶中钩吻碱甲、钩吻素子及胡蔓藤碱甲的含量。秦国富等利用液液萃取 – GC-MS 法同时测定曼陀罗中的消旋山莨菪碱、东莨菪碱与（–）-莨菪碱，分别对当地一株成年曼陀罗的叶子、花和果实进行检测，在这 3 个部位均检出了（–）-莨菪碱，但均未检出东莨菪碱与消旋山莨菪碱。祁文娟等建立了天仙子有效成分莨菪碱、东莨菪碱及阿托品的 LC-MC 法定性定量分析方法，并测定了内蒙古、甘肃和吉林产地的天仙子中这 3 种成分的含量。苏秀丽等采用 UPLC-Q-TOF-MS 法分析吴茱萸化学成分，共鉴定出 25 种成分，包括 17 种生物碱、6 种黄酮苷、2 种苯丙素，其中 5-甲氧基-N，N-二甲基色胺、N-甲基色胺、丁香亭-3-O-芸香糖苷为该植物中首次报道的化合物。杨鹏等利用 HPLC-Q-TOF/MS 分析技术快速、系统地鉴定了白屈菜中的异喹啉类生物碱，从白屈菜的甲醇提取物中鉴定了 18 种生物碱，其中木兰箭毒碱、北美黄连碱、药根碱、非洲防己碱在白屈菜中的检测为首次报道。

秦伟瀚采用 UPLC-Q-TOF-MS 研究了砂烫、油炸马钱子提取物的主要化学成分，并进行定性研究，在正、负离子模式下分别采集数据，从砂烫马钱子提取物中得到 24 个化合物，在油炸马钱子提取物中得到 31 个化合物。2 种炮制方法所得化合物中均包括生物碱类如马钱子碱、士的宁、伪番木鳖碱、马钱子碱 N-氧化物等。李晗芸等利用 UPLC-Q-TOF-MS 技术探究了蜜炙、醋制、酒制、炒炭 4 种炮制过程中麻黄非挥发性化学成分的变化，并根据时间依赖型质谱扫描模式（MS ～ E）采集的超高精度样品数据快速识别了麻黄及其炮制品中的主要化学成分，同时结合镜像进行对比分析。结果显示，与生品麻黄相比，炮制品中共有 4 类主要成分：生物碱、黄酮、烯烃和有机酸，21 种非挥发性化学成分发生变化，其中，炮制品麻黄中生物碱类成分均有所下降，且酒制和炒炭炮制的下降最多。吴笛等采用 HPLC-ESI-ITMS 法分析了蜜炙前后款冬花中毒性成分克氏千里光碱的含量变化，发现克氏千里光碱含量显著降低。刘建群等采用 UPLC-Q-TOF-MS 结合主成分分析（PCA）法和正交偏最小二乘判别分析（OPLS-DA）法对雷公藤煨制后的化学成分变化进行统计。结果表明，煨制后雷公藤中共有 81 种成分的含量变化显著，主要为生物碱，占 69%；鉴定出其中 35 种成分，有 26 种成分含量降低，7 种成分含量升高，新产生 2 种成分。煨制后，生物碱和雷公藤红素的含量变化显著，这两类成分均为雷公藤抗炎有效成分，且毒性较大。

韦立志等采用 UPLC-MS/MS 同时测定了十一方药酒中马钱子碱与士的宁的含量，3 批次的分析结果表明马钱子碱和士的宁的含量分别为 36.98 ～ 37.55 mg/L 和 62.23 ～ 63.06 mg/L，为十一方药酒的使用安全提供了数据支撑。

1.3.4　化妆品中有毒生物碱的检测

我国《化妆品安全技术规范》（2015 版）和欧盟化妆品法规（EC）NO1223 /2009 明确将乙酰胆碱、胆碱类、4-羟基吲哚、乌头碱、阿扑吗啡、槟榔碱、阿托品、番木鳖碱、吐根酚碱、秋水仙碱、毒芹碱、箭毒和箭毒碱、依米丁、麻黄碱、依色林（或称毒扁豆碱）、加兰他敏、北美黄连碱、北美黄连次碱、东莨菪碱、莨菪碱、洛贝林、吗啉、新斯的明、尼古丁、那可丁、毛果芸香碱、士的宁、藜芦碱、育亨宾等生物碱及其盐类列为化妆品禁用组分，同时也将毛茛科乌头属植物、茄科山莨菪属植物、槟榔、颠茄、长春花、吐根、白屈菜、秋水仙、麻黄科麻黄属植物、钩吻、八角科八角属植物（八角茴香除外）等 98 种植物列为化妆品禁用植物组分。

目前，化妆品中有毒生物碱的检测方法较少，并且测定的生物碱种类也少。马强建立了高效液相色谱（HPLC）－二极管阵列检测器（DAD）测定化妆品中士的宁和马钱子碱的方法，该方法采用溶剂超声提取，适用于膏霜、水剂、散粉、香波、唇膏等不同类型的化妆品，定量限为 2.5 mg/kg。聂磊等建立的 HPLC 和 HPLC-MS/MS 测定化妆品中藜芦定含量的方法，定量限分别为 50 mg/kg 和 25 μg/kg。刘冬虹利用 QuEChERS 净化与 HPLC-DAD 联用技术建立了不同基质护肤品（水类、乳类和面霜类）中 6 种生物碱含量的检测方法，包括番木鳖碱、吐根酚碱、秋水仙碱、阿马碱、士的宁、白毛茛碱，检出限为 60 ～ 132 μg/L。汪晨霞等采用固相萃取柱净化，建立了同时测定化妆品中 6 种生物碱（秋水仙碱、萝芙碱、藜芦定、西伐丁、麦角胺、麦角克碱）的 UPLC-MS/MS 分析方法，方法定量限为 2.0 ～ 5.3 μg/kg，应用于水、膏霜和香波 3 种化妆品基质中均能得到较好的回收效果及重现性。Xun 等利用 UPLC-MS/MS 和固相分散萃取技术检测禾本类化妆品中 8 种生物碱（东莨菪碱、头孢噻吩、士的宁、莨菪碱、马钱子碱、黄连碱、阿吗碱、秋水仙碱）和夹竹桃苷，8 种生物碱的定量限为 1.0 μg/kg。

2019 年 7 月 1 日实施的国家标准《GB/T 36942—2018　化妆品中 10 种生物碱的测定　液相色谱串联质谱法》中规定化妆品中东莨菪碱、番木鳖碱、乌头碱、次乌头碱、新乌头碱、秋水仙碱、阿托品、士的宁、喜树碱、毛果芸香碱等 10 种生物碱含量的测定方法为 LC-MS/MS 法。该标准适用于膏霜乳液类和水剂类化妆品，采用甲醇提取样品中的生物碱，检出限为 5 ～ 50 μg/kg。

本书作者团队也开展了化妆品中有毒生物碱的检测方法，建立了一种同时测定化妆品中 9 种禁用生物碱（士的宁、毛果芸香碱、西伐丁、那可丁、山梗菜碱、阿托品、东莨菪碱、麻黄碱、毒扁豆碱）的 HPLC-MS/MS 分析方法。样品以水为分散剂，2%（质量分数）氨水/甲醇（体积比 2∶98）为提取剂，通过正己烷除去脂类物质，提取与净化一步完成；用 Poroshell 120 Bonus-RP 色谱柱分离，以 0.2%（体积分数，下同）甲酸水溶液 – 乙腈为流动相梯度洗脱，在电喷雾正离子模式下以 MRM 方式测定。9 种生物碱的检出限为 0.1 ～ 1.2 μg/kg。2020 年，又建立了一种同时测定精油类化妆品中 31 种生物碱（黄华碱、毛果芸香碱、氧化苦参碱、麻黄碱、芦竹碱、东莨菪碱、青藤碱、山莨菪碱、倒千里光碱、钩吻素甲、麦角新碱、毒扁豆碱、士的宁、阿托品、钩吻素子、马钱子碱、哈尔碱、高三尖杉酯碱、延胡索乙素、那可丁、苯甲酰新乌头原碱、苯甲酰乌头原碱、秋水仙碱、苯甲酰次乌头原碱、洛贝林、新乌头碱、西伐丁、次乌头碱、雷公藤次碱、吴茱萸碱和雷公藤吉碱）的 HPLC-MS/MS 分析方法。样品以含有 2% 甲酸的甲醇 – 水（体积比 3∶1）为提取溶剂，正己烷除脂；采用 HPH-C$_{18}$ 色谱柱分离，以 0.2% 甲酸水溶液 – 乙腈为流动相梯度洗脱，在电喷雾正离子模式下以 MRM 方式进行测定。31 种生物碱的方法检出限为 0.09 ～ 3.03 μg/kg，定量限为 0.31 ～ 10.12 μg/kg。

参考文献

[1] 王锋鹏. 生物碱化学[M]. 北京:化学工业出版社,2008.

[2] 张润生,余琛,刘罡一,等. 血液中乌头碱、次乌头碱、新乌头碱的 LC-MS/MS 分析[J]. 中国法医学杂志,2004,19(5):265 – 267.

[3] 周娣,潘冠民. 生物检材中乌头碱、次乌头碱、新乌头碱的 LC-MS/MS 分析[J]. 现代科学仪器,2005,(4):64 – 67.

[4] 王朝虹,刑俊波,王志萍. LC-MS-MS 法测定全血中马钱子碱和士的宁的含量[J]. 中国法医学杂志,2008,23(4):226-229.

[5] 王继芬,王朝虹,赵敬真,等. HPLC、GC 法分析士的宁、马钱子碱[J]. 中国人民公安大学学报(自然科学版),2004,(2):10-11.

[6] 王朝虹,果德安,胡春华. 反相高效液相色谱法测定全血中马钱子碱和士的宁的含量[J]. 色谱,2003,21(4):382-384.

[7] 郭继芬,陈笑艳,钟大放. 液相色谱-电喷雾离子阱质谱法检测体液中士的宁、马钱子碱及其主要代谢物[J]. 药物分析杂志,2001,21(3):167-170.

[8] XU Y,SI D,LIU C. Determination of strychnine and brucine in rat plasma using liquid chromatography electrospray ionization mass spectrometry [J]. Journal of Pharmaceutical and Biomedical Analysis,2009,49(2):487-491.

[9] HATTORI H,HIRATA Y,HAMAJIMA M,et al. Simultaneous analysis of aconitine,mesaconitine,hypaconitine,and jesaconitine in whole blood by LC-MS-MS using a new polymer column [J]. Forensic Toxicology,2009,27(1):7-11.

[10] KANEKO R,HATTORI S,FURUTA S,et al. Sensitive analysis of aconitine,hypaconitine,mesaconitine and jesaconitine in human body fluids and aconitum tubers by LC/ESI-TOF-MS [J]. Journal of Mass Spectrometry,2006,41(6):810-814.

[11] ZHANG F,TANG M,CHEN L,et al. Simultaneous quantitation of aconitine,mesaconitine,hypaconitine,benzoylaconine,benzoylmesaconine and benzoylhypaconine in human plasma by liquid chromatography-tandem mass spectrometry and pharmacokinetics evaluation of "SHEN-FU" injectable powder [J]. Journal of Chromatography B,2008,873(2):173-179.

[12] 张春水,郑珲,何毅,等. 钩吻素甲的气相色谱-质谱分析[J]. 质谱学报,2004,25(5):172-174.

[13] 桑向玲,赵楚云,施文兵,等. 超声波萃取气相色谱-质谱法测定胃内容物中的钩吻碱[J]. 广东公安科技,2006,(3):26-28.

[14] 裘国丽,栾连军,程翼宇. 液相色谱-电喷雾质谱法测定血浆中吴茱萸碱和吴茱萸次碱浓度[J]. 药物分析杂志,2005,25(10):1179-1182.

[15] 张盼盼,张福成,王朝虹,等. 超高效液相色谱-串联质谱法同时测定尿液中4种痕量的乌头类生物碱[J]. 色谱,2013,31(3):211-217.

[16] 陈晓红,仇佩虹,金米聪,等. 高效液相色谱-质谱联用法同时测定体液中麻黄碱和秋水仙碱[J]. 理化检验(化学分册),2006,42(10):790-793.

[17] 陈晓红,李小平,姚浔平. 高效液相色谱-质谱联用同时测定尿液中4种生物碱[J]. 中国卫生检验杂志,2006,16(6):691-762.

[18] QIU P,CHEN X,CHEN X,et al. Simultaneous determination of five toxic alkaloids in body fluids by high-performance liquid chromatography coupled with electrospray ionization tandem mass spectrometry [J]. Journal of Chromatography B,2008,875(2):471-477.

[19] WU X,HUANG W,LU L,et al. Simultaneous determination of six alkaloids in blood and urine using a hydrophilic interaction liquid chromatography method coupled with electrospray ionization tandem mass spectrometry [J]. Analytical and Bioanalytical Chemistry,2010,398(3):1319-1327.

[20] 杨玉林,温忆敏,芮振荣,等. 气相色谱-质谱联用技术分析中毒样品中四种生物碱[J]. 中国卫生检验杂志,2004,14(3):272-273.

[21] GAILLARD Y,PEPIN G. Poisoning by plant material:review of human cases and analytical determination of

main toxin by high-performance liquid chromatography-(tendem) mass spectrometry[J]. Journal of Chromatography B,1999,733(1-2):181-229.

[22] 刘伟,沈敏,沈保华,等. LC-MS/MS-MRM 筛选血液中 22 种有毒生物碱成分[J]. 法医学杂志,2007,23(5):349-352.

[23] BEYER J,PETERSF T,KRAEMER T,et al. Detection and validated quantification of toxic alkaloids in human blood plasma-comparison of LC-APCI-MS with LC-ESI-MS/MS[J]. Journal of Mass Spectrometry,2007,42(5):621-633.

[24] PIETSCH J,GUNTHER J,HENLE T,et al. Simultaneous determination of thirteen plant alkaloids in a human specimen by SPE and HPLC[J]. Journal of Separation Science,2008,31(13):2410-2416.

[25] 翟金晓,沈敏,刘伟. LC-MS/MS 法同时筛选人血液中 45 种有毒生物碱(英文)[J]. 法医学杂志,2015,31(1):28-33.

[26] 王学虎,袁敏,张前上,等. 液相色谱-质谱法自动筛选常见30种生物碱[J]. 理化检验(化学分册),2011,47(4):427-429,432.

[27] 熊小婷,吴惠勤,黄晓兰. 液相色谱-电喷雾串联质谱同时检测血液中8种有毒生物碱[J]. 分析化学,2009,37(10):1433-1438.

[28] 张春华,吴惠勤,黄晓兰,等. 液相色谱-电喷雾串联质谱同时检测尿液和胃液中12种有毒生物碱[J]. 分析化学,2012,40(6):862-869.

[29] ZHANG C H,WU H Q,HUANG X L,et al. Simultaneous determination of toxic alkaloids in blood and urine by HPLC-ESI-MS/MS[J]. Chromatographia,2012,75(9/10):499-511.

[30] WU H Q,XIONG X T,HUANG X L,et al. Simultaneous determination of 17 toxic alkaloids in human fluids by liquid chromatography coupled with electrospray ionization tandem mass spectrometry[J]. Journal of Liquid Chromatography & Related Technologies,2013,36(9):1149-1162.

[31] 吴惠勤,张春华,黄晓兰,等. 气相色谱-串联质谱法同时检测尿液中15种有毒生物碱[J]. 分析测试学报,2013,32(9):1031-1037.

[32] 麦沛明,余胜兵,吴西梅,等. 分散液-液微萃取-气相色谱-质谱法同时测定中毒样品中有毒生物碱和鼠药[J]. 分析化学,2015,43(2):282-287.

[33] 秦军燕,陈文,夏寅强,等. HPLC-MS 法测定食品中生物碱的研究[J]. 食品工业科技,2012,33(16):73-75,78.

[34] 贺琦,黄玲凤,李忠达,等. HPLC-MS 法同时检测多类食品中 20 种有害生物碱含量[J]. 闽南师范大学学报(自然科学版),2017,3(7):54-62.

[35] 范芳芳,马俊美,刘茁,等. 高效液相色谱-串联质谱测定食品中15种有毒生物碱[J]. 食品科学,2018,39(22):283-288.

[36] 马晓斐,梁天佐,宋炜,等. 高效液相色谱-串联质谱法同时测定中草药饮料中11种有毒生物碱[J]. 食品科学,2014,35(8):226-230.

[37] 冯楠,路勇,姜洁,等. QuEChERs-超高效液相色谱串联质谱法快速筛查食品中73种有毒有害物质[J]. 食品科学,2013,34(16):214-220.

[38] 吕辰,丁涛,马昕,等. 高效液相色谱-串联质谱法测定蜂蜜中的5种双稠吡咯啶类生物碱[J]. 色谱,2013,31(11):1046-1050.

[39] 郭伟华,周金慧,黄京平,等. 分散固相萃取-高效液相色谱-串联质谱法测定蜂蜜中生物碱[J]. 分析化学,2014,42(10):1453-1458.

[40] WU H Q,LUO H T,HUANG F,et al. The study of the constituents and source of toxicants in poisonous

honey[J]. Analytical Biochemistry,2019,569:10 - 15.

[41] 林黛琴,王婷婷,万承波,等. 高效液相色谱 - 串联质谱法快速测定食品中5种罂粟壳生物碱[J]. 质谱学报,2017,38(2):239 - 247.

[42] 徐丽红,王建清,陶秋,等. 高效液相色谱同时测定3类食品中的5种罂粟壳生物碱[J]. 分析测试学报,2011,30(12):1387 - 1391.

[43] 刘晓茂,杨志伟,崔宗岩,等. 固相萃取 - 液质联用测定火锅底料中5种生物碱[J]. 食品研究与开发,2016,37(22):144 - 148.

[44] 祝伟霞,孙转莲,袁萍,等. 同位素内标 - 多反应监测同步在线质谱全扫描确证火锅中罂粟壳成分[J]. 色谱,2014,32(12):1333 - 1339.

[45] 祝伟霞,杨冀州,刘亚风,等. 四极杆 - 轨道阱高分辨质谱联用技术用于食品中罂粟壳特征成分的确证[J]. 分析测试学报,2015,34(5):495 - 501.

[46] 简龙海,茹歌,陈丹丹,等. 亲水作用液相色谱 - 串联质谱法快速测定食品中罂粟壳的生物碱残留[J]. 食品安全质量检测学报,2017,8(7):2797 - 2803.

[47] 王柯,郑荣,简龙海,等. 火锅调料中5种生物碱成分的液相色谱 - 串联质谱测定法[J]. 中国卫生检验杂志,2011,21(2):363 - 365.

[48] 沈平,谢朝梅,谢燕湘,等. GC-MS法直接测定食品中罂粟壳提取物的残留量[J]. 中国卫生检验杂志,2015,25(20):3466 - 3468.

[49] 王力清,郦明浩,李锦清,等. 超高效液相色谱 - 串联质谱法高通量快速测定调料中罂粟壳生物碱含量[J]. 食品与发酵工业,2012,38(8):168 - 171.

[50] 顾万江,周春艳,唐晓琴,等. 固相萃取 - 超高效液相色谱 - 串联质谱法同时测定食品中5种生物碱[J]. 中国卫生检验杂志,2014,(17):2481 - 2484.

[51] 杨雯筌,殷耀,张睿,等. 超高效液相色谱 - 串联质谱法测定火锅底料中罂粟碱、吗啡、那可丁、可待因和蒂巴因等五种非法添加物[J]. 环境化学,2016,35(6):1321 - 1324.

[52] 包永华,王璐璐,刘帆. 超高效液相色谱 - 串联四极杆质谱法测定火锅底料中5种生物碱的方法改进[J]. 中国调味品,2018,43(5):149 - 153.

[53] 乔庆东. 火锅底料中5种生物碱含量的高效液相色谱 - 三重四极杆串联质谱测定法[J]. 职业与健康,2017,33(18):2483 - 2485,2493.

[54] 王莉莉,刘仲. 气相色谱 - 质谱法检测食品中的生物碱[J]. 现代预防医学,2005,32(1):51.

[55] 李凤贞,区文凯,莫嘉延. GC-MS法检测汤料中罂粟生物碱提取条件探讨[J]. 中国卫生检验杂志,2010,20(11):2784 - 2785,2788.

[56] 李燕,贺亚男,黄浩洲,等. 液质联用技术追踪生物碱类成分在川乌茎叶生长周期的动态变化规律[J]. 中草药,2019,50(8):1985 - 1991.

[57] 杨正明,威则日沙,李学学,等. 基于多元统计分析的川产道地药材江油附子和川乌中6种生物碱含量比较研究[J]. 中草药,2019,50(6):1461 - 1471.

[58] 王杰,张洁,张春泥,等. 钩吻老茎与嫩茎生物碱成分的差异分析[J]. 中国中药杂志,2019,44(12):2552 - 255.

[59] 陈卫琳,杨樱,吴水生. 闽产钩吻根茎叶中钩吻碱甲和钩吻素子及胡蔓藤碱甲的含量测定[J]. 福建中医药大学学报,2011,21(5):48 - 50,72.

[60] 秦伟瀚,阳勇,李卿,等. 基于UPLC-Q-TOF-MS法砂烫马钱子化学成分定性研究[J]. 中药新药与临床药理,2019,30(3):362 - 369.

[61] 秦伟瀚,阳勇,郭延垒,等. 超高效液相色谱 - 四极杆 - 飞行时间质谱定性分析油炸马钱子中化学成

分[J].中国药学杂志,2019,54(2):123-131.

[62] 韦立志,陆仕华.UPLC-MS/MS同时测定十一方药酒中的马钱子碱与士的宁的含量[J].中国药师,2018,21(2):348-350.

[63] 李晗芸,苏丹,部爱贤,等.UPLC-Q-TOF-MS～E与镜像对比分析四种麻黄炮制过程的成分变化[J].质谱学报,2017,38(6):630-639.

[64] 吴笛,雷昌,唐林.HPLC-ESI-ITMS法分析蜜炙前后款冬花中毒性成分克氏千里光碱的变化[J].中成药,2019,41(3):694-697.

[65] 秦国富,李恒新,李永波,等.液液萃取-气相色谱-质谱联用法同时测定曼陀罗中的消旋山莨菪碱、东莨菪碱与(-)-莨菪碱[J].中国食品卫生杂志,2014,26(4):351-354.

[66] 祁文娟,王兆基,吴志成,等.毒性中药天仙子有效成分的液相色谱-质谱法定性定量分析[J].药物分析杂志,2012,32(4):599-602.

[67] 苏秀丽,印敏,徐曙,等.UPLC-Q-TOF-MS法分析吴茱萸化学成分[J].中成药,2017,39(6):1223-1227.

[68] 刘建群,罗素花,张锐,等.基于UPLC-Q-TOF-MS研究煨制对雷公藤化学成分的影响[J].质谱学报,2018,39(5):573-582.

[69] 杨鹏,卿志星,左姿,等.HPLC-Q-TOF-MS鉴定白屈菜中异喹啉类生物碱[J].中国现代中药,2017,19(2):174-182.

[70] 杨鹏,卿志星,向峰,等.HPLC-Q-TOF-MS法鉴定血水草中的异喹啉类生物碱[J].中成药,2017,39(7):1439-1443.

[71] The Commission of the European Communities. Commission Directive 2008/42/EC[S/OL].(2008-04-03)[2020-10-01].http://eur-lex.europa.eu/eli/dir/2008/42/oj.

[72] 马强,王超,白桦,等.化妆品中士的宁和马钱子碱的高效液相色谱检测及质谱确证[J].分析试验室,2009,28(7):38-41.

[73] 秦宇,聂磊,潘思奕,等.高效液相色谱法测定化妆品中藜芦定的含量[J].香料香精化妆品,2016(4):44-48.

[74] 聂磊,顾颖娟,秦宇,等.高效液相色谱-质谱法测定化妆品中藜芦定的含量[J].香料香精化妆品,2017,(6):48-50,56.

[75] 刘冬虹,黄荣荣,蔡玮红,等.高效液相色谱法测定护肤品中6种生物碱[J].香料香精化妆品,2017,(4):33-38.

[76] 汪晨霞,张瑞瑞,寻知庆,等.超高效液相色谱-串联质谱法测定化妆品中6种生物碱[J].分析测试学报,2018,37(6):669-675.

[77] XUN Z Q,LIU D H,HUANG R R,et al. Simultaneous determination of eight alkaloids and oleandrin in herbal cosmetics by dispersive solid-phase extraction coupled with ultra high performance liquid chromatography and tandem mass spectrometry[J]. Journal of Separation Science,2017,40:1966-1973.

[78] 曹梅荣,马俊美,王娟,等.高效液相色谱-串联质谱法测定化妆品中10种生物碱[J].色谱,2019,37(9):977-982.

[79] 吕小会,罗辉泰,黄晓兰,等.高效液相色谱-串联质谱法同时测定精油类化妆品中31种生物碱[J].分析测试学报,2020,39(4):441-448.

2　二萜类生物碱

二萜类生物碱(diterpenoid alkaloids)的生物合成途径来源于因四环二萜或五环二萜的氨基化而形成的含 β – 氨基乙醇、甲胺或乙胺氮原子的杂环体系，结构非常复杂。1833年，Geiger 从欧乌头(*Aconitum napellus* L.)中分离出第一个二萜类生物碱，将其命名为乌头碱(aconitine)。直至1959年，其结构才由大量的化学降解和单晶 X 射线分析确定，为此类化合物的研究奠定了坚实基础。至2006年底，已报道的天然二萜类生物碱有936种，其中去甲二萜碱有611种，二萜碱有325种，80%以上分布于毛茛科乌头属(*Aconitum*)和翠雀属(*Delphinium*)以及蔷薇科绣线菊属(*Spirea*)植物中。代表性的植物有川乌、草乌、附子、天雄、雪上一枝蒿、落地金钱、搜山虎、血乌、铁棒锤、伏毛铁棒锤、高乌头、关白附、甘青乌头、黄毛翠雀花、秦岭翠雀花、红豆杉等。二萜类生物碱具有广泛的生物活性，尤其在抗炎、镇痛、抗心律失常等方面作用显著，一直是药物学家寻找新药的重要来源。目前，已有3-乙酰乌头碱(3-anetylaconitine)、高乌甲素(lappaconitine)、草乌甲素(crassicauline A)和关附甲素(gauch-base A)等4种二萜类生物碱应用于临床。前3种为无成瘾性镇痛药，关附甲素则为抗心律失常药。

2.1　结构分类与分布

根据骨架碳原子数目及其类型结构上的差异，可将二萜类生物碱分为四大类：C_{18}-二萜生物碱、C_{19}-二萜生物碱、C_{20}-二萜生物碱和双二萜生物碱。

1. C_{18}-二萜生物碱

C_{18}-二萜生物碱一般由 C_{19}-二萜生物碱降解而成，主要分布于乌头属植物中，在翠雀属中仅零星分布，有71种化合物。根据 C-7 位是否具有含氧基团，可将该类化合物分成两类：高乌宁碱型(lappaconines)和冉乌宁碱型(ranaconines)。前者无 C-7 含氧基团，后者有 C-7 含氧基团。此外，这两类化合物多具有 4-邻氨基苯甲酸酯基或其衍生物，且几乎均含有甲氧基取代。C_{18}-二萜生物碱的代表性化合物有高乌宁碱、高乌甲素、再乌宁碱和冉乌碱等。

2. C_{19}-二萜生物碱

C_{19}-二萜生物碱主要分布于乌头属和翠雀属植物中，大多具有含芳香基团的酯化结构。根据 C-7 上是否含氧基以及骨架的差异，可将 C_{19}-二萜生物碱分为6类：乌头碱型(aconitines)、牛扁碱型(lycocto nines)、热解型(pyro-type)、内酯型(lactone-type)、

7,17 次裂型（7,17-seco type）和重排型（rearraged-type）。

　　其中，绝大多数 C_{19}-二萜生物碱为乌头碱型和牛扁碱型。乌头碱型和牛扁碱型的唯一区别在于前者无 C-7 含氧基团，而后者有 C-7 含氧基团。此外，前者多为 6α-含氧基团，后者则多为 6β-含氧基团。常含有酯化的醇羟基，有单酯、双酯、多酯之分。酯基的复杂程度则从醋酸酯（OAc）到精氨酸苄酯（OBz）、大茴香酸酯（OAs）、藜芦酸酯（OVr）和邻氨基苯甲酸衍生物等都有，且 OAc、OBz 和 OAs 几乎全部出现在乌头碱型中，其最常见的取代位置在 C-8 和 C-14 上。牛扁碱型多具有邻氨基苯甲酸酯基的取代，且几乎均在 C-18 上，极少在 C-14 或 C-8 上。此外，乌头碱型多具有 14-OH 或酯基，而牛扁碱型则多为14-OCH$_3$基。乌头碱型二萜生物碱的代表性化合物有乌头碱（aconitine）、中乌碱（mesaconitine）、次乌碱（hypaconitine）、去氧乌头碱等，而牛扁碱型二萜生物碱的代表性化合物有牛扁碱、甲基牛扁碱和德尔塔林等。

　　3. C_{20}-二萜生物碱

　　与 C_{18}-或 C_{19}-二萜生物碱相比，绝大多数 C_{20}-二萜生物碱均具有环外双键$\triangle^{16(17)}$，且多以丙烯仲醇体系的形式存在，骨架类型复杂多样。C_{20}-二萜生物碱的复杂程度按阿替生型 < 光翠雀碱型 < 纳哌啉型，海替定型 < 海替生型的顺序而变化。此外，酯基及其种类较少，主要为 OAc 和 OBz 基。有些如阿替生型和海替型 C_{20}-二萜生物碱又含有 N,O-氮杂缩醛/酮结构单元。C_{20}-二萜生物碱的代表性化合物有阿替生、光翠雀碱、海替定、海替生、维特钦、纳哌啉和阿诺特啉等。

　　4. 双二萜生物碱

　　双二萜生物碱由 2 分子 C_{20}-二萜碱或 1 分子 C_{19}-二萜碱和 1 分子 C_{20}-二萜碱缩合而成。根据双分子中单体分子的骨架种类分为 4 个类型：阿替生 – 海替定型、重排阿替生 – 海替定型、光翠雀碱 – 光翠雀碱型和 Heteratisine – 光翠雀碱型。结构上，不同于 C_{20}-二萜碱，此类二萜生物碱含有甲氧基且无酯基取代。双二萜生物碱的代表性化合物有 staphisagrine、staphisine、pukeensine 和 tangerine 等。

2.2　理化性质与中毒症状

2.2.1　理化性质

　　二萜类生物碱中，乌头碱、次乌头碱、新乌头碱和草乌甲素属于剧毒生物碱。乌头碱、次乌头碱和新乌头碱是存在于川乌、草乌、附子和雪上一枝蒿等植物中的生物碱。这类生物碱均有完好的结晶形态，其中乌头碱为淡黄色或白色六面体片状结晶，次乌头碱和新乌头碱均为白色结晶粉末。乌头碱、次乌头碱和新乌头碱均易水解，易溶于氯仿和苯，溶于乙醇和醚，极难溶于水和石油醚。乌头碱熔点为 204℃，次乌头碱熔点为 186 ～187℃，新乌头碱熔点为 204℃（丙酮）。草乌甲素存在于滇西民间草药滇西嘟啦中，外观为白色结晶或结晶性粉末，易水解，易溶于乙醇、三氯甲烷或乙醚，不溶于水，在稀盐酸或稀硫酸中极易溶解，熔点为 $160 \sim 165 ℃$。

2.2.2　中毒症状

乌头碱、次乌头碱和新乌头碱的主要中毒症状为：

（1）发病快，多在摄入后 $10 \sim 30 min$ 出现中毒症状。

（2）口服者的唇、舌、口腔及咽部等接触部位有刺痛及烧灼感、麻辣感，下咽困难，说话不流利。

（3）神经系统损害：①头晕、无力、动作迟缓、瞳孔缩小或散大、视物模糊，重者躁动不安，肌肉强直、抽搐、意识不清甚至昏迷；②感觉异常：蚁走感、刺痛和麻木感，从指尖开始，后逐渐遍及上肢、口、舌乃至全身，尤以指端和口唇最明显，这是乌头碱中毒的特征。

（4）面色苍白，出冷汗，体温、血压下降，甚至休克。

（5）心动过缓、心律失常，重者导致心功能不全，甚至发生阿斯氏综合征。

（6）呼吸急促、困难，重者可因呼吸肌痉挛而窒息。

（7）唾液分泌亢进，流涎极多。此外可有恶心、呕吐、腹痛、腹泻，偶有血样便等消化道症状。

草乌甲素中毒会出现短暂性轻度心慌、恶心、唇舌发麻、心悸及过敏性反应等症状。

2.3　乌头中二萜类生物碱的质谱特征

乌头属植物中的生物碱多属于二萜类生物碱。川乌、草乌和附子均来源于毛茛科乌头属植物（*Aconitum carmichaeli* Debx.），其植物形态及药材形态分别见图 2-1 和图 2-2，植物名称和具体药材来源见表 2-1。该类药味辛、苦，热，有大毒。现代药理研究表明，其具有强心、抗炎、抗肿瘤等作用，生物碱类成分是其主要功效成分，但亦为有毒成分。适当炮制后能降低其毒性，如剧毒成分双酯型生物碱经加热水解为毒性较小的单酯型生物碱，再进一步水解为几乎无毒的醇胺型生物碱或生成新的脂碱，炮制水解使得此类中药的毒性大大降低，但其药理活性亦随之减弱或消失。

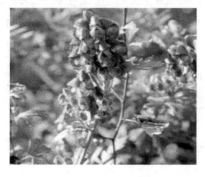

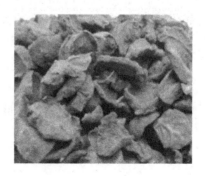

图 2-1　植物形态图　　　　　　　　图 2-2　药材形态图

表2-1　川乌、草乌、附子、关白附子的主要来源

科属	植物		药材
毛茛科乌头属	乌头	栽培品	母根：川乌
			子根：附子
		野生品	草乌
	北乌头		块根：草乌(主要来源)
	黄花乌头		块根：关白附子

　　乌头属植物中的生物碱根据其结构可分为单酯型生物碱、双酯型生物碱和脂型生物碱。双酯型生物碱主要有乌头碱、次乌头碱、中乌头碱。双酯型生物碱可水解去掉 1 个酯基，转化成单酯型生物碱，如苯甲酰乌头原碱(benzoylaconine)、苯甲酰次乌头原碱(benzoylhypaconine)和苯甲酰新乌头原碱(benzoylmesaconine)，或继续水解去掉 2 个酰基转化为乌头原碱。脂型生物碱有：8-O-亚油酰苯甲酰次乌头原碱(8-O-lino-benzoylhypaconine，LBH)、8-O-油酰苯甲酰去氧乌头原碱(8-O-ole-benzoyldeoxyaconine，OBD)、8-O-亚油酰苯甲酰中乌头原碱(8-O-lino-benzoylmesaconine，LBM)，等等。本节主要介绍川乌、草乌、附子中的生物碱类化学成分。

2.3.1　乌头类生物碱的检测方法

　　1. 提取方法

　　样品粉碎过三号筛，取 1 g 样品至 25 mL 具塞试管中，加入 70%* 甲醇超声提取 30 min，经 0.2 μm 滤膜过滤，采用超高效液相色谱 – 高分辨质谱(UPLC-Q-TOF/MS)分析。

　　2. 检测条件

　　1)色谱条件

　　色谱柱：Proshell EC C_{18}(100 mm ×2.1 mm，2.7 μm)。流动相：A 为乙腈，B 为 0.1%甲酸水溶液。梯度洗脱程序：0 ～ 5 min，0% A；5 ～ 15 min，0 ～ 10% A；15 ～ 30 min，10%～15% A；30 ～ 40 min，15%～35% A；40 ～ 50 min，35%～65% A；50 ～ 55 min，65%～90% A；55 ～ 58 min，90%～ 100% A；58 ～ 60 min，100% A；60.5 ～ 66 min，0% A。流速：0.3 mL/min。柱温：30 ℃。进样量：5 μL。

　　2)质谱条件

　　离子源为 Agilent 双喷 Jet Stream 源(Dual Jet Stream ESI)，正离子模式采集；温度：350 ℃；雾化气(N_2)压力：276 kPa；干燥气(N_2)温度：325 ℃；流速：8 L/min；鞘气温度：350 ℃；流速：11 L/min；毛细管电压：3000 V；毛细管出口(fragmentor)电压：110 V；锥孔(skimmer)电压：65 V；八极杆电压：750 V；采集模式为自动 MS/MS，扫描范围：m/z 80 ～ 1100；参比离子正离子为：m/z 121.0509、922.0098。

2.3.2　川乌、草乌和附子中生物碱的 UPLC-Q-TOF/MS 测定结果

　　图 2-3 中的 6 个图分别为生草乌、制草乌、生川乌、制川乌、生附子、制附子的

---

　　* 除非特别说明，本篇中的浓度百分数均为体积分数。

UPLC-Q-TOF/MS 总离子流图。解析得到每个色谱峰中丰度最高的精确质量数，根据精确质量数推测分子式，再结合二级质谱碎片离子(图2-4)和有关文献推测化合物，共鉴定出24种主要生物碱类化合物，结果见表2-2。采用面积归一化法计算各成分的相对含量，结果如表2-3所示。其中生草乌中含量最高的生物碱为苯甲酰乌头原碱、乌头碱；制草乌中含量最高的生物碱为苯甲酰新乌头原碱、附子灵。

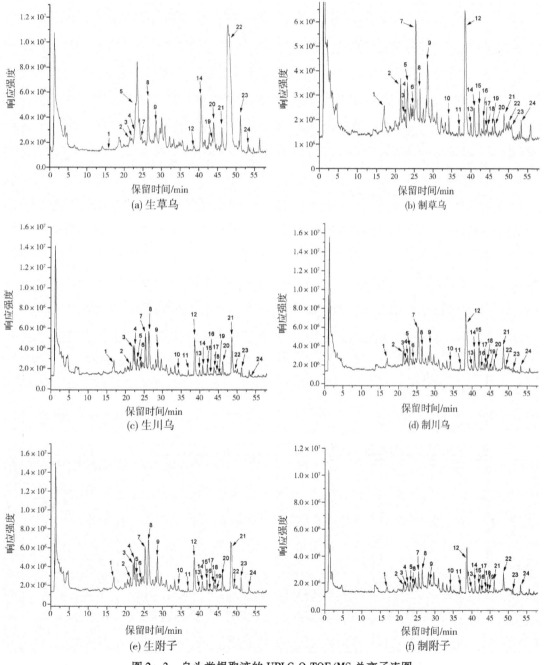

图 2-3　乌头类提取液的 UPLC-Q-TOF/MS 总离子流图

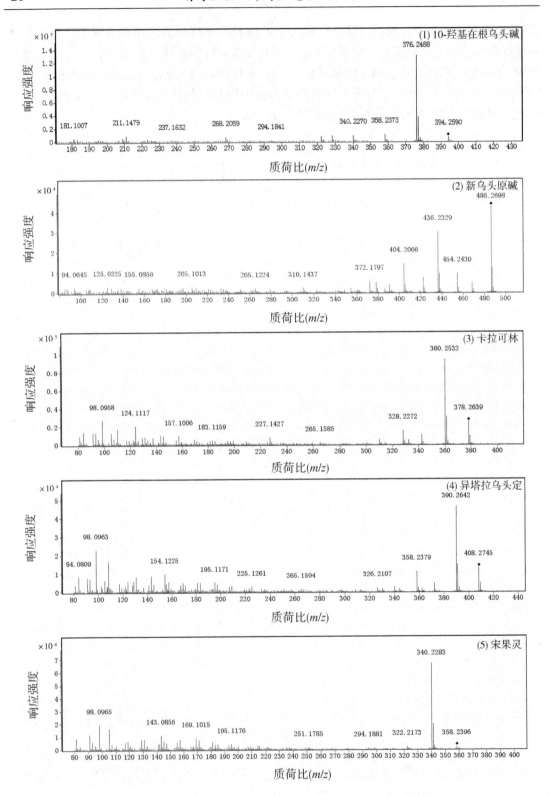

图 2 - 4　样品中鉴定出的 24 种生物碱类化合物的二级质谱图

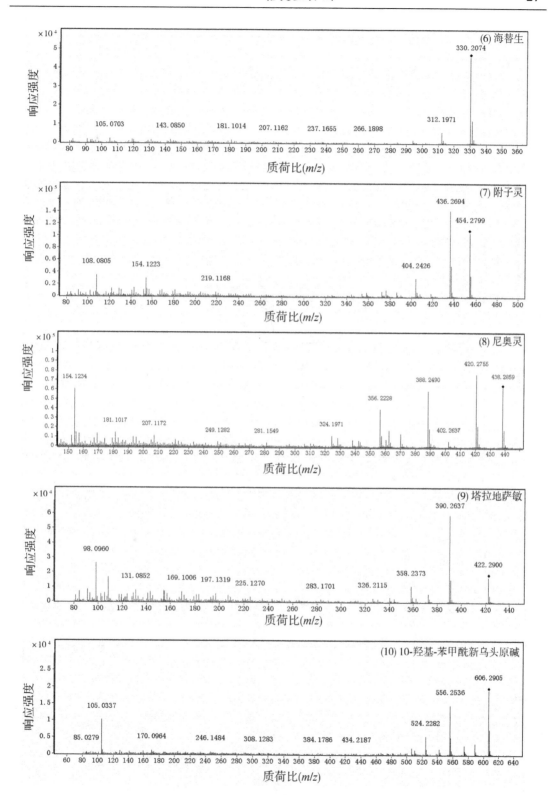

图2-4 样品中鉴定出的24种生物碱类化合物的二级质谱图(续)

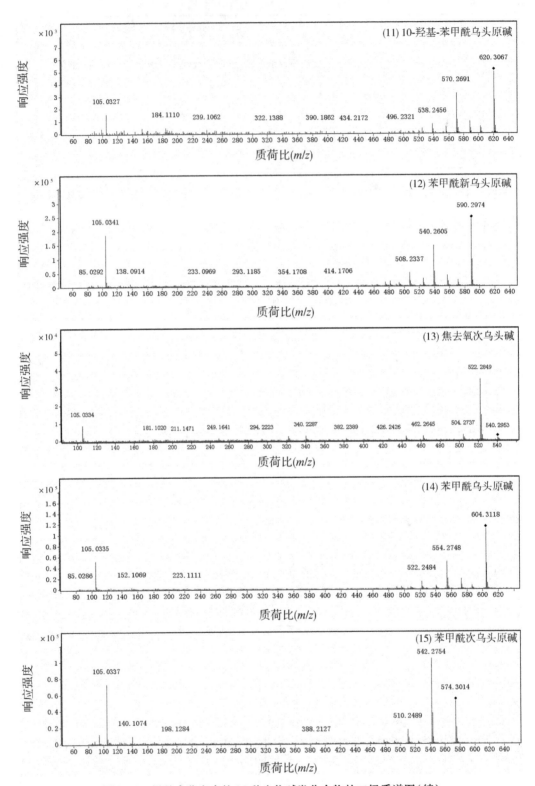

图2-4　样品中鉴定出的24种生物碱类化合物的二级质谱图(续)

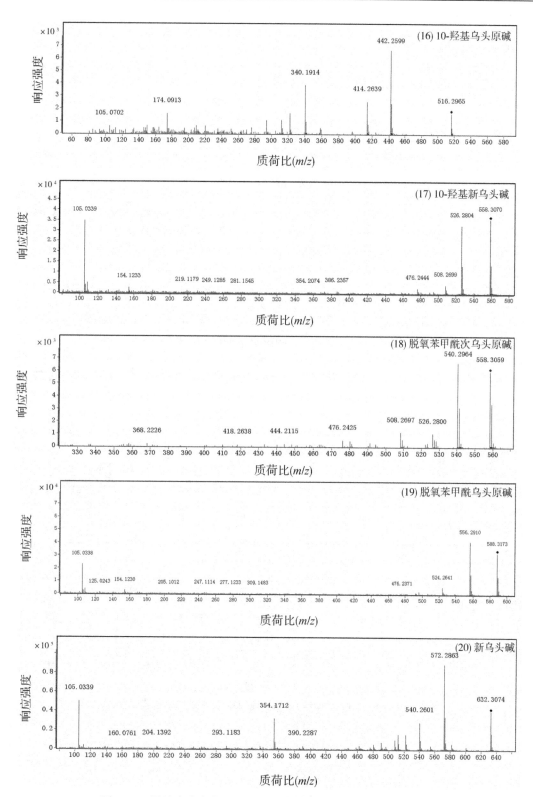

图 2-4 样品中鉴定出的 24 种生物碱类化合物的二级质谱图(续)

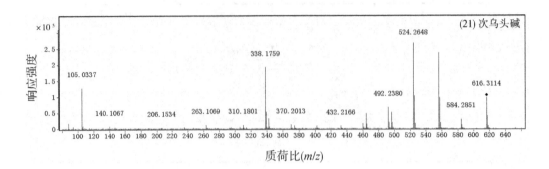

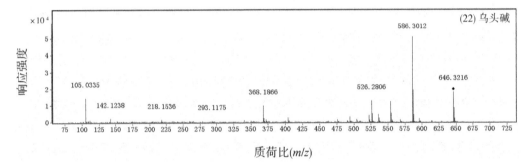

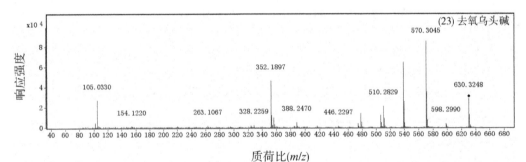

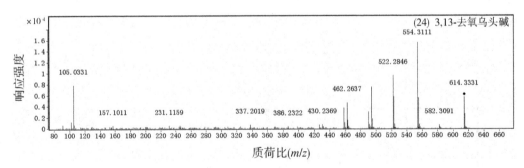

图2-4　样品中鉴定出的24种生物碱类化合物的二级质谱图(续)

表 2 - 2　从草乌、川乌、附子中鉴定出的生物碱类化合物汇总

序号	保留时间/min	分子式	$[M+H]^+(m/z)$ 理论值	$[M+H]^+(m/z)$ 测定值	特征碎片离子（m/z）	化合物名称
1	16.94	$C_{22}H_{35}NO_5$	394.2590	394.2590	376.2488, 358.2373, 211.1479	10-羟基在根乌头碱（karakolidine）
2	21.39	$C_{24}H_{39}NO_9$	486.2701	486.2698	468.2594, 454.2430, 436.2329, 372.1797, 310.1437	新乌头原碱（mesaconine）
3	22.18	$C_{22}H_{35}NO_4$	378.2644	378.2644	360.2539, 328.2278, 143.0856, 98.0964	卡拉可林（karakoline）
4	22.58	$C_{23}H_{37}NO_5$	408.2749	408.2745	390.2642, 358.2379, 154.1225, 98.0963	异塔拉乌头定（isotalatizidine）
5	23.15	$C_{22}H_{31}NO_3$	358.2382	358.2396	340.2283, 143.0856, 98.0965	宋果灵（songorine）
6	24.01	$C_{20}H_{27}NO_3$	330.2068	330.2068	312.1960, 266.1902, 105.0700	海替生（hetisine）
7	25.43	$C_{24}H_{39}NO_7$	454.2802	454.2801	436.2693, 404.2431, 154.1225, 108.0805	附子灵（fuziling）
8	26.46	$C_{24}H_{39}NO_6$	438.2829	438.2855	420.2751, 388.2488, 356.2230, 154.1228, 108.0810	尼奥灵（neoline）

序号	保留时间/min	分子式	$[M+H]^+(m/z)$ 理论值	$[M+H]^+(m/z)$ 测定值	特征碎片离子（m/z）	化合物名称
9	28.60	$C_{24}H_{39}NO_5$	422.2902	422.2900	390.2642，358.2381，183.1165，98.0962	塔拉地萨敏（talatizamine）
10	34.26	$C_{31}H_{43}NO_{11}$	606.2911	606.2905	524.2282，384.1786，170.0764	10-羟基-苯甲酰新乌头原碱（10-hydroxy-benzoylneoaconitine）
11	37.07	$C_{32}H_{45}NO_{11}$	620.3056	620.3067	538.2456，390.1862，105.0327	10-羟基-苯甲酰乌头原碱（10-hydroxy-benzoyl aconitine）
12	38.40	$C_{31}H_{43}NO_{10}$	590.2955	590.2960	508.2388，414.1706，105.0340	苯甲酰新乌头原碱（benzoylmesaconine）
13	39.90	$C_{31}H_{41}NO_7$	540.2955	540.2952	522.2849，504.2739，340.2263，322.2173，105.0335	焦去氧次乌头碱（dehydrated deoxybenzoylhypaconine）
14	40.79	$C_{32}H_{45}NO_{10}$	604.3118	604.3118	554.2748，223.1111，105.0335	苯甲酰乌头原碱（benzoylaconitine）
15	42.07	$C_{31}H_{43}NO_9$	574.3014	574.3014	542.2754，510.2489，140.1074，105.0337	苯甲酰次乌头原碱（benzoylhypacoitine）
16	42.73	$C_{25}H_{41}NO_{10}$	516.2953	516.2965	442.2599，414.2639，340.1914，174.0913	10 - 羟基乌头原碱（10-hydroxy-aconine）

序号	保留时间/min	分子式	$[M+H]^+$ (m/z) 理论值	$[M+H]^+$ (m/z) 测定值	特征碎片离子 (m/z)	化合物名称
17	43.81	$C_{33}H_{45}O_{12}N$	648.3023	648.3070	476.2444, 386.2357, 105.0339	10-羟基新乌头碱 (10-hydroxy-mesaconitine)
18	43.86	$C_{31}H_{43}NO_8$	558.3060	558.3070	476.2444, 281.1545, 154.1233	脱氧苯甲酰次乌头原碱 (deoxybenzoyl hypacoitine)
19	44.27	$C_{32}H_{45}NO_9$	588.3167	588.3161	556.2899, 524.2654, 105.0334	脱氧苯甲酰乌头原碱 (deoxybenzoyl aconitine)
20	46.23	$C_{33}H_{45}NO_{11}$	632.3067	632.3074	572.2863, 540.2601, 354.1712, 105.0339	新乌头碱 (mesaconitine)
21	48.80	$C_{33}H_{45}NO_{10}$	616.3126	616.3120	524.2649, 338.1759, 105.0334	次乌头碱 (hypaconitine)
22	48.81	$C_{34}H_{47}NO_{11}$	646.3220	646.3216	586.3012, 526.2806, 368.1866, 105.0335	乌头碱 (aconitine)
23	51.27	$C_{34}H_{47}NO_{10}$	630.3258	630.3278	570.3072, 352.1919, 105.0335	去氧乌头碱 (3-deoxyaconitine)
24	53.66	$C_{34}H_{47}NO_9$	614.3301	614.3299	554.3113, 494.2904, 462.2650, 105.0337	3,13-去氧乌头碱 (3,13-deoxyaconine)

表2-3　(生/制)草乌,川乌,附子中生物碱类化合物的相对含量

序号	保留时间/min	[M+H]⁺(m/z) 测定值	名称	相对含量/%					
				生草乌	制草乌	生川乌	制川乌	生附子	制附子
1	16.94	394.2588	10-羟基在根乌头碱	0.12	6.11	3.10	2.78	5.41	3.71
2	21.39	486.2698	新乌头原碱	0.33	2.75	1.94	3.03	2.56	2.33
3	22.18	378.2639	卡拉可林	0.37	0.84	4.53	1.94	3.84	3.95
4	22.58	408.2744	异塔拉乌头定	1.75	1.30	6.33	2.02	7.75	3.15
5	23.15	358.2364	宋果灵	3.46	1.97	3.64	4.04	3.09	3.94
6	24.01	330.2064	海替生	—	1.30	1.59	1.15	2.93	4.14
7	25.43	454.2802	附子灵	0.49	6.90	10.59	12.79	9.21	8.01
8	26.46	438.285	尼奥灵	5.21	3.52	14.69	4.25	11.46	7.31
9	28.6	422.2902	塔拉地萨敏	3.22	5.74	6.18	5.53	4.53	6.38
10	34.26	606.2911	10-羟基-苯甲酰新乌头原碱	—	3.27	1.05	2.26	1.92	2.15
11	37.07	620.3056	10-羟基-苯甲酰乌头原碱	—	2.00	1.06	1.16	1.52	2.81
12	38.4	590.2955	苯甲酰新乌头原碱	0.43	37.58	16.57	27.59	13.45	29.48
13	39.9	540.2955	焦去氧乌头碱	—	1.71	0.68	1.18	1.46	2.34
14	40.79	604.3114	苯甲酰乌头原碱	7.51	4.33	1.76	6.33	2.90	5.04
15	42.07	574.3014	苯甲酰次乌头原碱	—	4.28	1.95	6.55	2.57	2.89
16	42.73	516.2953	10-羟基乌头原碱	—	3.29	0.28	1.07	0.79	0.75
17	43.81	648.3023	10-羟基新乌头碱	—	1.13	0.96	0.93	1.25	0.66
18	43.86	558.3061	脱氧苯甲酰次乌头原碱	—	0.98	0.63	0.48	0.55	0.58
19	44.27	588.3167	脱氧苯甲酰乌头原碱	0.76	0.92	1.21	0.56	0.45	0.76
20	46.23	632.3067	新乌头碱	1.25	2.00	3.51	2.78	2.96	—
21	48.8	616.3126	次乌头碱	1.12	4.08	19.67	6.98	15.21	2.91
22	48.81	646.3222	乌头碱	70.7	0.92	1.14	0.98	0.57	3.58
23	51.27	630.3258	去氧乌头碱	2.84	1.18	2.57	0.95	1.65	1.04
24	53.66	614.3301	3,13-去氧乌头碱	0.16	1.62	1.23	1.45	0.86	1.43

2.3.3　二萜类生物碱的质谱裂解途径

由于乌头碱类母核中甲氧基和羟基较多，因此这类化合物最常见的质谱碎裂途径为失去 CH_3OH 与 H_2O。以苯甲酰乌头原碱为例推测其裂解规律：苯甲酰乌头原碱的分子离子峰 $[M+H]^+$ 为 m/z 604.3116，准分子离子失去 1 分子 H_2O 生成碎片 m/z 586.3003，也可失去 1 分子 CH_3OH 生成碎片 m/z 572.2856。碎片 m/z 572.2856 失去 1 分子 CH_3OH 生成 m/z 540.2596；也可失去 1 分子 H_2O 生成 m/z 554.2748，继续失去 1 分子 CH_3OH 形成碎片离子 m/z 522.2484。低质量区的碎片 m/z 105.0335 为侧链苯甲酰基（Bz）的碎片离子。裂解机理图见图 2-5 所示。6 种代表性乌头类生物碱的主要碎片见表 2-4。

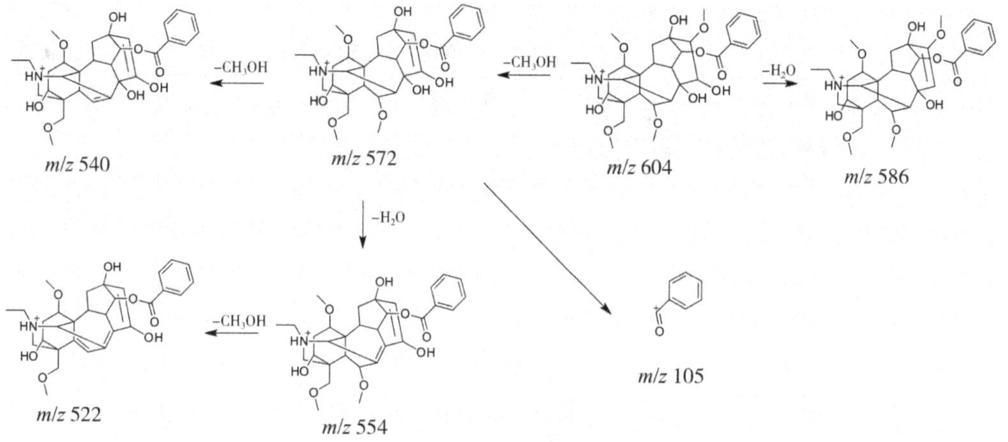

图 2-5　苯甲酰乌头原碱的质谱裂解途径

表 2-4　6 种乌头类生物碱的主要碎片离子

碎片离子	AC	HA	MA	BAC	BHA	BMA
$[M+H]^+$	646.3216	616.3120	632.3074	604.3118	574.3014	590.2955
$[M+H-CH_3OH]^+$		584.2859		572.2856	542.2754	558.2695
$[M+H-H_2O]^+$				586.3003		572.2845
$[M+H-CH_3OH-H_2O]^+$	596.2839		582.2764	554.2748	524.2638	540.2656
$[M+H-2CH_3OH]^+$		492.2391		540.2596	510.2489	526.2439
$[M+H-2CH_3OH-H_2O]^+$				522.2484		508.2338
$[M+H-3CH_3OH]^+$						494.2172
$[M+H-CH_3COOH]^+$	586.3012	556.2912	572.2962			
$[M+H-CH_3COOH-CH_3OH]^+$	554.2747	524.2649	540.2601			
$[M+H-CH_3COOH-H_2O]^+$			554.2758			
$[M+H-CH_3COOH-CH_3OH-H_2O]^+$			522.2565			

碎片离子	AC	HA	MA	BAC	BHA	BMA
$[M+H-CH_3COOH-CH_3OH-CO]^+$	526. 2806	496. 2648	512. 2654			
$[M+H-CH_3COOH-2CH_3OH-CO]^+$	494. 2538	464. 2432				
$[M+H-CH_3COOH-2CH_3OH-H_2O]^+$	476. 2435		490. 2257			
$[M+H-CH_3COOH-CH_3OH-BzOH]^+$		402. 2264				
$[M+H-CH_3COOH-CH_3OH-BzOH-CO]^+$	404. 2431		390. 2287			
$[M+H-CH_3COOH-3CH_3OH-BzOH]^+$	368. 1866	338. 1833	354. 1712			
$[M+H-CH_3COOH-3CH_3OH-BzOH-H_2O]^+$			336. 1604			
$[M+H-CH_3COOH-3CH_3OH-BzOH-CO]^+$		310. 1759				
Bz	105. 0335	105. 0334	105. 0339	105. 0335	105. 0337	105. 0340

注：AC 表示乌头碱；HA 表示次乌头碱；MA 表示新乌头碱；BAC 表示苯甲酰乌头原碱；BHA 表示苯甲酰次乌头原碱；BMA 表示苯甲酰新乌头原碱。

3 吲哚类生物碱

吲哚类生物碱(indole alkaloids)是具有吲哚分子骨架的一类化合物，是在已知生物碱中占比最大、最复杂的一类生物碱，约占已知生物碱的1/4，主要分布在马钱子科、夹竹桃科和茜草科植物中，此外，在芸香科、苦木科、番荔枝科、爵床科等植物中也有分布。代表性的植物有钩吻、相思豆、麦角、夹竹桃、萝芙木、番木鳖、长春花、蓼蓝、吴茱萸、板蓝根、大青叶、士的宁和骆驼蓬等。在生物合成途径中来源于色氨酸。吲哚类生物碱为胡蔓藤属植物的主要化学成分，也是其发挥药理作用和产生毒性的主要来源。自1931年钩吻素子首次从钩吻中分离出来至今，人类共发现121种吲哚类生物碱。其中，分布在亚洲地区的钩吻以钩吻素子含量最高，钩吻素甲次之，有研究表明，钩吻素已毒性更大。在民间，钩吻多以外用为主，具有祛风、杀虫止痒、消肿拔毒之疗效，此外还用于抗肿瘤、抗焦虑、消炎止痛、免疫调节、散瞳等。单萜吲哚类生物碱是天然产物中一类重要的活性物质，自1818年化学家Pelletier和Caventon首次从马钱子属植物中分离得到马钱子碱至今，已从自然界发现了2000多种单萜吲哚类生物碱。近年来在海洋生物或微生物中还发现了少量的单萜类吲哚生物碱，这些生物碱一般结构较为奇特，如来源于侧生藻属的生物碱3-hydroxywelwitindolinone以及从曲霉菌的发酵液中分离得到的VW55599等化合物。

3.1 结构分类与分布

吲哚类生物碱根据结构特点可分为四大类：简单吲哚类生物碱、色胺吲哚类生物碱、半萜吲哚类生物碱与单萜吲哚类生物碱。

1. 简单吲哚类生物碱

简单吲哚类生物碱结构中只有吲哚母核，没有其他杂环结构。代表性化合物如存在于菘蓝中的大青素B与蓼蓝中的靛苷。

2. 色胺吲哚类生物碱

色胺吲哚类生物碱分子中含有带2个氮原子的色胺部分，结构比较简单。代表性化合物如毒扁豆碱和吴茱萸碱。

3. 半萜吲哚类生物碱

半萜吲哚类生物碱分子中含有1个以吲哚环合并喹啉环所构成的四环麦角碱核体系，又称麦角碱类生物碱，生物合成途径来源为由MVA酸(半萜部分)与色氨酸及其衍生物一级环合而成，主要分布于麦角菌类中。代表性化合物如麦角新碱和麦角胺。

4. 单萜吲哚类生物碱

单萜吲哚类生物碱是最重要的吲哚类生物碱，已在自然界中发现的这类化合物超过

2000 种。其分子中具有吲哚核和 C_9 或 C_{10} 的裂环番木鳖萜或其衍生物两个结构单元，根据生物合成途径来源并结合化学结构可将其分为单萜吲哚类与双分子吲哚类生物碱。单萜吲哚类生物碱数量多，但所分布的植物类群却有一定的范围和特征，主要集中分布在热带或亚热带区域的双子叶植物中，尤以夹竹桃科、马钱科、茜草科和杜英科植物较为常见。代表性化合物如存在于番木鳖中，具有中枢兴奋作用的士的宁、具有降压作用的利血平与钩藤碱；此外，还有长春胺与依波加明。

3.2　理化性质与中毒症状

3.2.1　理化性质

吲哚类生物碱中，钩吻碱、钩吻素子、马钱子碱、麦角新碱、吴茱萸碱和骆驼蓬碱均属于剧毒生物碱。

钩吻又名断肠草、大茶药、胡蔓藤、毒根、猪人参等，是世界著名的剧毒植物，为马钱科胡蔓藤属植物，其根、茎、叶三部分均有剧毒。钩吻碱和钩吻素子均为白色针晶粉末，微溶于水，溶于乙醇、苯、氯仿、乙醚、丙酮及稀酸，钩吻碱熔点为 178 ℃，钩吻素子熔点为 181～183 ℃。

马钱子碱是中药马钱子(又名番木鳖)的主要药效成分，为无色水晶粉末，有刺鼻气味，溶于醇、氯仿和苯，微溶于水、醚、甘油和乙酸乙酯，熔点为 284～286 ℃。

麦角新碱为白色晶体，其有机酸盐大多为晶体，见光后分解变黑，易溶于低级醇类、乙酸乙酯和丙酮，熔点为 162 ℃。

吴茱萸碱，别名吴茱萸胺，来源于芸香科植物疏毛吴茱萸、吴茱萸、石虎的近成熟、干燥的果实，黄色片状结晶，溶于丙酮，微溶于乙醇、乙醚、氯仿，几乎不溶于水、石油醚、苯，熔点为 278℃。

骆驼蓬碱，别名哈尔碱、肉叶云香碱，灰白色固体，来源于蒺藜科多年生草本植物骆驼蓬全草及种子，微溶于水、乙醇、氯仿、乙醚，熔点为 262～264 ℃。

3.2.2　中毒症状

由于钩吻的治疗量和中毒量非常接近，由使用不当、自杀、恶意投毒而导致的中毒甚至死亡的案件时有发生。药量小者先出现消化系统症状，继而出现神经系统症状，药量大者可迅速出现昏迷、严重呼吸困难、呼吸肌麻痹窒息死亡，多在进食即刻及30 min内发病。钩吻主要的中毒症状为：

(1)神经肌肉症状：眩晕，言语含糊，肌肉弛缓无力，吞咽困难，呼吸肌周围神经麻痹，共济失调，昏迷等。

(2)眼部症状：复视，视力减退，睑下垂，瞳孔散大等。

(3)消化系统症状：口腔、咽喉灼痛，恶心，呕吐，腹痛，腹泻，便秘，腹胀等。

(4)循环及呼吸系统症状：早期心跳缓慢，而后加快，呼吸困难，呼吸麻痹，虚脱等。

症状出现快慢与服法有关。用根煎水或服新鲜嫩芽者，症状多立即出现；服根者症状出现较慢，有患者2 h才开始出现症状。但钩吻中毒的病人在临死时大多意识清楚。

马钱子碱主要的中毒症状为：

破坏中枢神经，导致强烈反应，最终会导致肌肉萎缩。中毒者会窒息、无力及抽搐。中毒者先是脖子发硬，然后肩膀及腿痉挛，直至身体蜷缩成弓形，一旦说话或做动作就会再次痉挛；尸体仍会抽搐，面目狰狞。马钱子碱的中毒症状十分痛苦，其表现与破伤风类似。

麦角新碱主要的中毒症状为：

(1)由于产后或流产后子宫出血的用药时间较短，药物的某些不良反应较其他麦角生物碱少见。但静脉给药时，可出现头痛、头晕、耳鸣、腹痛、恶心、呕吐、胸痛、心悸、呼吸困难、心率过缓；也可能突发严重高血压，服用氯丙嗪后症状可有改善甚至消失。

(2)如使用不当，可能发生中毒，表现为持久腹泻、手足和下肢皮肤苍白发冷、心跳弱、持续呕吐、惊厥。有轻度心动过缓，个别病例心动过速，血压升高，口服后可出现恶心、呕吐、出冷汗、面色苍白。

吴茱萸碱主要的中毒症状为：

(1)服用后可出现猩红热样药疹，表现为四肢皮肤灼热、瘙痒不适，出现针尖大小鲜红色丘疹，压之褪色，颈前及上胸融合成片，界限不清，皮肤温度升高；

(2)强烈的腹痛、腹泻、视力模糊、错觉、脱发、胸闷、头疼、眩晕或皮疹。

骆驼蓬碱主要的中毒症状为：

过量易引起头晕眼花、恶心呕吐等反应。中毒则表现为全身震颤，眼球凸出，心跳加快，呼吸急促直至窒息。

3.3 吲哚类生物碱的质谱特征

3.3.1 马钱子中生物碱成分的质谱特征

马钱子为马钱科马钱属植物马钱子(*Strychnos nux-vomica* L.)的干燥成熟种子。图3-1和图3-2分别为马钱子的植物形态和药材外观。

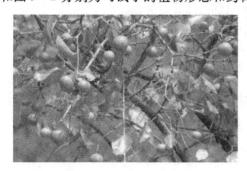
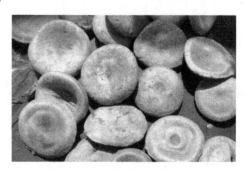

图3-1 马钱子的植物形态   图3-2 马钱子的药材外观

2015 年版《中华人民共和国药典》（以下简称《中国药典》）一部记载其味苦，性温；有大毒；归肝、脾经；具有通络止痛、散结消肿的功效。用于跌打损伤，骨折肿痛，风湿顽痹，麻木瘫痪，痈疽疮毒，咽喉肿痛等症状。研究报道其有效成分和有毒成分主要为吲哚类生物碱，根据母核结构的差异可分为士的宁型、伪型、氮氧化物型、氮甲基型 4 类。

3.3.1.1 马钱子中生物碱的提取

取 0.5 g 样品，加入 20 mL 80% 乙醇涡旋 2 min 后，静置 30 min，超声 20 min，离心取上清液 1 mL，经 0.2 μm 滤膜过滤，UPLC-Q-TOF/MS 分析。

3.3.1.2 UPLC-Q-TOF/MS 条件

1. 色谱条件

色谱柱：Agilent ZORBAX SB-C$_{18}$（4.6 mm × 250 mm，5 μm）。流动相：0.1% 甲酸水溶液（A）– 甲醇（B）。梯度洗脱：0 ～ 5 min，2% ～ 8% B；5 ～ 10 min，8% ～ 15% B；10 ～ 30 min，15% ～ 25% B；30 ～ 35 min，25% ～ 40% B；35 ～ 40 min，40% ～ 80% B；40 ～ 45 min，80% ～ 98% B；45 ～ 47 min，98% B；47 ～ 48 min，98% ～ 2% B；48 ～ 55 min，2% B。柱温：30 ℃。流速：1 mL/min。进样量：4 μL。

2. 质谱条件

离子源：Dual AJS ESI 离子源，正离子电离模式；干燥气（N$_2$）温度：300 ℃；雾化气（N$_2$）压力：241 kPa；干燥气（N$_2$）流量：8 L/min；鞘气温度：350 ℃；鞘气流量：12 L/min；电喷雾电压：4000 V；毛细管出口电压：150 V；锥孔电压：65 V；八极杆电压：750 V；扫描范围：m/z 100 ～ 1000；参比离子：m/z 121.0508 与 m/z 922.0098。

3.3.1.3 马钱子中生物碱的 UPLC-Q-TOF/MS 测定结果

图 3-3 为马钱子的 UPLC-Q-TOF/MS 总离子色谱图。根据精确质量数推测分子式，结合二级质谱碎片离子（图 3-4）和文献报道的马钱子中生物碱，共鉴定出 18 种生物碱类化合物，结果见表 3-1。

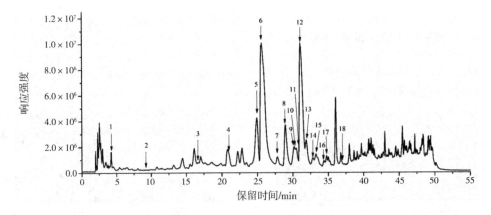

图 3-3 马钱子的 UPLC-Q-TOF/MS 总离子色谱（TIC）图

表 3 – 1　马钱子中生物碱类化合物的 UPLC-Q-TOF/MS 定性分析结果

序号	保留时间/min	分子式	[M+H]⁺ (m/z) 理论值	测定值	特征碎片离子(m/z)	化合物名称	相对含量/%
1	4.260	$C_9H_{11}NO$	150.0915	150.0925	132.0817，117.0582	喜树次碱（venoterpine）	2.97
2	8.020	$C_{10}H_{13}N_5O_4$	268.1039	268.1034	136.0613，119.0350	腺苷（adenosine）	—
3	16.760	$C_{21}H_{24}N_2O_3$	353.1856	353.1841	307.1404，278.1503，248.1058，220.1102，194.0971，172.0757，144.0816，124.0760	原番木鳖碱（protostrychnine）或其同分异构体	—
4	21.071	$C_{21}H_{24}N_2O_3$	353.1856	353.1834	335.1728，307.1756，289.1303，274.1143，248.1073，220.0746，194.0942，168.0814，144.0791，124.0741	diaboline 或其同分异构体	—
5	25.035	$C_{21}H_{22}N_2O_2$	335.1755	335.1624	289.1191，272.0492，246.0784，220.0759，204.0680，144.0686，130.0538	异士的宁（isostrychnine）	6.02
6	25.587	$C_{21}H_{22}N_2O_2$	335.1753	335.1740	307.1437，290.1182，264.1025，222.0906，184.0749，156.0802，144.0802，129.0689	士的宁（strychnine）	25.9
7	27.796	$C_{21}H_{22}N_2O_3$	351.1701	351.1707	323.1384，305.1280，280.0977，238.0855，200.0707，172.0757，160.0756，146.0600，120.0813，107.0737	4-羟基番木鳖碱(4-hydroy-strychnine)或其同分异构体	0.59
8	28.950	$C_{22}H_{24}N_2O_4$	381.1809	381.1812	363.1693，338.1383，324.1224，306.1123，280.0972，252.0655，238.0858，210.0912，200.0703，160.0758	16-羟基依卡精（16-hydroxyl-cajine）或其同分异构体	4.27
9	30.154	$C_{21}H_{22}N_2O_3$	351.1701	351.1705	333.1605，305.1643，277.1098，261.1167，233.0827，220.0737，210.0922，182.0965，162.0910，144.0811	伪木鳖碱（pseudo-strychnine）或其同分异构体	1.73
10	30.255	$C_{22}H_{24}N_2O_3$	365.186	365.1845	333.1585，308.1269，290.1164，278.1156，264.0972，236.1015，210.0919，144.0795	α(β)-克鲁勃林 [α(β)-colubrine] 或其同分异构体	—

续表 3 - 1

序号	保留时间/min	分子式	[M+H]⁺ (m/z) 理论值	[M+H]⁺ (m/z) 测定值	特征碎片离子(m/z)	化合物名称	相对含量/%
11	30.506	$C_{24}H_{28}N_2O_5$	425.207	425.2063	410.1815, 368.1498, 350.1355, 324.1209, 297.0975, 296.0907, 244.0971, 204.1016	奴弗新（bovacine）	1.33
12	31.007	$C_{23}H_{26}N_2O_4$	395.1966	395.1966	367.1649, 350.1393, 324.1230, 306.1118, 282.1117, 244.0964, 229.0727, 213.0775	马钱子碱（brucine）	17.97
13	31.911	$C_{22}H_{24}N_2O_3$	365.1862	365.1854	350.1609, 337.1546, 320.1289, 294.1126, 264.1006, 252.1011, 214.0862, 186.0906, 174.0910	α(β)-克鲁勃林[α(β)-colubrine]或其同分异构体	2.39
14	32.814	$C_{22}H_{24}N_2O_3$	365.1862	365.1851	337.1545, 320.1283, 294.1116, 264.1017, 252.1012, 214.0856, 186.0908	α(β)-克鲁勃林[α(β)-colubrine]或其同分异构体	0.43
15	33.270	$C_{23}H_{26}N_2O_5$	411.1904	411.1918	394.1868, 393.1805, 379.1647, 365.1836, 351.1686, 320.1175, 305.0923, 267.1121, 204.1014	马钱子碱氮氧化物（brucine N-oxide）	1.1
16	34.420	$C_{22}H_{24}N_2O_4$	381.1805	381.1808	364.1757, 363.1678, 349.1481, 335.1708, 320.1207, 305.1242, 240.0993, 198.0876, 174.0893, 138.0921, 120.0806	16-羟基-β(α)-克鲁勃林[16-hydroxy-β(α)-colubrine]或其同分异构体	0.31
17	34.621	$C_{23}H_{26}N_2O_4$	395.1963	395.1958	367.1654, 363.1689, 351.1725, 324.1257, 268.0896, 236.1272, 166.1185, 147.0434	马钱子碱（brucine）或其同分异构体	0.45
18	36.829	$C_{21}H_{22}N_2O_3$	351.1701	351.1695	333.1638, 323.1680, 305.1602, 287.1083, 238.0848, 220.0749, 194.0604, 168.0817, 122.0598	4-羟基番木鳖碱（4-hydroy-strychnine）或其同分异构体	0.43

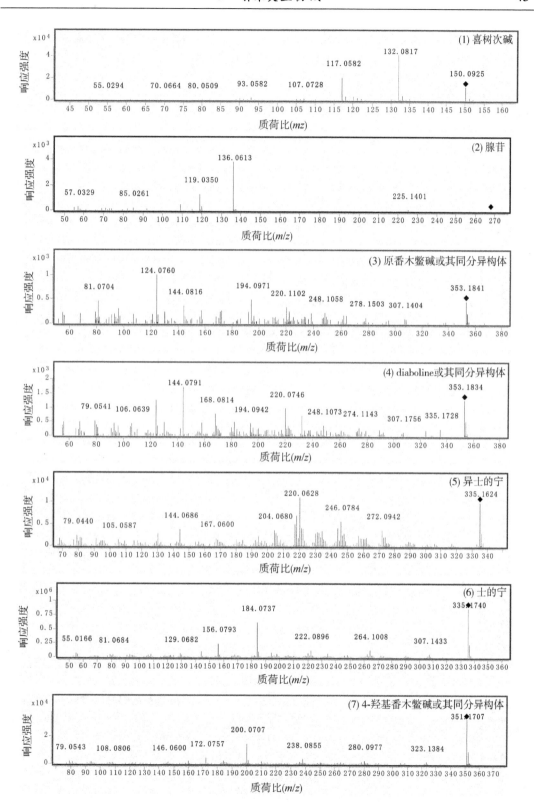

图 3-4 马钱子中18种生物碱类化合物的二级质谱图

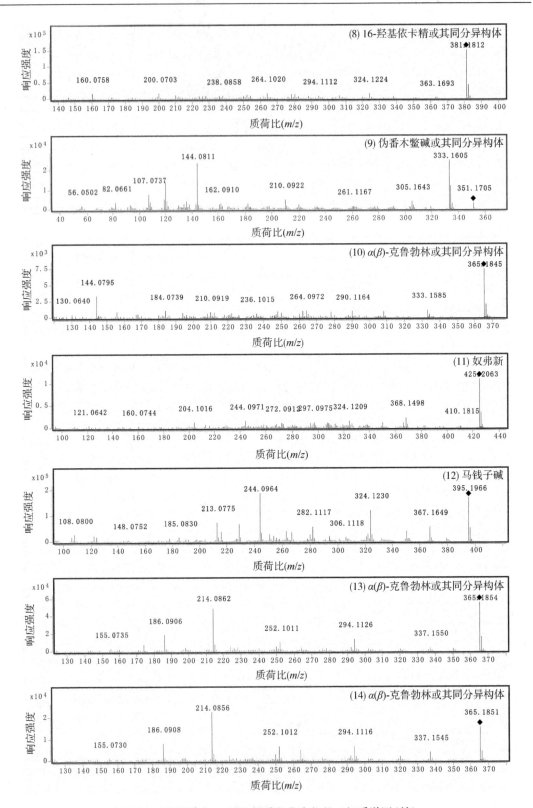

图3-4　马钱子中18种生物碱类化合物的二级质谱图(续)

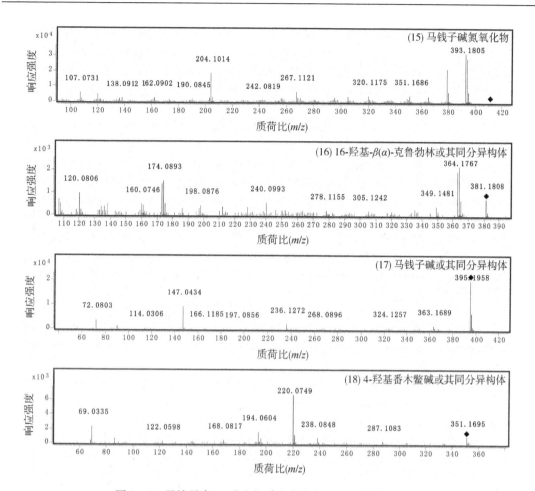

图 3-4 马钱子中 18 种生物碱类化合物的二级质谱图(续)

3.3.1.4 马钱子中生物碱的质谱裂解途径

马钱子中生物碱根据母核结构的差异可分为士的宁型、伪型、氮氧化物型、氮甲基型 4 类，N 桥环是马钱子生物碱裂解的活性位点。如士的宁型生物碱士的宁，其最明显的 ESI-MS/MS 裂解特征为准分子离子 m/z 335 中性丢失 C_2H_4，生成特征离子 m/z 307，再丢失 C_2H_5N，生成特征离子 m/z 264，7 元环开环，接下来丢失 C_2H_2O 和 CO 生成碎片离子 m/z 222 和 m/z194，或丢失 C_5H_4O 和 CO 生成碎片离子 m/z 184 和 m/z156。部分马钱子生物碱类化合物的质谱裂解途径见图 3-5。

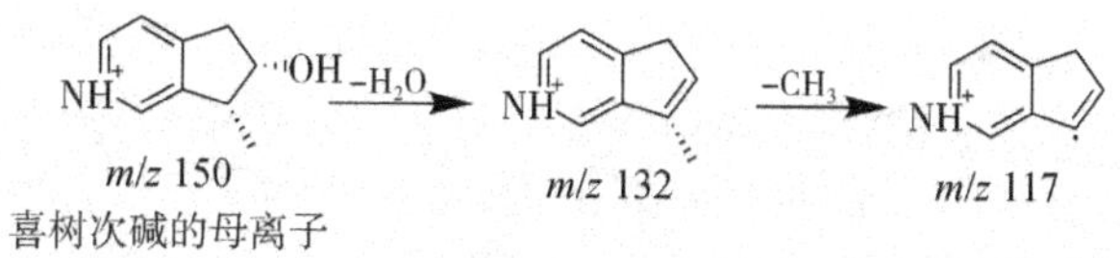

m/z 150 m/z 132 m/z 117

喜树次碱的母离子

(a) 喜树次碱的质谱裂解途径

图 3-5 马钱子中常见生物碱可能的质谱裂解规律

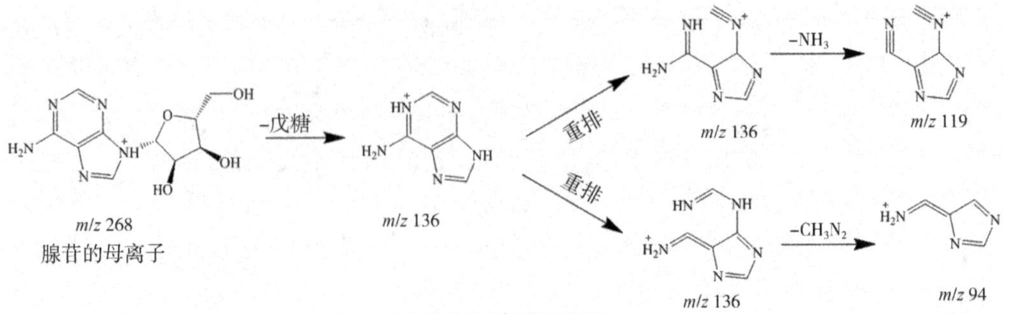

(b) 腺苷的质谱裂解途径

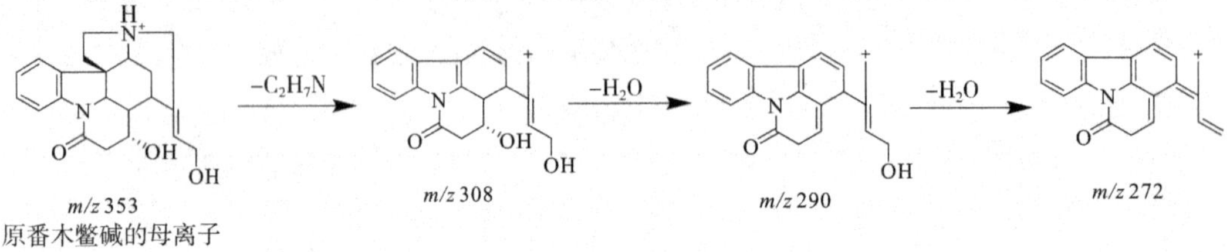

(c) 原番木鳖碱的质谱裂解途径

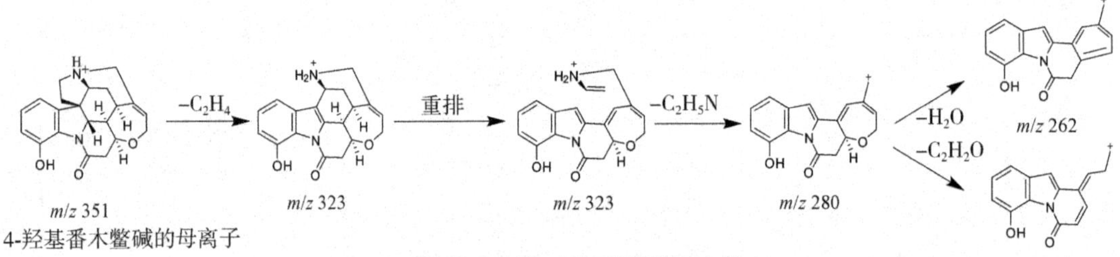

(d) 4-羟基番木鳖碱的质谱裂解途径

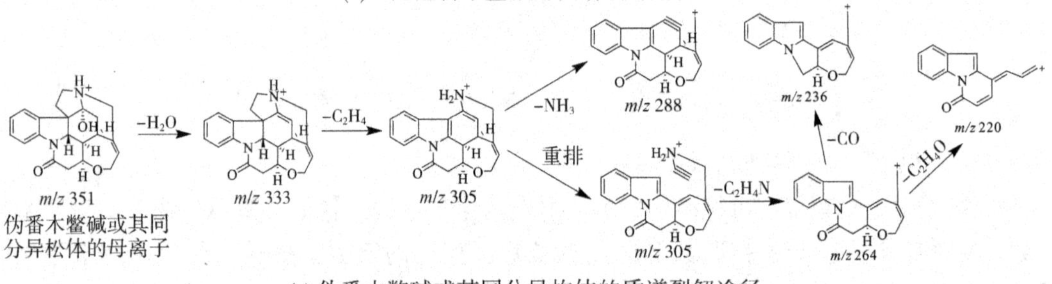

(e) 伪番木鳖碱或其同分异构体的质谱裂解途径

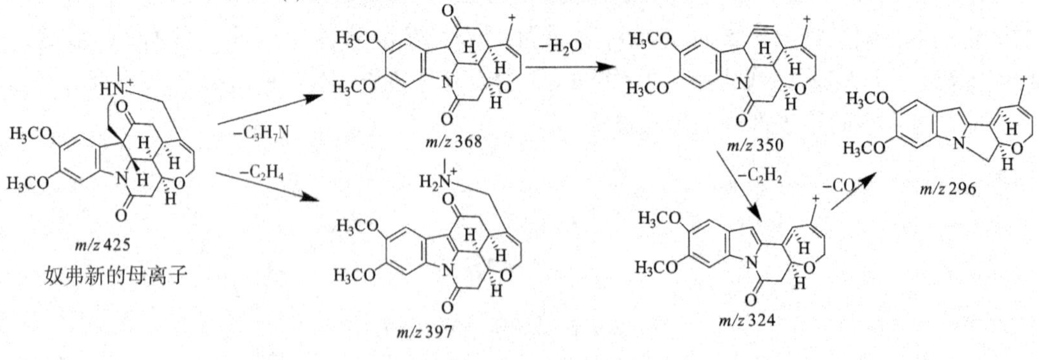

(f) 奴弗新的质谱裂解途径

图 3-5 马钱子中常见生物碱可能的质谱裂解规律(续)

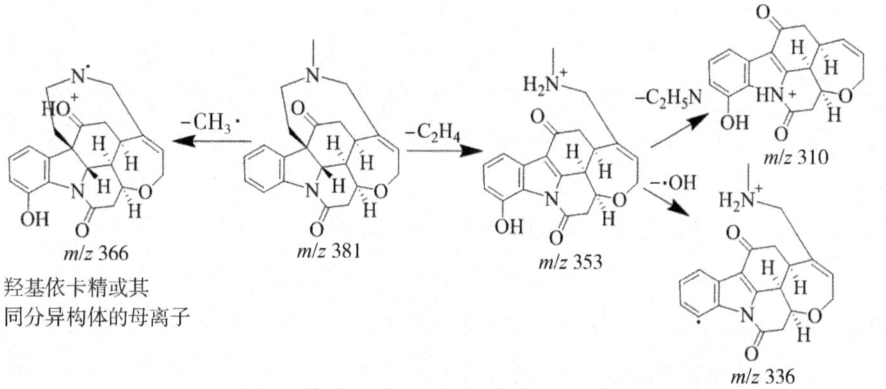

(g) 16-羟基依卡精或其同分异构体的质谱裂解途径

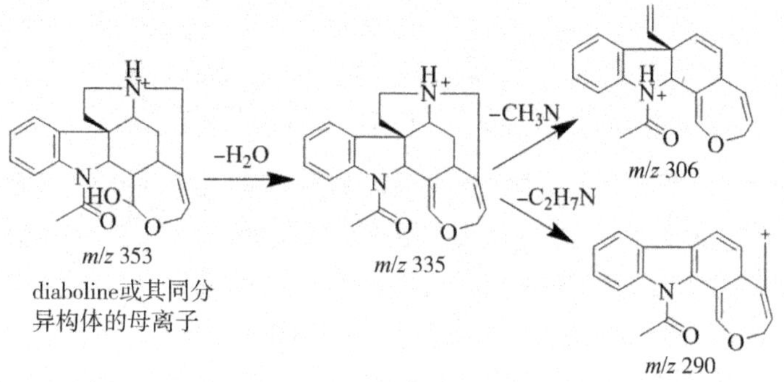

(h) diaboline或其同分异构体的质谱裂解途径

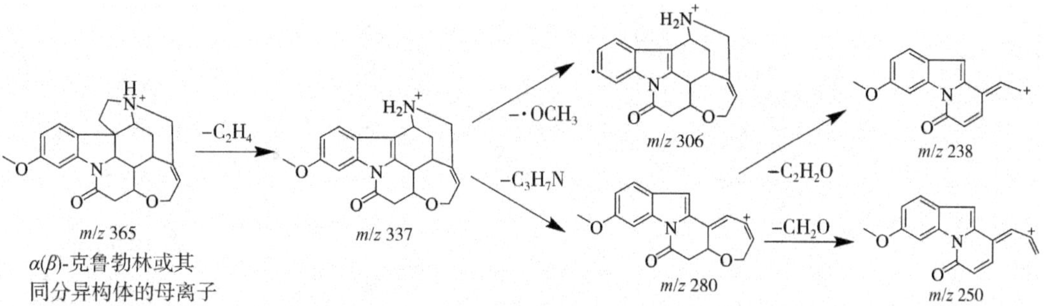

(i) α(β)-克鲁勃林或其同分异构体的质谱裂解途径

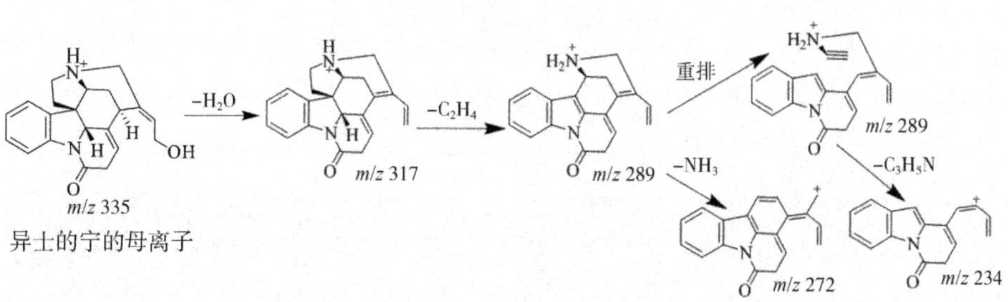

(j) 异士的宁的质谱裂解途径

图3-5 马钱子中常见生物碱可能的质谱裂解规律(续)

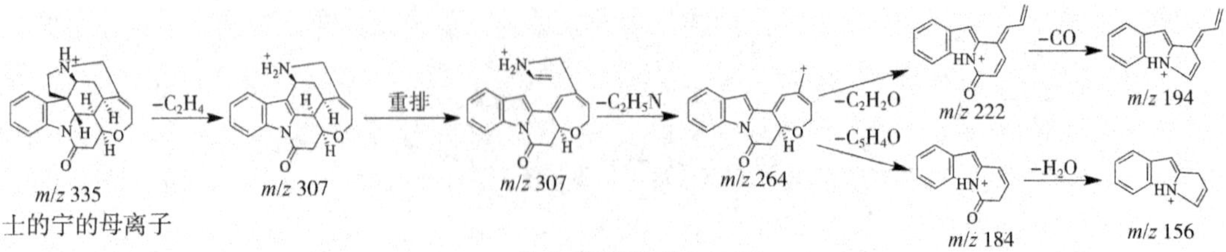

(k) 士的宁的质谱裂解途径

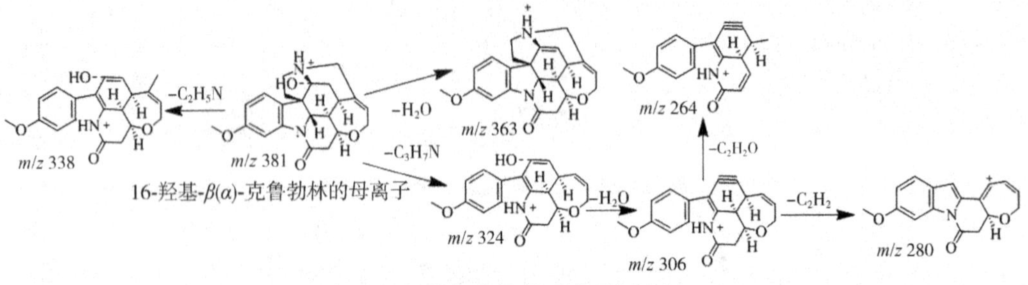

(l) 16-羟基-β(α)-克鲁勃林的质谱裂解途径

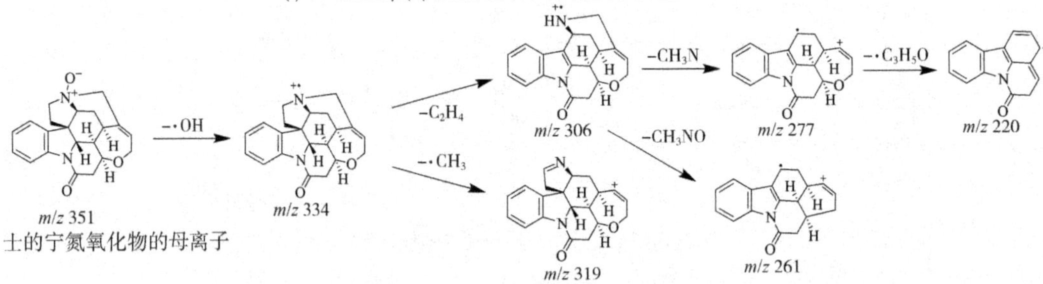

(m) 士的宁氮氧化物的质谱裂解途径

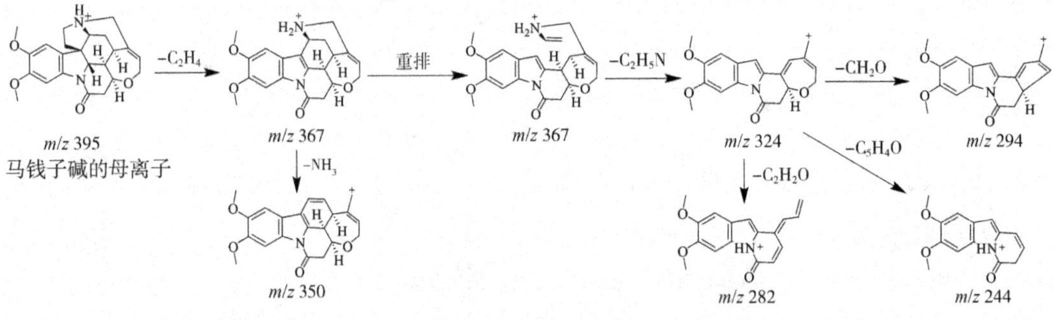

(n) 马钱子碱的质谱裂解途径

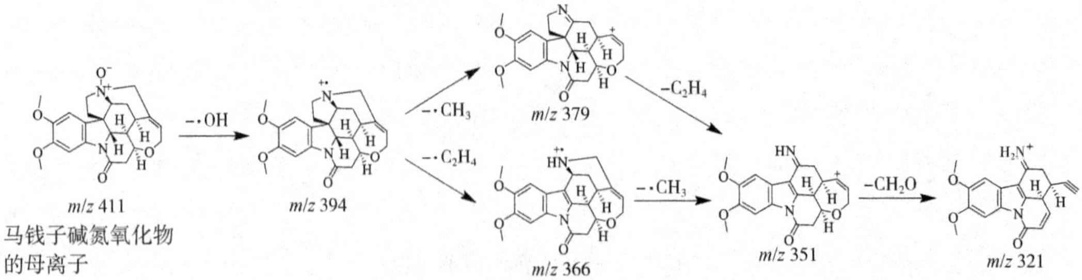

(o) 马钱子碱氮氧化物的质谱裂解途径

图 3-5　马钱子中常见生物碱可能的质谱裂解规律(续)

3.3.2　钩吻中生物碱成分的质谱特征

钩吻(*Gelsemium elegans*)是马钱科(*Loganiaceae*)钩吻属(*Gelsemium*)常绿木质藤本植物，枝光滑，叶对生，卵形至卵状披针形，顶端渐尖，基部渐狭或近圆形，其植物形态见图3-6，药材形态见图3-7。断肠草根少分枝，表面略具纵皱纹，有点状须根痕，常于弯曲处呈半环状断裂。香气特异，久闻有眩晕感，味苦。

钩吻始载于《神农本草经》，其味辛、苦，性温，有剧毒，又名大茶药、断肠草等，广泛分布于亚洲东南部，在我国主要分布于湖南、广东、福建、云南等省的山地灌木丛中。钩吻全株剧毒，主要活性成分为吲哚类生物碱，具有祛风、消肿拔毒、驱虫镇静等效果，多以外用为主，可治疗毒疮、疥癞、风湿等恶疾。近年来，国内外学者在钩吻的化学成分、毒理学、病理学、药理学等方面进行了大量研究，其研究的应用范围也不断扩大，不仅可外用，还可应用于抗肿瘤、镇痛、免疫调节、焦虑症等疾病的治疗。钩吻生物碱类成分主要有钩吻素子、钩吻素甲、钩吻素己、钩吻绿碱等。

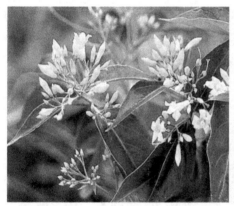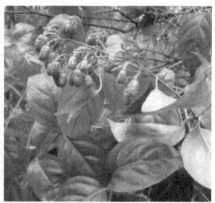

图3-6　钩吻的植物形态

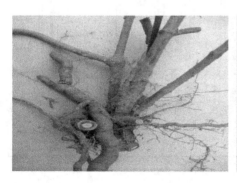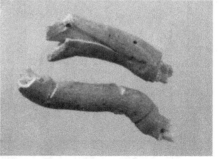

图3-7　钩吻的药材形态

3.3.2.1　钩吻中生物碱的提取

样品粉碎过三号筛，取2.5 g样品至25 mL具塞试管中，加入75%甲醇，超声提取30 min，经0.2 μm滤膜过滤，UPLC-Q-TOF/MS分析。

3.3.2.2 UPLC-Q-TOF/MS 条件

1. 色谱条件

色谱柱：Poroshell 120 EC-C$_{18}$（3.0 mm×100 mm，2.7 μm）。流动相：0.1% 甲酸水溶液（A）－乙腈（B）；梯度洗脱：0～1.0 min，10% B；1.0～20 min，10%～50% B；20～25 min，50% B；25.1～30 min，10% B。柱温：30 ℃。流速：0.3 mL/min。进样量：2 μL。

2. 质谱条件

离子源：Dual AJS ESI 离子源，正离子电离模式；干燥气（N$_2$）温度 350 ℃；雾化气（N$_2$）压力：241 kPa；干燥气（N$_2$）流量：8 L/min；鞘气温度：350 ℃；鞘气流量：11 L/min；电喷雾电压：3500 V；毛细管出口电压：120 V；锥孔电压：65 V；八极杆电压：750 V；扫描范围：m/z 100～1000；参比离子：m/z 121.0508 与 m/z 922.0098。

3.3.2.3 钩吻中生物碱的 UPLC-Q-TOF/MS 测定结果

图 3－8 为钩吻的 UPLC-Q-TOF/MS 总离子流图，解析图中每个色谱峰，得到响应最高的分子离子精确质量数。根据精确质量数推测分子式，结合二级质谱碎片离子信息（图 3－9）和文献报道的钩吻中生物碱种类，共鉴定出 24 种主要生物碱类化合物，结果见表 3－2。其中含量较高的主要成分为：钩吻碱子、胡蔓藤碱丙、钩吻碱丙、胡蔓藤碱乙等。

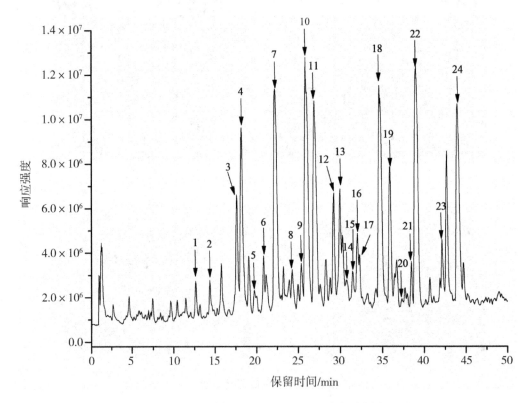

图 3－8 钩吻的 UPLC-Q-TOF/MS 总离子流图

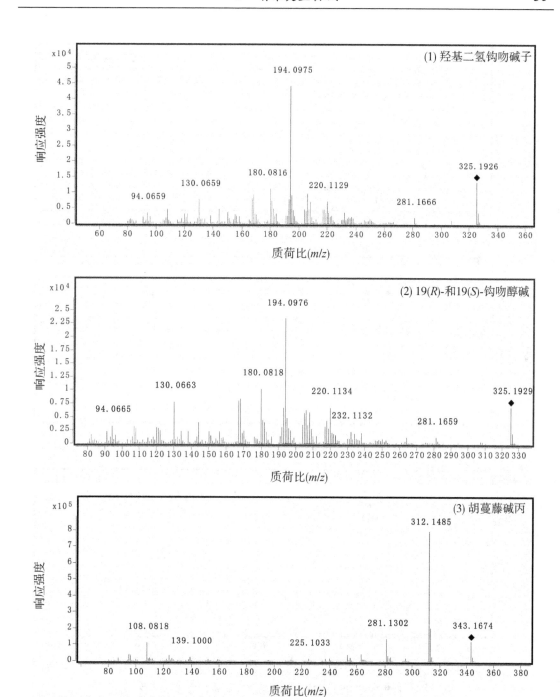

图 3 - 9　钩吻中鉴定出的 24 种生物碱类化合物的二级质谱图

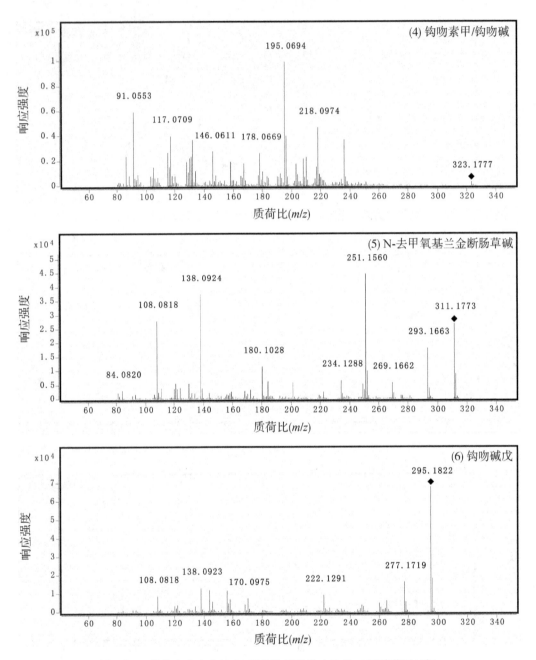

图3-9 钩吻中鉴定出的24种生物碱类化合物的二级质谱图（续）

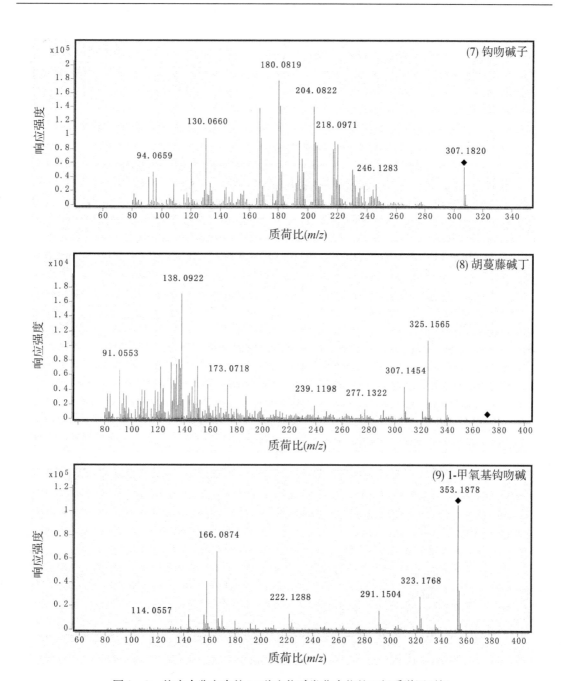

图3-9 钩吻中鉴定出的24种生物碱类化合物的二级质谱图(续)

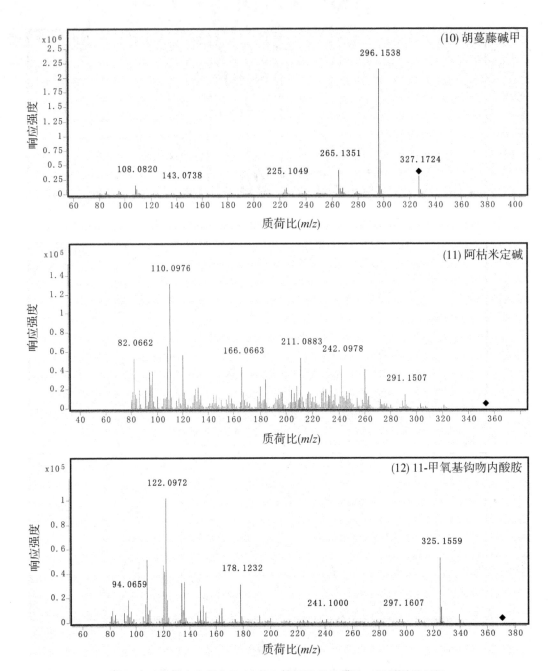

图 3-9　钩吻中鉴定出的 24 种生物碱类化合物的二级质谱图（续）

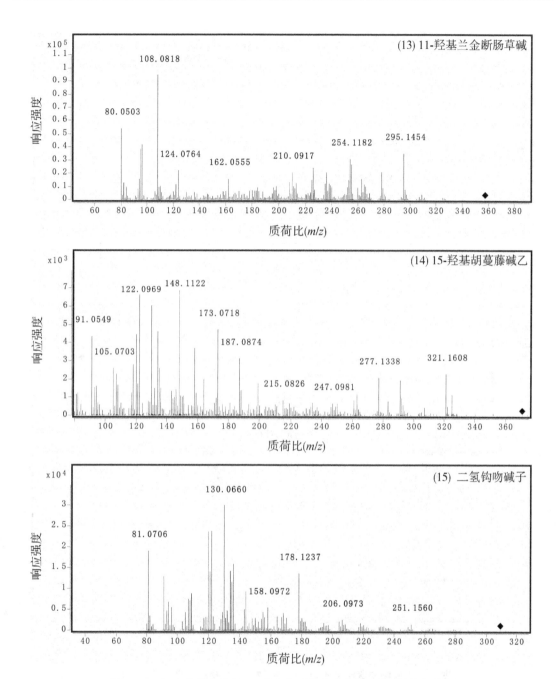

图 3-9 钩吻中鉴定出的 24 种生物碱类化合物的二级质谱图(续)

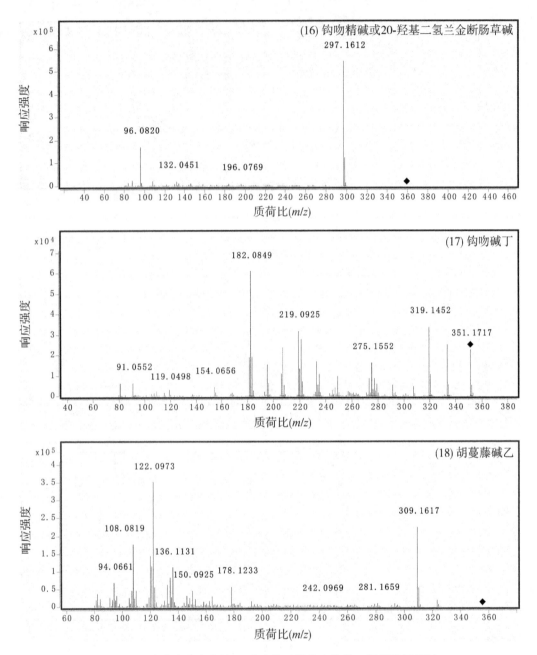

图3-9　钩吻中鉴定出的24种生物碱类化合物的二级质谱图(续)

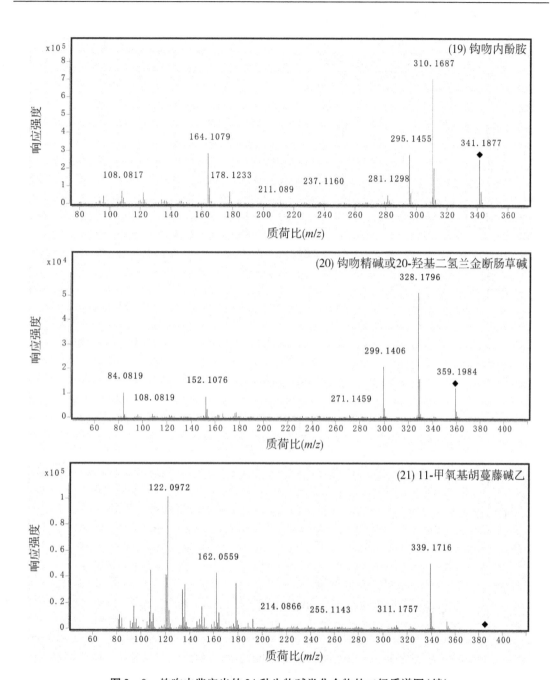

图 3-9 钩吻中鉴定出的 24 种生物碱类化合物的二级质谱图(续)

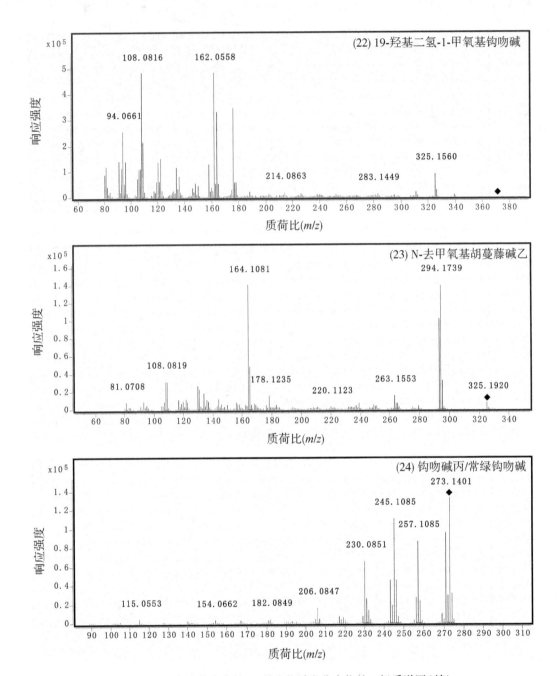

图 3-9　钩吻中鉴定出的24种生物碱类化合物的二级质谱图(续)

表 3-2 钩吻中生物碱类化合物的 UPLC-Q-TOF/MS 定性分析结果

序号	保留时间/min	分子式	[M+H]⁺ (m/z) 理论值	[M+H]⁺ (m/z) 测定值	二级主要碎片离子 (m/z)	化合物名称	相对含量/%
1	12.64	$C_{20}H_{24}N_2O_2$	325.1929	325.1926	220.1129, 206.0974, 194.0975, 180.0816, 94.0659	羟基二氢钩吻碱子 (hydroxydihydrokoumine)	0.45
2	14.35	$C_{20}H_{24}N_2O_2$	325.1928	325.1911	194.0974, 180.0818, 168.0821, 130.0660, 94.0665	19(R)-和19(S)-钩吻醇碱 (kouminol)	0.48
3	17.59	$C_{19}H_{22}N_2O_4$	343.1645	343.1652	312.1490, 281.1304, 225.1033, 108.0818	胡蔓藤碱丙 (humantendine)	3.33
4	18.16	$C_{20}H_{22}N_2O_2$	323.1756	323.1754	218.0976, 195.0693, 178.0669, 146.0611, 117.0709, 91.0553	钩吻素甲/钩吻碱 (gelsemine)	6.64
5	19.65	$C_{19}H_{22}N_2O_2$	311.1776	311.1754	293.1663, 269.1662, 251.1560, 180.1028, 138.0924, 108.0818	N-去甲氧基兰金断肠草碱 (N-desmethoxyrankinidine)	0.91
6	20.84	$C_{19}H_{22}ON_2$	295.1822	295.1805	277.1719, 222.1291, 138.0923, 108.0818	钩吻碱戊 (koumidine)	1.1
7	22.15	$C_{20}H_{22}N_2O$	307.1798	307.1805	218.0971, 204.0822, 180.0820, 167.0744, 94.0659	钩吻碱子 (koumine)	10.67
8	24.26	$C_{21}H_{26}N_2O_4$	371.1955	371.1965	325.1565, 307.1454, 173.0718, 138.0920, 91.0553	胡蔓藤碱丁 (humantenrine)	1.84

续表3－2

序号	保留时间/min	分子式	[M＋H]⁺ (m/z) 理论值	测定值	二级主要碎片离子(m/z)	化合物名称	相对含量/%
9	25.34	$C_{21}H_{24}N_2O_3$	353.1855	353.186	323.1768, 291.1504, 222.1288, 166.0874, 158.0971	1-甲氧基钩吻碱 (gel-sevirine)	1.16
10	25.80	$C_{19}H_{22}N_2O_3$	327.1695	327.1703	296.1537, 265.1352, 225.1049, 108.0820	胡蔓藤碱甲 (humantenmine)	12.19
11	26.88	$C_{21}H_{24}N_2O_3$	353.1855	353.186	242.0978, 211.0883, 166.0663, 120.0818, 110.0976, 82.0662	阿枯米定碱 (akuammidine)	9.48
12	29.22	$C_{21}H_{26}N_2O_4$	371.1964	371.1965	325.1559, 297.1607, 178.1232, 122.0974, 94.0659	11-甲氧基钩吻内酸胺 (11-methoxygelsemamide)	3.27
13	29.96	$C_{20}H_{24}N_2O_4$	357.1804	357.1809	295.1452, 254.1182, 210.0917, 108.0817, 95.0739, 80.0502	11-羟基兰金断肠草碱 (11-hydroxyrankinidine)	0.98
14	30.70	$C_{21}H_{26}N_2O_4$	371.196	371.1965	321.1608, 277.1338, 173.0718, 148.1122, 130.0654, 122.0969, 91.0549	15-羟基胡蔓藤碱乙 (15-hydroxyhumantenine)	1.07
15	31.44	$C_{20}H_{24}N_2O$	309.1976	309.1961	251.1560, 178.1237, 130.0659, 120.0816, 81.0706	二氢钩吻碱子 (dihydrokoumine)	2.18
16	32.00	$C_{20}H_{26}N_2O_4$	359.1965	359.1983	297.1616, 196.0769, 132.0451, 96.0818	钩吻精碱或 20-羟基二氢兰金断肠草碱 (20-hydroxydihydrorankinidine)	3.66

序号	保留时间/min	分子式	$[M+H]^+$ (m/z)		二级主要碎片离子 (m/z)	化合物名称	相对含量/%
			理论值	测定值			
17	32.29	$C_{21}H_{22}O_3N_2$	351.1691	351.1703	319.1452, 275.1552, 219.0925, 182.0849, 91.0552	钩吻碱丁（koumicine）	1.39
18	34.57	$C_{21}H_{26}N_2O_3$	355.2009	355.2016	309.1617, 136.1131, 122.0970, 108.0819, 94.0661	胡蔓藤碱乙（kumantenine）	10.5
19	35.83	$C_{20}H_{24}O_3N_2$	341.1852	341.186	310.1687, 295.1455, 281.1298, 164.1079	钩吻内酰胺（gelsemamide）	4.43
20	37.31	$C_{20}H_{26}N_2O_4$	359.1965	359.1983	328.1796, 299.1404, 152.1077, 84.0815	钩吻精碱或 20-羟基二氢兰金断肠草碱（20-hydroxydihydrorankinidine）	0.58
21	38.45	$C_{22}H_{28}O_4N_2$	385.2129	385.2122	339.1716, 162.0559, 122.0972, 108.0816	11-甲氧基胡蔓藤碱乙（11-methoxyhumantenine）	0.73
22	38.96	$C_{21}H_{26}N_2O_4$	371.1966	371.1984	283.1449, 214.0863, 176.0717, 162.0558, 108.0816, 94.0661	19-羟基二氢-1-甲氧基钩吻碱（19-mydroxy-dihydrogelsevirine）	11.75
23	42.20	$C_{20}H_{24}N_2O_2$	325.1903	325.1911	294.1739, 178.1235, 164.1081, 108.0819, 81.0708	N-去甲氧基胡蔓藤碱乙（N-desmethoxyhumantenine）	2.06
24	43.92	$C_{19}H_{16}N_2$	273.1397	273.1386	257.1085, 245.1085, 230.0851, 206.0847, 182.0849	钩吻碱丙/常绿钩吻碱（sempervirine）	9.17

3.3.2.4　钩吻中生物碱的质谱裂解途径

钩吻中的大部分生物碱易失去 H_2O、羟甲基、甲氧基、甲基和亚甲基，分别得到相应的碎片离子。以胡蔓藤碱丙为例推测其裂解规律：胡蔓藤碱丙的分子离子峰 $[M+H]^+$ 为 m/z 343.1645，准分子离子失去 1 分子 CH_3OH 生成碎片 m/z 312.1490，继续失去 1 分子 OH 生成碎片 m/z 295.1458。碎片 m/z 295.1458 失去 1 分子 CH_3 生成碎片 m/z 281.1304，继续失去 1 分子 H_2O 形成碎片离子 m/z 263.1195。其裂解过程如图 3 – 10 所示。

图 3 – 10　胡蔓藤碱丙的质谱裂解机理及特征碎片结构

3.3.3　吴茱萸中生物碱成分的质谱特征

吴茱萸为芸香科植物吴茱萸 *Evodia rutaecarpa*（Juss.）Benth.、石虎 *Evodia rutaecarpa*（Juss.）Benth. var. *of ficinalis*（Dode）Huang 或疏毛吴茱萸 *Evodia rutaecarpa*（Juss.）Benth. var. *bodinieri*（Dode）Huang 的干燥近成熟果实，其植株与果实外观如图 3 – 11 所示，药材形态如图 3 – 12 所示。吴茱萸具有温中散寒、疏肝止痛等功效，用于厥阴头痛、寒疝腹痛、寒湿脚气、经行腹痛、脘腹胀痛、呕吐吞酸、五更泄泻、高血压、外治口疮等。生物碱类是吴茱萸的主要活性成分，具有明显的药理活性，主要包括吴茱萸碱等吲哚类生物碱与 1-甲基-2-壬基-4(1H)-喹诺酮等喹诺酮类生物碱。吴茱萸中的生物碱为有毒生物碱，其水提和醇提组分具有明显的肝毒性。

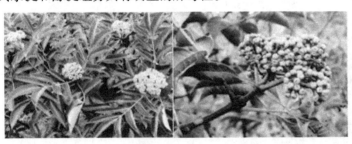
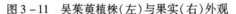
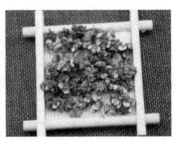

图 3 – 11　吴茱萸植株（左）与果实（右）外观　　　　图 3 – 12　吴茱萸药材形态

3.3.3.1 吴茱萸中生物碱的提取

取 0.1 g 样品，用 5 mL 甲醇浸泡 30 min 后，超声提取 30 min，上清液过滤，采用 UPLC-Q-TOF/MS 分析。

3.3.3.2 UPLC-Q-TOF/MS 条件

1. 色谱条件

色谱柱：Agilent SB-C$_{18}$（150 mm×3.0 mm，2.7 μm）。流动相：0.1% 甲酸水溶液（A）与乙腈（B）。梯度洗脱程序：0～1 min，10%B；1～10 min，10%～30%B；10～30 min，30%～60%B；30～50 min，60%～95%B；50～70 min，95%B；70.1～75 min，10%B。流速：0.35 mL/min。柱温：40 ℃。进样量：1 μL。

2. 质谱条件

离子源：Dual AJS ESI 离子源，正离子电离模式；干燥气（N$_2$）温度：350 ℃；雾化气（N$_2$）压力：241 kPa；干燥气（N$_2$）流量：8 L/min；鞘气温度：350 ℃；鞘气流量：11 L/min；电喷雾电压：3500 V；毛细管出口电压：120 V；锥孔电压：65 V；八极杆电压：750 V；扫描范围：m/z 100～1000；参比离子：m/z 121.0508 与 m/z 922.0098。

3.3.3.3 吴茱萸中生物碱的 UPLC-Q-TOF/MS 测定结果

图 3-13 为吴茱萸提取液的 UPLC-Q-TOF/MS 总离子流图。根据精确质量数推测分子式，结合二级质谱碎片离子（图 3-14）和文献报道的吴茱萸中生物碱种类，共鉴定出 33 种生物碱类化合物，结果见表3-3。其中化合物 13～33 为喹诺酮类生物碱，但烯烃双键位置不能确定。

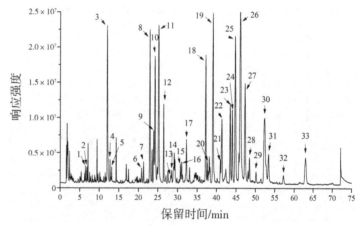

图 3-13 吴茱萸提取液的 UPLC-Q-TOF/MS 总离子流图

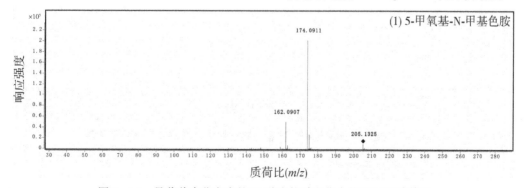

图 3-14 吴茱萸中鉴定出的 33 种生物碱类化合物的二级质谱图

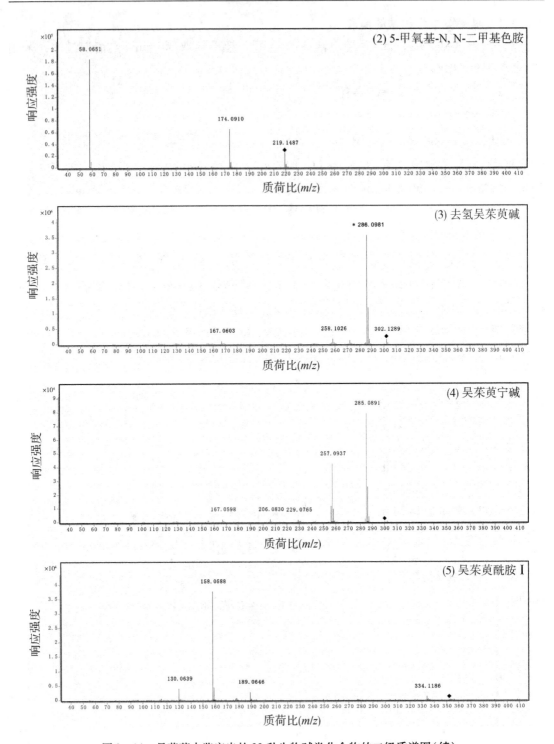

图 3 – 14　吴茱萸中鉴定出的 33 种生物碱类化合物的二级质谱图(续)

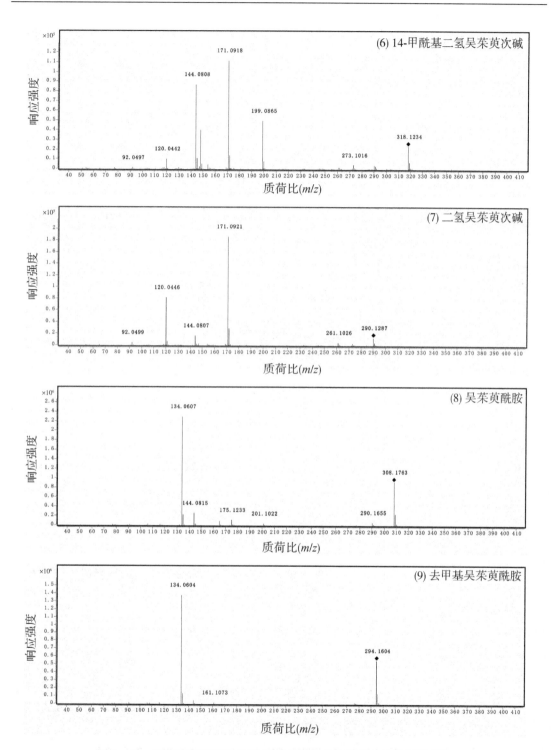

图 3-14 吴茱萸中鉴定出的 33 种生物碱类化合物的二级质谱图(续)

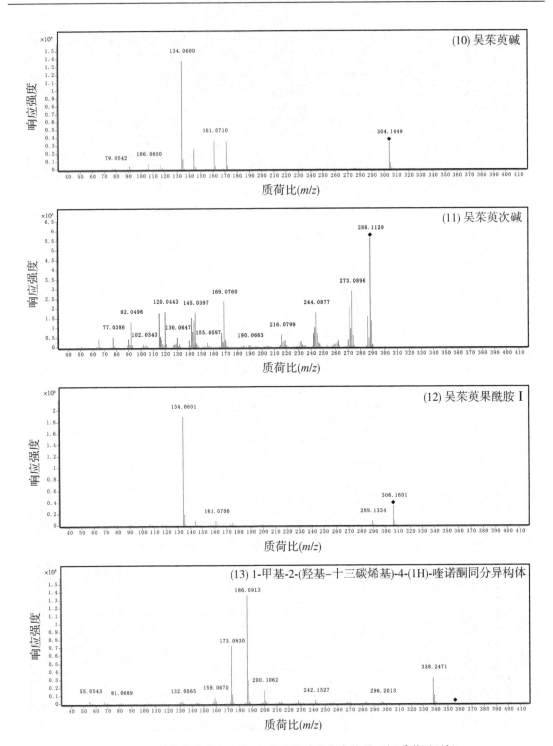

图 3 - 14 吴茱萸中鉴定出的 33 种生物碱类化合物的二级质谱图(续)

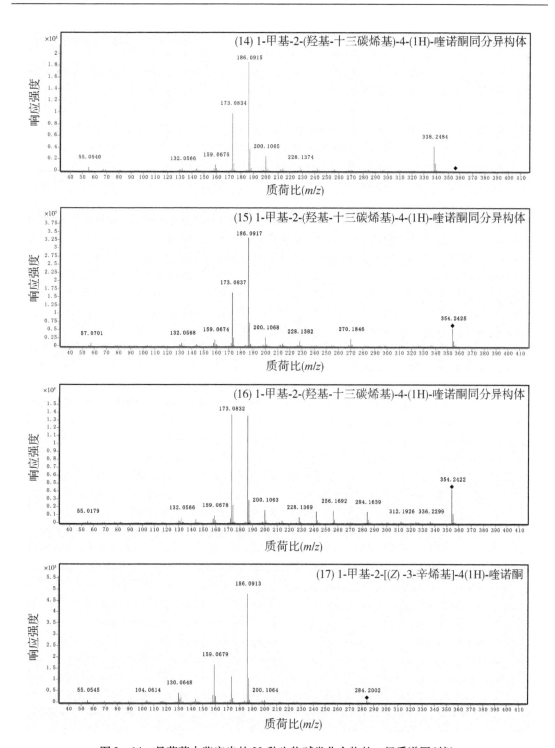

图 3 – 14 吴茱萸中鉴定出的 33 种生物碱类化合物的二级质谱图(续)

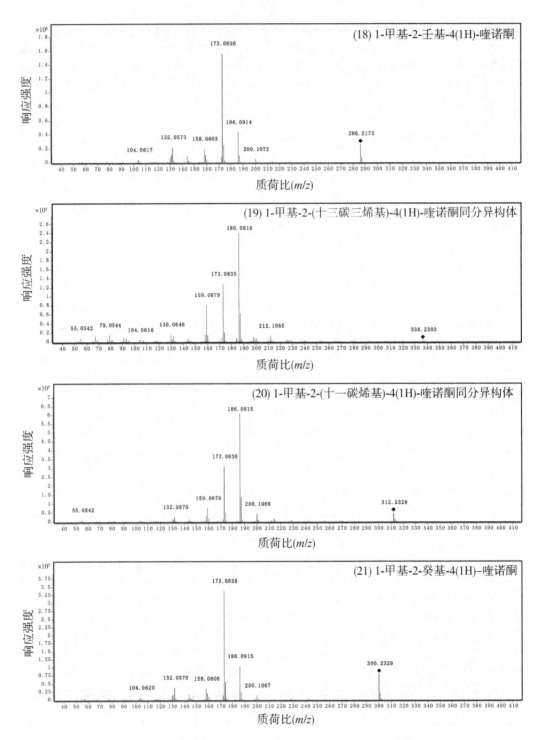

图 3-14　吴茱萸中鉴定出的 33 种生物碱类化合物的二级质谱图(续)

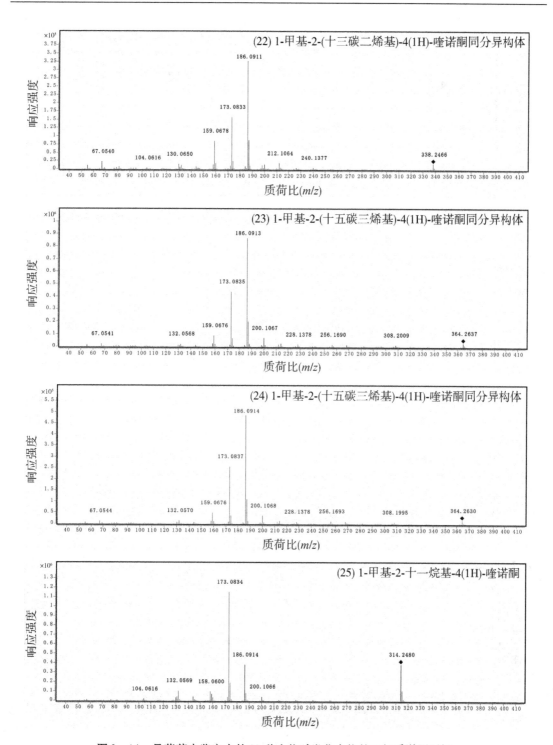

图 3-14 吴茱萸中鉴定出的33种生物碱类化合物的二级质谱图(续)

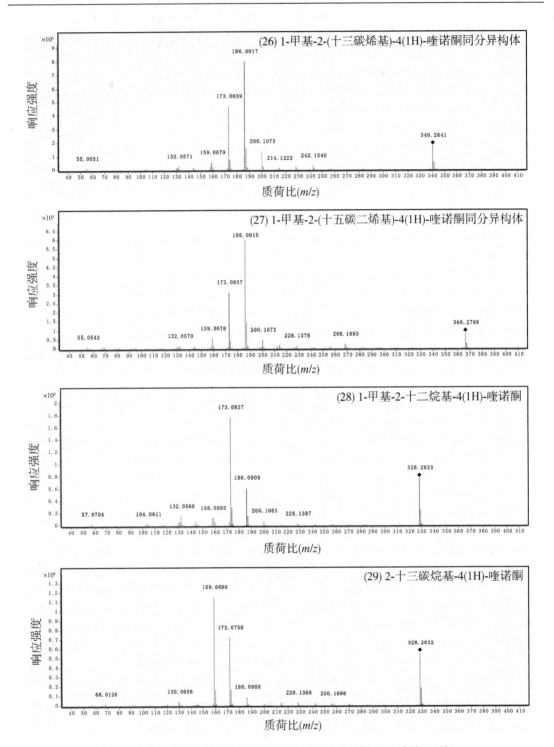

图 3-14　吴茱萸中鉴定出的 33 种生物碱类化合物的二级质谱图（续）

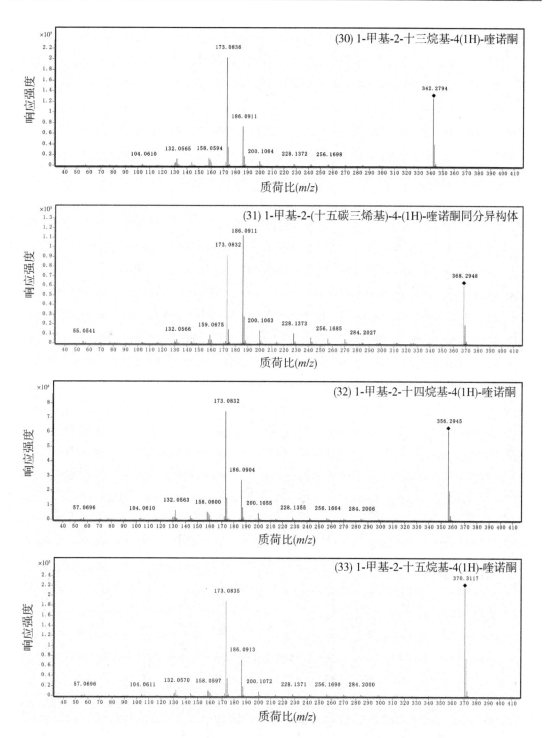

图 3 – 14 吴茱萸中鉴定出的 33 种生物碱类化合物的二级质谱图(续)

表3-3　吴茱萸中生物碱类化合物的 UPLC-Q-TOF/MS 定性分析结果

编号	保留时间/min	分子式	[M+H]$^+$（m/z）理论值	测定值	特征碎片（m/z）	化合物名称	相对含量/%
1	6.42	$C_{12}H_{16}N_2O$	205.1335	205.1333	174.0911，162.0907	5-甲氧基-N-甲基色胺（5-methoxy-N-methyltryptamine）	0.25
2	6.78	$C_{13}H_{18}N_2O$	219.1492	219.1490	174.0910，58.0651	5-甲氧基-N,N-二甲基色胺（5-methoxy-N, N-dimethyltryptamine）	0.37
3	11.90	$C_{19}H_{15}N_3O$	302.1288	302.1294	286.0810	去氢吴茱萸碱（dehydroevodiamine）	5.23
4	13.16	$C_{19}H_{13}N_3O$	300.1131	300.1133	285.0891，257.0937	吴茱萸宁碱（evodiamine）	0.28
5	13.20	$C_{19}H_{17}N_3O_4$	352.1292	352.1290	334.1186，189.0646，158.0588，130.0639	吴茱萸酰胺 Ⅰ（wuchuyuamide Ⅰ）	0.02
6	20.80	$C_{19}H_{15}N_3O_2$	318.1237	318.1240	199.0865，171.0918，144.0808	14-甲酰基二氢吴茱萸次碱（14-formyldihydrorutaecarpine）	0.32
7	21.30	$C_{18}H_{15}N_3O$	290.1288	290.1292	171.0921，120.0446	二氢吴茱萸次碱（di-hydrorutaecarpine）	0.52
8	22.90	$C_{19}H_{21}N_3O$	308.1757	308.1762	134.0607	吴茱萸酰胺（evodiamide）	4.24
9	23.90	$C_{18}H_{19}N_3O$	294.1601	294.1604	134.0604	去甲基吴茱萸酰胺［N-(2-methylaminobenzoyl) tryptamine］	1.33
10	24.30	$C_{19}H_{17}N_3O$	304.1444	304.1451	171.0917，161.0710，144.0809，134.0600	吴茱萸碱（evodiamine）	5.16
11	25.20	$C_{18}H_{13}N_3O$	288.1131	288.1136	273.0896，244.0877，169.0760，145.0397，142.0649，120.0443，115.0542，92.0496	吴茱萸次碱（rutecarpine）	6.58

续表 3-3

编号	保留时间/min	[M+H]+(m/z) 理论值	[M+H]+(m/z) 测定值	分子式	特征碎片(m/z)	化合物名称	相对含量/%
12	26.50	306.1601	306.1601	$C_{19}H_{19}N_3O$	134.0601	吴茱萸果酰胺 I （goshuyuamide I ）	1.88
13	28.28	356.2589	356.2591	$C_{23}H_{33}NO_2$	338.2471,186.0913, 173.0830	1-甲基-2-(羟基-十三碳烯基)-4-(1H)-喹诺酮同分异构体 [1-methyl-2-(hydroxy-tridecenyl)-4(1H)-quinolone isomer]	0.24
14	28.50	356.2589	356.2590	$C_{23}H_{33}NO_2$	338.2471,186.0913, 173.0830	1-甲基-2-(羟基-十三碳烯基)-4-(1H)-喹诺酮同分异构体 [1-methyl-2-(hydroxy-tridecenyl)-4(1H)-quinolone isomer]	0.30
15	30.75	354.2431	354.2433	$C_{23}H_{31}NO_2$	186.0913,173.0830	1-甲基-2-(羰基-十三碳烯基)-4-(1H)-喹诺酮同分异构体 [1-methyl-2-(carbonyl-tridecenyl)-4(1H)-quinolone isomer]	0.44
16	31.04	354.2431	354.2431	$C_{23}H_{31}NO_2$	186.0913,173.0830	1-甲基-2-(羰基-十三碳烯基)-4-(1H)-喹诺酮同分异构体 [1-methyl-2-(carbonyl-tridecenyl)-4(1H)-quinolone isomer]	0.56
17	32.21	284.2020	284.2012	$C_{19}H_{25}NO$	186.0913,173.0830	1-甲基-2-[(Z)-3-辛烯基]-4(1H)-喹诺酮 [1-methyl-2-[(Z)-3-octenyl]-4(1H)-quinolone]	1.13
18	37.10	286.2165	286.2173	$C_{19}H_{27}NO$	186.0913,173.0830	1-甲基-2-壬基-4(1H)-喹诺酮 [2-nonyl-4(1H)-quinolone]	4.19
19	37.62	336.2322	336.2324	$C_{23}H_{29}NO$	186.0913,173.0830	1-甲基-2-(十三碳三烯基)-4(1H)-喹诺酮同分异构体 [1-methyl-2-(tridecadienyl)-4(1H)-quinolone isomer]	0.56
20	39.04	312.2322	312.2328	$C_{21}H_{29}NO$	186.0913,173.0830	1-甲基-2-(十一碳烯基)-4(1H)-喹诺酮同分异构体 [1-methyl-2-[(Z)-5-undecenyl)-4(1H)-quinolone isomer]	6.54
21	40.97	300.2329	300.2324	$C_{20}H_{29}NO$	186.0913,173.0830	1-甲基-2-癸基-4(1H)-喹诺酮 [1-methyl-2-decyl-4(1H)-quinolone]	0.65
22	41.40	338.2478	338.2481	$C_{23}H_{31}NO$	186.0913,173.0830	1-甲基-2-(十三碳二烯基)-4(1H)-喹诺酮同分异构体 [1-methyl-2-(tridecadienyl)-4(1H)-quinolone isomer]	1.92
23	43.43	364.2638	364.2644	$C_{25}H_{33}NO$	186.0913,173.0830	1-甲基-2-(十五碳三烯基)-4(1H)-喹诺酮同分异构体 [1-methyl-2-(pentadecarbonyl)-4(1H)-quinolone isomer]	2.82

续表 3 - 3

编号	保留时间/min	[M+H]+ (m/z) 理论值	[M+H]+ (m/z) 测定值	分子式	特征碎片(m/z)	化合物名称	相对含量/%
24	44.00	364.2638	364.2644	$C_{25}H_{33}NO$	186.0913,173.0830	1-甲基-2-[十五碳三烯基]-4(1H)-喹诺酮同分异构体 (1-methyl-2-[pentadecarbonyl]-4(1H)-[quinolone isomer)	2.70
25	44.70	314.2478	314.2489	$C_{21}H_{31}NO$	186.0913,173.0830	1-甲基-2-十一烷基-4(1H)-喹诺酮 (1-methyl-2-undecyl-4(1H)-quinolin)	6.74
26	46.00	340.2635	340.2644	$C_{23}H_{33}NO$	186.0913,173.0830	1-甲基-2-(十三碳烯基)-4(1H)-喹诺酮同分异构体 [1-methyl-2-(tridecenyl)-4(1H)-quinolon isomer]	10.8
27	47.21	366.2791	366.2801	$C_{25}H_{35}NO$	186.0913,173.0830	1-甲基-2-(十五碳二烯基)-4-(1H)-喹诺酮同分异构体 [(1-methyl-2-(penta-decadienyl)-4(1H)-quinolone isomer]	4.17
28	48.43	328.2635	328.2639	$C_{22}H_{33}NO$	186.0913,173.0830	1-甲基-2-十二烷基-4(1H)-喹诺酮 [1-methyl-2-dodecyl-4(1H)-quinolone]	0.82
29	50.20	328.2635	328.2640	$C_{22}H_{33}NO$	172.0756,159.0680	2-十三碳烷基-4(1H)-喹诺酮 (2-tridecyl-4(1H)-quinolone)	0.39
30	52.34	342.2792	342.2797	$C_{23}H_{35}NO$	186.0913,173.0830	1-甲基-2-十三烷基-4(1H)-喹诺酮 (dihydroevocarpine)	4.96
31	53.42	368.2946	368.2956	$C_{25}H_{37}NO$	186.0913,173.0830	1-甲基-2-(十五碳烯基)-4(1H)-喹诺酮同分异构体 [1-methyl-2-(pentadecenyl)-4(1H)-quinolone isomer]	1.26
32	57.21	356.2937	356.2950	$C_{24}H_{37}NO$	186.0913,173.0830	1-甲基-2-十四烷基-4(1H)-喹诺酮 [1-methyl-2-myristyl-4(1H)-quinolone]	0.44
33	62.94	370.3109	370.3112	$C_{25}H_{39}NO$	186.0913,173.0830	1-甲基-2-十五烷基-4(1H)-喹诺酮 [1-methyl-2-pentadecenyl-4(1H)-quinolone]	2.04

3.3.3.4 吴茱萸中生物碱的质谱裂解途径

吴茱萸中的生物碱主要包括吲哚类生物碱和喹诺酮类生物碱。表3－3中，化合物1～12为吲哚类生物碱，13～33为喹诺酮类生物碱。吴茱萸中吲哚类生物碱常具有6-5-6-6-6五环结构，易发生RDA裂解，生成小分子碎片，如图3－15所示。*m/z* 186、*m/z* 173以及*m/z* 172、*m/z* 159为喹诺酮类生物碱的特征碎片，其断裂规律见图3－16。

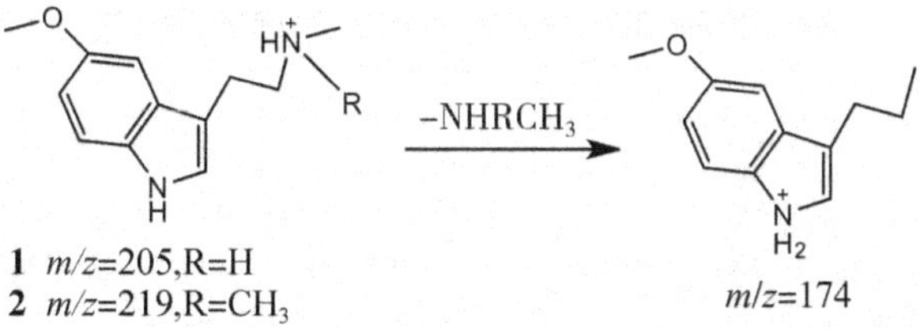
−NHRCH$_3$
1 m/z=205,R=H
2 m/z=219,R=CH$_3$
m/z=174

(a) 5-甲氧基-N-甲基色胺(1)与5-甲氯基-N,N-二甲基色胺(2)的质谱裂解途径

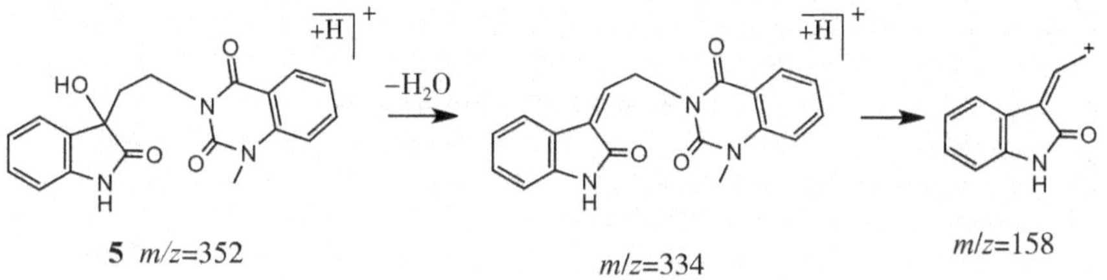
−H$_2$O
5 m/z=352
m/z=334
m/z=158

(b) 吴茱萸酰胺的质谱裂解途径

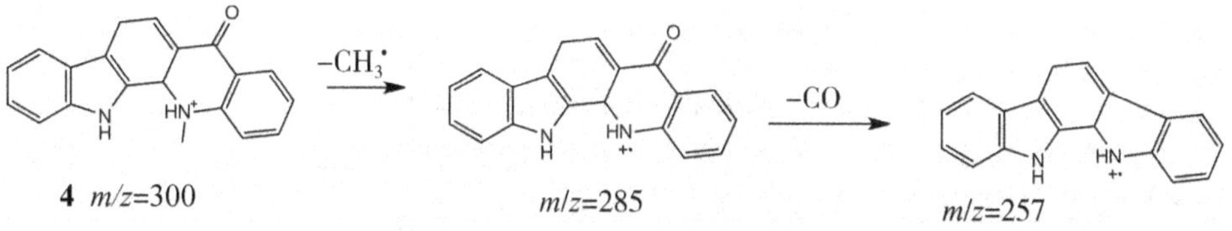
−CH$_3^{\bullet}$
−CO
4 m/z=300
m/z=285
m/z=257

(c) 吴茱萸宁碱的质谱裂解途径

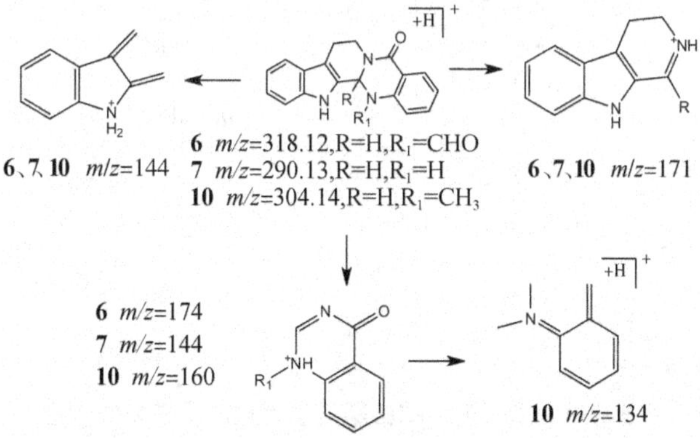
6、7、10 m/z=144
6 m/z=318.12,R=H,R$_1$=CHO
7 m/z=290.13,R=H,R$_1$=H
10 m/z=304.14,R=H,R$_1$=CH$_3$
6、7、10 m/z=171
6 m/z=174
7 m/z=144
10 m/z=160
10 m/z=134

(d) 14-甲酰基二氢吴茱萸次碱(6)、二氢吴茱萸次碱(7)与吴茱萸碱(10)的质谱裂解途径

图3－15 吴茱萸中吲哚类生物碱的质谱裂解途径

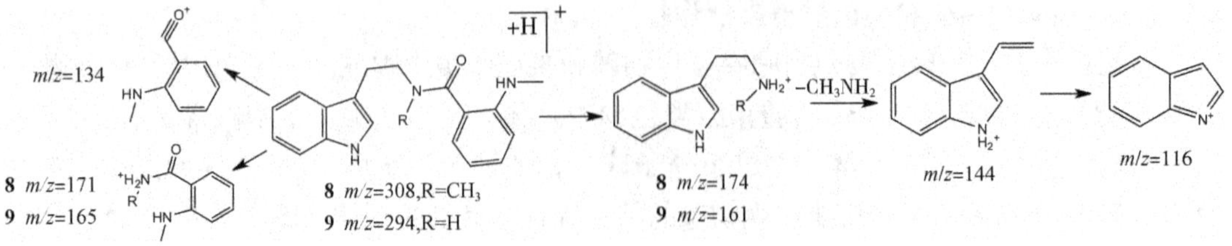

（e）吴茱萸酰胺与甲基吴茱萸酰胺的质谱裂解途径

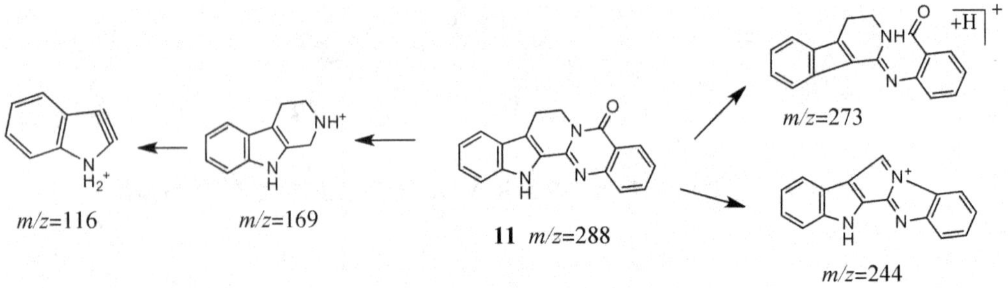

（f）吴茱萸次碱的质谱裂解途径

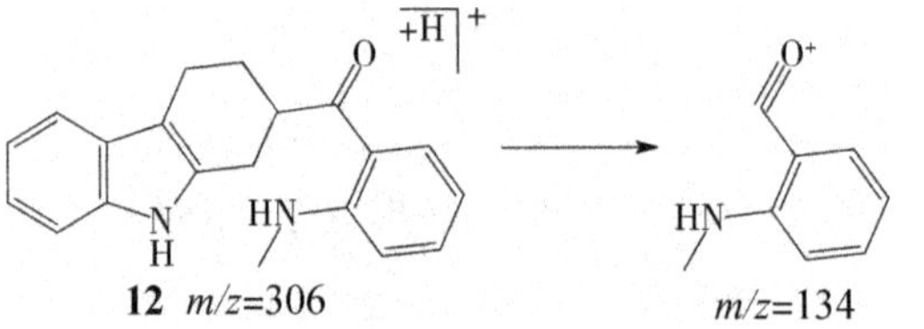

（g）吴茱萸果酰胺Ⅰ的质谱裂解途径

图 3-15　吴茱萸中吲哚类生物碱的质谱裂解途径（续）

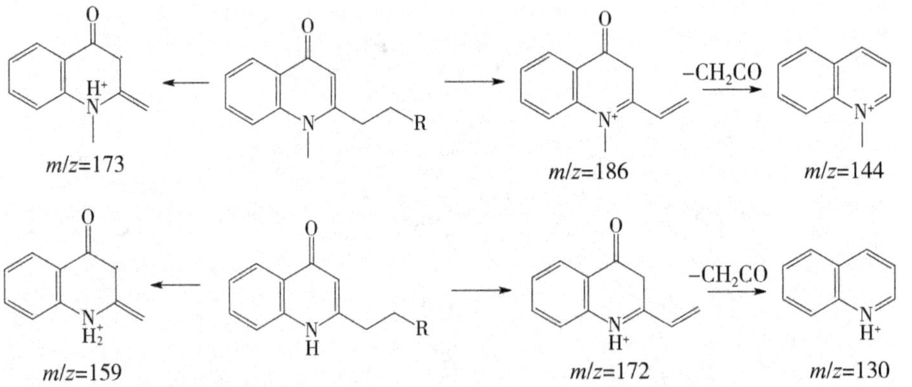

图 3-16　吴茱萸中喹诺酮类生物碱的质谱裂解途径

3.3.4　骆驼蓬中生物碱成分的质谱特征

骆驼蓬（*Peganum harmala* L.）是蒺藜科骆驼蓬属重要的有毒植物，又名臭草、苦苦菜、臭古朵、臭牡丹等。其外观如图 3-17 所示。骆驼蓬属植物具有抗肿瘤、消炎、祛风湿以及抗病毒等广泛的生物活性。近年来，有关该植物的杀虫、抑菌等生物活性陆续见诸国内外报道。研究表明，吲哚类和喹唑酮类生物碱化合物是该属植物的主要活性成分。其中骆驼蓬碱与去氢骆驼蓬碱等吲哚类生物碱为有毒生物碱，其小鼠静脉注射的 LD_{50} 分别为 80.3 mg/kg 与 250.3 mg/kg。

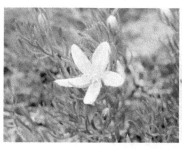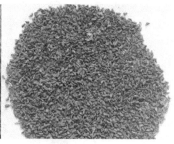

图 3 – 17 骆驼蓬植株(左)与骆驼蓬子(右)

3.3.4.1 骆驼蓬中生物碱的提取

取 0.5 g 样品，用 20 mL 80%（体积分数）乙醇浸泡 30 min 后，超声提取 30 min，上清液过滤，UPLC-Q-TOF/MS 分析。

3.3.4.2 UPLC-Q-TOF/MS 条件

1. 色谱条件

色谱柱：Agilent SB-C_{18}(4.6 mm ×250 mm，5 μm)。流动相：0.1% 甲酸水溶液（A）–甲醇（B）。梯度洗脱：0 ～ 2 min，2% B；2 ～ 15 min，2% ～ 30% B；15 ～ 30 min，30% ～ 90% B。柱温：30 ℃。流速：1.0 mL/min。进样量：2 μL。

2. 质谱条件

离子源：Dual AJS ESI 离子源，正离子电离模式；干燥气（N_2）温度：350 ℃；雾化气（N_2）压力：241 kPa；干燥气（N_2）流量：8 L/min；鞘气温度：350 ℃；鞘气流量：11 L/min；电喷雾电压：3500 V；毛细管出口电压：120 V；锥孔电压：65 V；八极杆电压：750 V；扫描范围：m/z 100 ～ 1000；参比离子：m/z 121.0508 与 m/z 922.0098。

3.3.4.3 骆驼蓬中生物碱的 UPLC-Q-TOF/MS 测定结果

图 3 – 18 为骆驼蓬提取液的 UPLC-Q-TOF/MS 总离子流图。根据精确质量数推测分子式，结合二级质谱碎片离子（图 3 – 19）和文献报道的骆驼蓬中生物碱，共鉴定出 10 个生物碱类化学成分，结果见表 3 – 4。

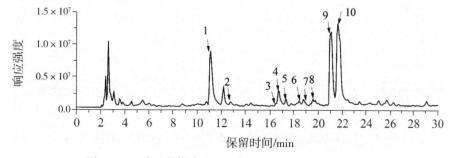

图 3 – 18 骆驼蓬提取液的 UPLC-Q-TOF/MS 总离子流图

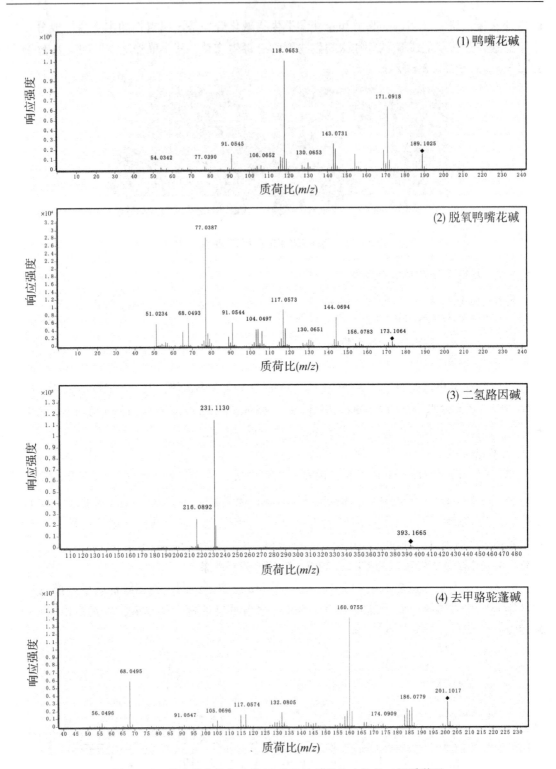

图3-19　骆驼蓬中鉴定出的10种生物碱类化合物的二级质谱图

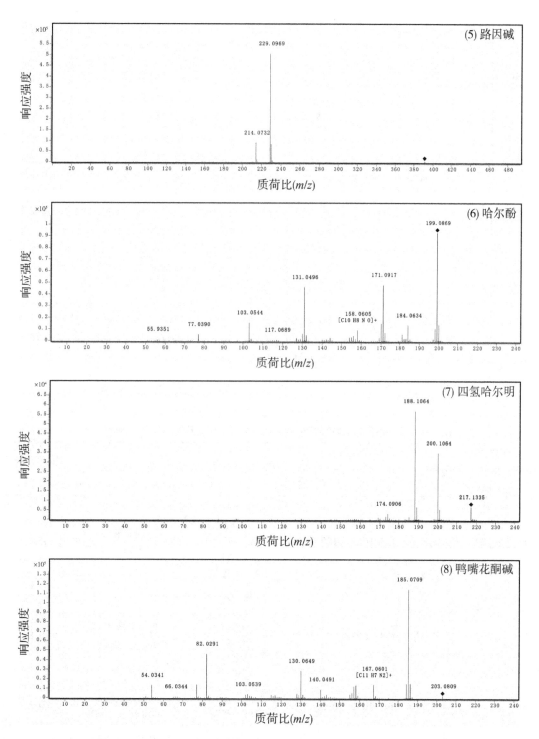

图 3-19　骆驼蓬中鉴定出的 10 种生物碱类化合物的二级质谱图(续)

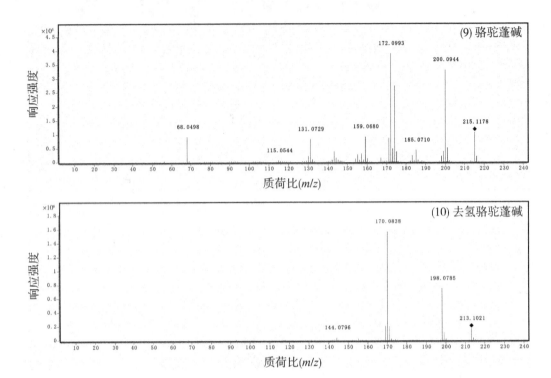

图 3-19　骆驼蓬中鉴定出的 10 种生物碱类化合物的二级质谱图(续)

表 3-4　骆驼蓬中生物碱类化合物的 UPLC-Q-TOF/MS 定性分析结果

序号	保留时间/min	分子式	$[M+H]^+$ (m/z)		特征碎片 (m/z)	化合物名称	相对含量/%
			理论值	测定值			
1	11.09	$C_{11}H_{12}N_2O$	189.1022	189.1024	171.0918, 154.0652, 143.0731, 118.0653, 91.0545	鸭嘴花碱 (vasicine)	13.3
2	12.77	$C_{11}H_{12}N_2$	173.1073	173.1072	144.0694, 117.0573, 91.0544, 77.0387, 68.0493, 51.0342	脱氧鸭嘴花碱 (deoxypeganine)	0.8
3	16.45	$C_{19}H_{24}N_2O_7$	393.1656	393.1655	231.1124, 216.0887	二氢路因碱 (dihydroruine)	0.3
4	16.72	$C_{12}H_{12}N_2O$	201.1022	201.1020	160.0755, 68.0496	去甲骆驼蓬碱 (harmalol)	3.4

序号	保留时间 /min	分子式	[M + H]⁺ (m/z)		特征碎片 (m/z)	化合物名称	相对含量 /%
			理论值	测定值			
5	17.25	$C_{19}H_{22}N_2O_7$	391.1500	391.1496	229.0969, 214.0732	路因碱 (ruine)	0.9
6	18.39	$C_{12}H_{10}N_2O$	199.0866	199.0865	184.0634, 171.0917, 158.0605, 131.0496, 103.0544, 77.0390	哈尔酚 (harmol)	0.7
7	18.93	$C_{13}H_{16}N_2O$	217.1335	217.1334	200.1064, 188.1064	四氢哈尔明 (tetrahydroharmine)	0.3
8	19.53	$C_{11}H_{10}N_2O_2$	203.0815	203.0812	185.0709, 167.0601, 140.0491, 130.0649, 82.0291, 54.0341	鸭嘴花酮碱 (vasicinon)	0.7
9	21.00	$C_{13}H_{14}N_2O$	215.1179	215.1177	200.0944, 174.0915, 172.0993, 159.0680, 131.0729, 68.0498	骆驼蓬碱 (harmaline)	19.4
10	21.67	$C_{13}H_{12}N_2O$	213.1022	213.1021	198.0785, 170.0838	去氢骆驼蓬碱 (harmine)	30.3

3.3.4.4 骆驼蓬中生物碱的质谱裂解途径

骆驼蓬中生物碱主要包括吲哚类和喹唑酮类生物碱。其中，二氢路因碱、去甲骆驼蓬碱、路因碱、哈尔酚、四氢哈尔明、骆驼蓬碱、去氢骆驼蓬碱属于吲哚类，鸭嘴花碱、脱氧鸭嘴花碱与鸭嘴花酮碱属于喹唑酮类，这 10 种生物碱类化合物的质谱裂解途径如图 3 – 20 所示。

骆驼蓬碱与去氢骆驼蓬碱是博落回中的主要生物碱，其在质谱裂解中以丢失一些中性碎片为主要特征。以骆驼蓬碱（化合物 9）为例，其主要有两种断裂途径：①失去 1 个或 2 个 CH_3，得到碎片 m/z 200 和 m/z 185，碎片 m/z 200 可再失去 1 分子 CO，得到碎片 m/z 172；②开环失去 CH_3CN，得到碎片 m/z 174，再失去 CH_3 得到碎片 m/z 159。

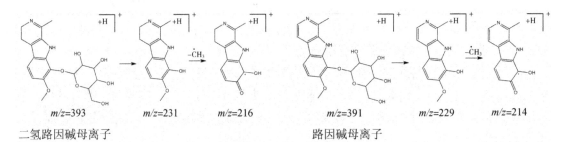

（a）鸭嘴花碱的质谱裂解途径

（b）脱氧鸭嘴花碱的质谱裂解途径

（c）去甲骆驼蓬碱的质谱裂解途径

二氢路因碱母离子　　　　　　　　　路因碱母离子

（d）二氢路因碱与路因碱的质谱裂解途径

（e）哈尔酚的质谱裂解途径

图3-20　骆驼蓬碱中生物碱的质谱裂解途径

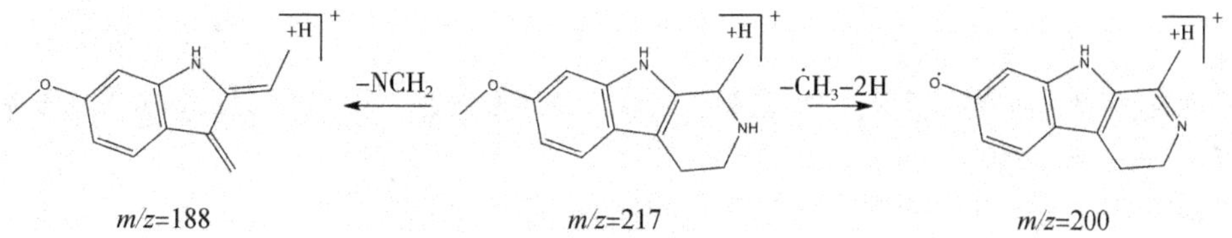

（f）四氢哈尔明的质谱裂解途径

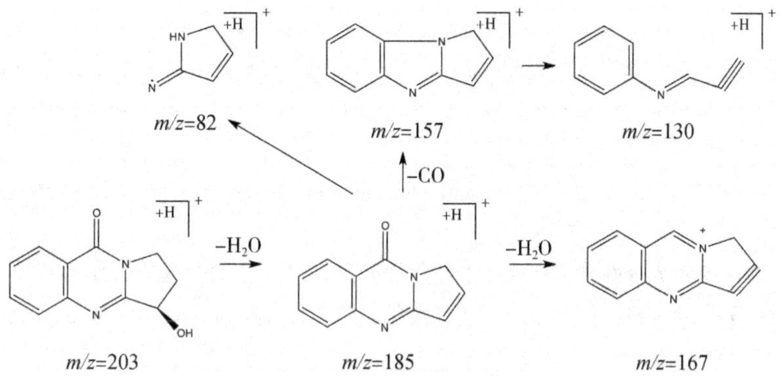

（g）鸭嘴花酮碱的质谱裂解途径

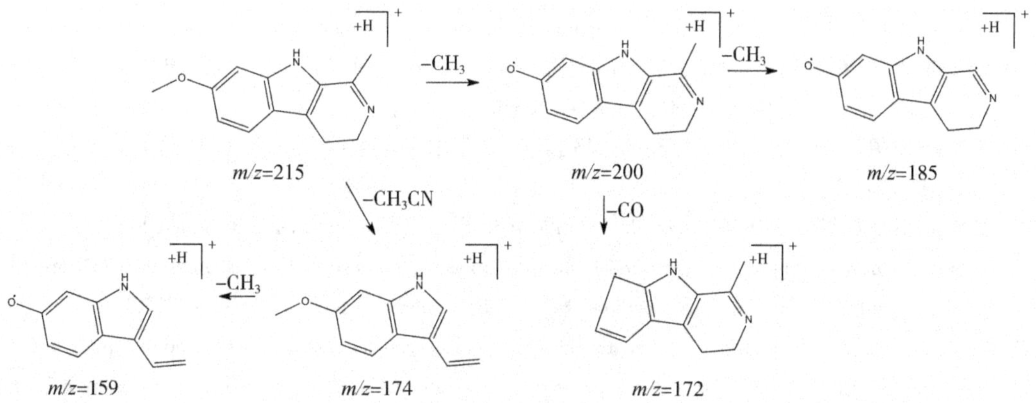

（h）骆驼蓬碱的质谱裂解途径

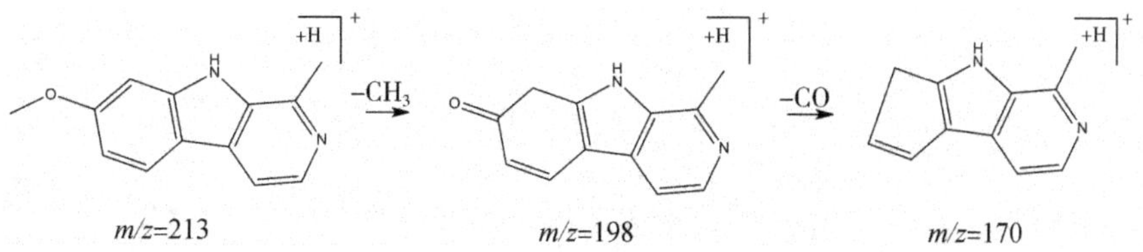

（i）去氢骆驼蓬碱的质谱裂解途径

图 3-20　骆驼蓬碱中生物碱的质谱裂解途径（续）

参考文献

［1］林淑娴,任丽娜,孙安盛. 吴茱萸碱、吴茱萸次碱和吴茱萸总碱的小鼠急性毒性[J]. 遵义医学院学报,
　　2015,(38):146 – 149.

［2］苏秀丽,印敏,徐曙,等. UPLC-Q-TOF-MS 法分析吴茱萸化学成分[J]. 中成药,2017,(39):1223
　　– 1227.

［3］王雅琦,龚慕辛,王智民,等. 吴茱萸属植物化学成分研究概述[J]. 中国药学杂志,2010,(45):641
　　– 646.

［4］LI W L,SUN X M,LIU B M,et al. Screening and identification of hepatotoxic component in *Evodia rutaecarpa*
　　based on spectrum-effect relationship and UPLC-Q-TOF MS [J]. Biomed. Chromatogr., 2016, 30:
　　1975 – 1983.

［5］TANG Y Q,FENG X Z,HUANG L. Quinolone alkaloids from *Evodia Rutaecarpa*[J]. Phytochemistry,1996,
　　43:719 – 722.

［6］张建强. 骆驼蓬有效成分两种给药途径的毒性比较研究[J]. 上海中医药大学学报,2016,30:75 – 82.

［7］赵婷,王长虹,王峥涛. 骆驼蓬属植物中生物碱类化学成分及其药理活性研究进展[J]. 国际药学研究
　　杂志,2010,37:333 – 339.

［8］李娜,李圣坤,张前亮,等. 骆驼蓬中主要生物碱的电喷雾多级质谱裂解行为研究[J]. 西北大学学报
　　(自然科学版),2013,43:909 – 911.

［9］XIE J C,ZHU L L,XU X J. Affinitive separation and on line identification of antitumor components from
　　peganum nigellastrum by coupling a chromatographic column of target analogue imprinted polymer with mass
　　spectrometry[J]. Anal. Chem.,2002,74:2352 – 2360.

［10］张加余,张倩,张凡,等. HPLC-ESI-MS-MS 鉴定马钱子中 4 类生物碱成分[J]. 中国实验方剂学杂志,
　　2013,19(9):147 – 151.

［11］LI S J,ZHANG M Y,HOU P Y,et al. Identification of the toxic components in *Semen Strychni* and their
　　metabolites in rat serum by high performance liquid chromatography coupled with a Q exactive high-resolution
　　benchtop quadrupole orbitrap mass spectrometer[J]. RSC Advance,2015,5,77689 – 77698.

［12］GU L,HOU P,ZHANG R,et al. An analytical strategy to investigate *Semen Strychni* nephrotoxicity based on
　　simultaneous HILIC-ESI-MS/MS detection of semen strychni alkaloids,tyrosine and tyramine in HEK 293t
　　cell lysates[J]. Journal of Chromatography B,2016,1033/1034:157 – 165.

4　倍半萜类生物碱

倍半萜类生物碱(sesquiterpenoid alkaloids)是指具有倍半萜骨架的生物碱。在生物合成途径中，由氨基化或氨基酸引入骨架中的氮原子。倍半萜类生物碱在植物界分布很窄，主要集中在兰科石斛属(*Dendrabium*)和睡莲科萍蓬草属(*Nuphar*)植物中，代表性的植物有雷公藤、昆明山海棠、东北雷公藤、石斛、铁皮石斛、依兰等。倍半萜类生物碱根据骨架的差异，可分为 3 大类：石斛碱类(dendrobinesives)、萍蓬草碱类(nupharidines)和吲哚倍半萜碱类(indole sesquiterpene allaloids)。

1932 年，铃木秀干等首次从中药石斛(*D. nobile*)中分离出石斛碱(dendrobine)；1944年，我国学者陈克恢从同一植物中也分离得石斛碱；1964 年，犬伏康夫(Inubushi Y.)证明石斛碱为倍半萜类生物碱，同时又分离出石斛氨碱(dendramine)和季铵 N-甲基石斛碘化物(N-methyldendrobium iodide)；迄今共分离出约 16 种石斛碱类生物碱。萍蓬草碱是由Arafa 等首次从睡莲中分离得到；1962 年，Achmatowcz 等从萍蓬草属植物中分离出一系列含硫的二聚体萍蓬草碱类生物碱；近年来，经研究发现这些含硫的二聚体萍蓬草碱具有显著的免疫抑制活性和抑制肿瘤转移的作用。而迄今发现的吲哚倍半萜类生物碱仅分布于非洲产卫矛科两种植物 *Greenwaydendrum oliver* 和 *G. suavelens* 中；1976 年，Leboeuf 等从西非产植物 *G. oliver* 中分离出第 1 种吲哚倍半萜类生物碱；至今人们仅从这两种植物中分离出12 种吲哚倍半萜类生物碱化合物。

4.1　结构分类与分布

1. 石斛碱类生物碱

根据石斛碱类生物碱的结构特点，可将其分为 4 个类型：石斛碱型(dendrobines)、石斛生型(dendroxines)、石斛定型(dndrowardines)、石斛林型(noblilines)。

石斛碱型：结构特点是含氮吡咯环与倍半萜部分组成紧密的四环体系，氮原子上无取代或烷基取代/季铵化。代表性化合物有石斛碱、石斛氨碱、10-羟基石斛碱、石斛因碱、3-羟基-2-氧-石斛碱、N-甲基石斛碱溴化物、N-异戊烯石斛碱溴化物和石斛碱氮氧化物等。

石斛生型：结构上最大的特点是具有噁唑啉环。代表性化合物有石斛生、6-羟基石斛生和8-羟基石斛生等。此外，也有个别季铵化的化合物如 N-异戊烯石斛生和 N-异戊烯-6-羟基石斛生氯化物等。

石斛定型：仅有 1 种，即分离自植物 *D. wardianum* 的石斛定。

石斛林型：迄今仅从数种石斛属植物中分离出 2 种化合物，即石斛林和 6-羟基石斛林。

2. 萍蓬草碱类生物碱

萍蓬草碱类生物碱亦可归属于萍蓬草喹诺里西丁类（nuphar quinolizidine）、哌啶类（piperidine）或喹诺里西丁类（quinolizidines）。本节按化学分类称其为萍蓬草碱类生物碱（nupharidine alkaloids）。其结构上最主要的特点是喹诺里西丁或哌啶环系上带有 1 个呋喃基。根据骨架碳原子数目将该类生物碱分为两大类：C_{15}-萍蓬草碱类和 C_{30}-萍蓬草碱类，两类化合物共 50 多种。所有萍蓬草碱类生物碱均具有正常的以呋喃形式存在的倍半萜骨架。

C_{15}-萍蓬草碱类（C_{15}-nupharidines）生物碱根据环系的差异分为哌啶型（piperidines）和喹诺里西丁型（quinolizidines）。前者的代表性化合物有萍蓬草胺和萍蓬胺等；后者的代表性化合物有萍蓬草碱和去氧萍蓬草碱等。

C_{30}-萍蓬草碱类（C_{30}-nupharidines）生物碱是由两分子 C_{15}-萍蓬草碱类生物碱聚合而成，又称二聚倍半萜硫碱类、硫螺烷杂缩醛类或硫螺烷碱类生物碱。这是一类分子中含有 5 个杂原子(2 个 O、1 个 S、2 个 N)的罕见生物碱。代表性化合物有硫双萍蓬草碱、6-羟基硫双萍蓬草碱、新硫双萍蓬草碱和 6′-羟基新硫双萍蓬草碱等。

3. 吲哚倍半萜碱类生物碱

这类生物碱结构上的最大特点是含有 2 个结构单元：吲哚和倍半萜。根据吲哚杂环与倍半萜部分连接键的数目可分成两类：仅有 1 个连接键的四环类和有 2 个连接键的五环类。

四环吲哚倍半萜生物碱很少，已知结构者仅有 3 种化合物：polyalthenol、ispoplyalthenol 和 neopolyalthenol。

五环吲哚倍半萜生物碱有 9 种，且全部分布于非洲产植物 *G. suaveolens* 中。代表性化合物如 polyceoline、greenway-odenodrine-3β-ol、polyavolensine、雷公藤吉碱和雷公藤次碱等。

4.2　理化性质与中毒症状

4.2.1　理化性质

倍半萜类生物碱中，雷公藤吉碱和雷公藤次碱均属于有毒生物碱，存在于卫矛科雷公藤属雷公藤和昆明山海棠植物中。雷公藤吉碱为白色结晶粉末，可溶于甲醇、乙醇、DMSO 等有机溶剂，熔点为 $210 \sim 211℃$，密度为 1.43 g/cm^3；雷公藤次碱亦可溶于甲醇、乙醇、DMSO 等有机溶剂，熔点为 $158 \sim 163℃$，密度为 1.41 g/cm^3。

4.2.2　中毒症状

雷公藤吉碱和雷公藤次碱的毒副作用与用药量有关，通常用药量越大，毒副作用越明显。

雷公藤中毒主要以心肌、神经系统、肾脏损害为主，严重的甚至会导致心肝出血或坏死，发展迅速，死亡率高。症状呈进行性加重，初见恶心、呕吐、腹痛、腹泻等，继而出现脉细数而弱、血压降低、头昏、头痛、乏力、心慌、烦躁甚至抽搐，随后可能出现腰痛、少尿、血尿、蛋白尿、非蛋白氮升高，最后因急性肾功能衰竭、循环衰竭、中枢神经系统的神经细胞受损及严重骨髓抑制等单个或多个脏器衰竭而致死。各系统症状为：

(1)神经系统症状：眩晕，头昏头痛，全身疲乏，肢麻肌痛，痉挛，甚至抽搐。

(2)循环系统症状：胸闷，心悸，心痛，气短，血压下降，心跳减弱，心律不齐，紫绀，体温下降，休克。

(3)消化系统症状：恶心呕吐，口干，纳呆，腹胀腹痛，腹泻或便秘，全身黄疸。

上述中毒症状持续 2～3 日后出现急性肾功能衰竭、浮肿、腰痛、尿少，严重时可出现尿毒症而致死。

4.3　雷公藤中倍半萜类生物碱的质谱特征

雷公藤(*Tripterygium wilfordii* Hook. f.)为卫矛科雷公藤属雷公藤的干燥根及根茎，又名东北雷公藤(黑蔓)，藤木灌木，树皮红褐色，小枝淡红褐色，六棱状，密生纵长瘤状皮孔，无毛，老枝灰褐色。单叶互生，宽卵形或椭圆形，先端尾状急尖，基部近圆形或宽楔形，边缘有钝的重锯齿或单锯齿，上下表面近光滑。聚伞状圆锥花序顶生。雷公藤多生长在山林阴湿处，喜微酸性土壤，耐旱，在我国主要分布于南方地区。其植物形态及药材形态见图 4-1 和 4-2，具有祛风除湿、舒经通络、消肿止痛、清热解毒等功效，临床常用于治疗各种原发性和继发性肾炎、风湿性关节炎、系统性红斑狼疮等疾病，疗效显著。但因其有大毒，尤其是主要活性成分生物碱类毒性较强，极易导致人体肾脏毒性反应，甚至造成急性肾衰竭。目前，已从雷公藤属植物中分离出约 100 种成分，其中雷公藤吉碱和雷公藤次碱属于倍半萜类生物碱，本节主要研究其生物碱成分。

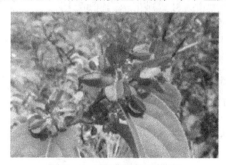

图 4-1　雷公藤植物形态

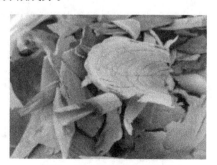

图 4-2　雷公藤药材形态

1. 雷公藤中生物碱的提取

样品粉碎过三号筛，取 2.5 g 样品至 25 mL 具塞试管中，加入 75% 甲醇超声提取 30 min，0.2 μm 滤膜过滤，UPLC-Q-TOF/MS 分析。

2. 色谱 – 质谱条件

1）色谱条件

色谱柱：Poroshell 120 EC-C$_{18}$（3.0 mm × 100 mm，2.7 μm）。流动相：0.1% 甲酸水溶液（A）-乙腈（B）；梯度洗脱：0 ～ 10 min，10%B；10 ～ 20 min，10% ～ 50%B；20 ～ 25 min，50%B；25.1 ～ 30 min，10%B。柱温：30 ℃。流速：0.3 mL/min。进样量：2 μL。

2）质谱条件

离子源：Dual AJS ESI 离子源，正离子电离模式；干燥气（N$_2$）温度：350 ℃；雾化气（N$_2$）压力：241 kPa；干燥气（N$_2$）流量：8 L/min；鞘气温度：350 ℃；鞘气流量：11 L/min；电喷雾电压：3500 V；毛细管出口电压：120 V；锥孔电压：65 V；八极杆电压：750 V；扫描范围：m/z 100 ～ 1000；参比离子：m/z 121.0508 与 m/z 922.0098。

3. 雷公藤中生物碱的 UPLC-Q-TOF/MS 测定结果

图 4 – 3 为雷公藤提取液的 UPLC-Q-TOF/MS 总离子流图。根据精确质量数推测分子式，结合二级质谱碎片离子（图 4 – 4）和相关文献报道推测雷公藤中生物碱，共鉴定出 18 种主要生物碱类化合物，结果见表 4 – 1。其中相对含量较高的有呋喃南蛇碱、雷公藤康碱、雷公藤新碱、卫矛碱、雷公藤宁碱 D、雷公藤吉碱、雷公藤康碱、雷公藤宁碱 A 和 triptonine A 等。

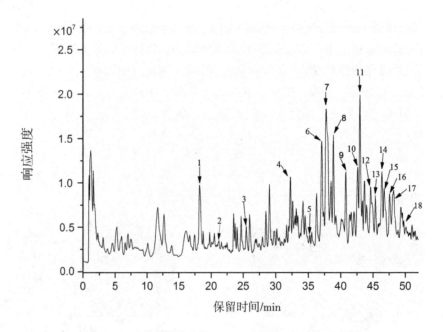

图 4 – 3　雷公藤提取液的 UPLC-Q-TOF/MS 总离子流图

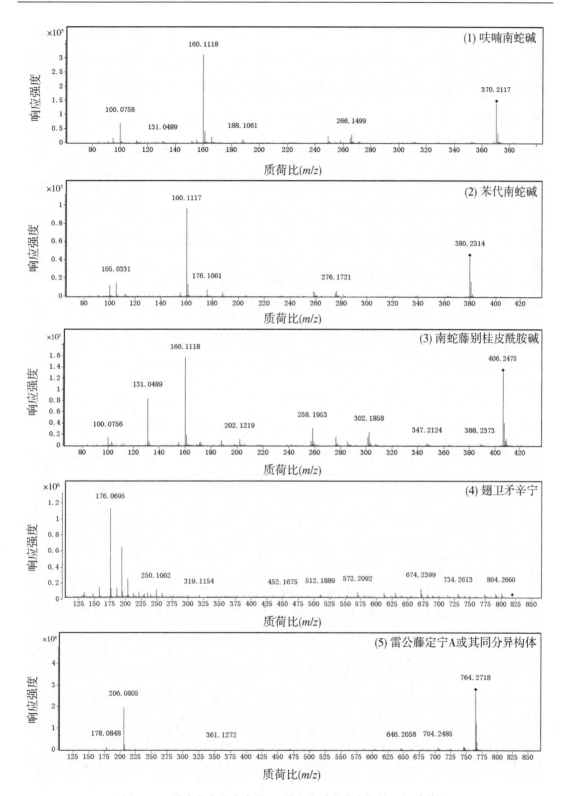

图4-4 雷公藤中鉴定出的18种生物碱类化合物的二级质谱图

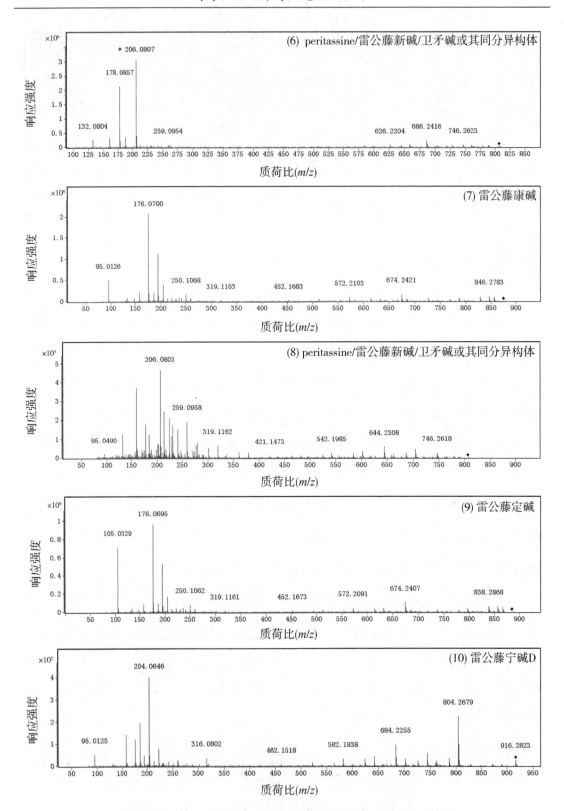

图4-4　雷公藤中鉴定出的18种生物碱类化合物的二级质谱图(续)

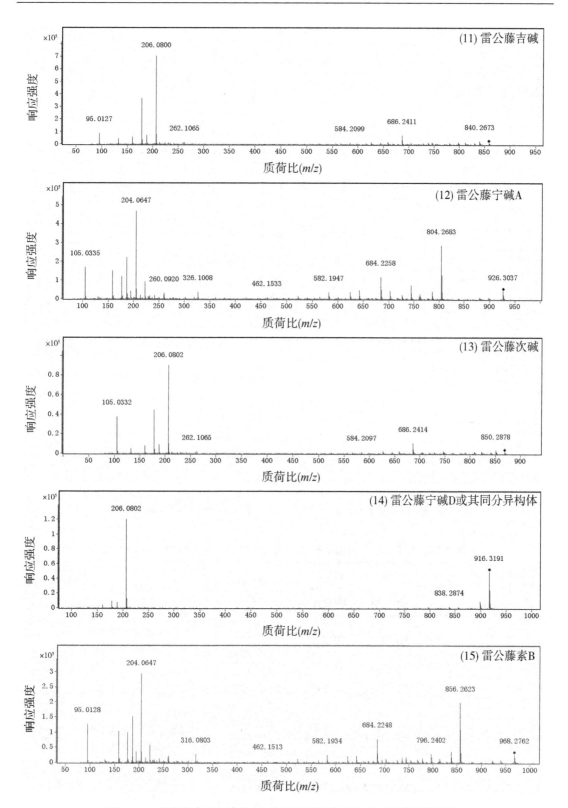

图 4-4 雷公藤中鉴定出的 18 种生物碱类化合物的二级质谱图(续)

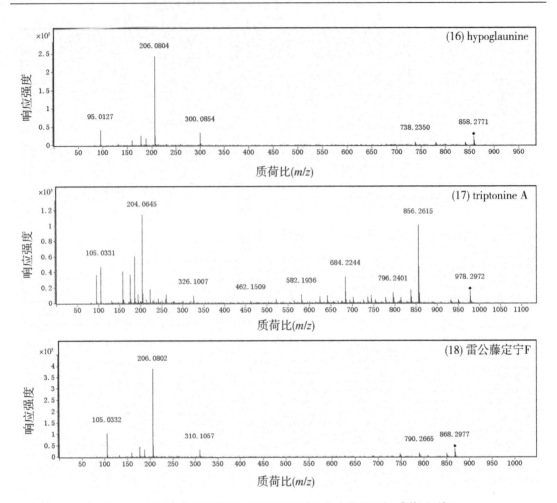

图 4 - 4　雷公藤中鉴定出的 18 种生物碱类化合物的二级质谱图（续）

表 4 - 1　雷公藤中生物碱类化合物的 UPLC-Q-TOF/MS 定性分析结果

序号	保留时间/min	分子式	$[M+H]^+$ (m/z) 理论值	$[M+H]^+$ (m/z) 测定值	特征碎片 (m/z)	化合物名称	相对含量/%
1	18.22	$C_{21}H_{27}N_3O_3$	370.2110	370.2125	160.1116, 249.1225, 100.0754	呋喃南蛇碱 （celafurine）	6.19
2	21.24	$C_{23}H_{29}N_3O_2$	380.2323	380.2333	160.1117, 106.0333, 276.1700	苯代南蛇碱 （celabenzine）	1.16
3	25.46	$C_{25}H_{31}N_3O_2$	406.2473	406.2489	160.1118, 131.0489, 258.1953	南蛇藤别桂皮酰胺碱 （celallocinnine）	1.99
4	32.29	$C_{38}H_{47}NO_{19}$	822.2779	822.2815	674.2403, 194.0800, 176.0695	翅卫矛辛宁 （alatusinine）	0.68

序号	保留时间/min	分子式	$[M+H]^+$ (m/z) 理论值	$[M+H]^+$ (m/z) 测定值	特征碎片 (m/z)	化合物名称	相对含量/%
5	35.26	$C_{36}H_{45}NO_{17}$	764.2726	764.2760	746.2627, 646.2058, 206.0805, 178.0848	雷公藤定宁 A (wilfornine A) 或其同分异构体	3.85
6	37.02	$C_{38}H_{47}NO_{18}$	806.2844	806.2866	686.2416, 206.0803, 178.0865, 132.0804, 160.0751	peritassine/雷公藤新碱/卫矛碱或其同分异构体	6.55
7	37.76	$C_{41}H_{47}NO_{20}$	874.2745	874.2764	846.2763, 674.2421, 204.0648, 176.0697, 95.0126	雷公藤康碱 (wilfordconine)	18.32
8	38.84	$C_{38}H_{47}NO_{18}$	806.2844	806.2866	644.2303, 206.0803, 178.0865, 132.0804, 160.0751	peritassine/雷公藤新碱/卫矛碱或其同分异构体	6.8
9	40.72	$C_{43}H_{49}NO_{19}$	884.2933	884.2972	859.2964, 194.0805, 176.0702, 105.0323	雷公藤定碱 (wtlfordine)	5.49
10	42.6	$C_{43}H_{49}NO_{21}$	916.2836	916.2823	804.2679, 654.2261, 204.0650, 186.0543, 158.0595	雷公藤宁碱 D (wilfornine D)	6.67
11	42.95	$C_{41}H_{47}NO_{19}$	858.2785	858.2815	840.2680, 178.0859, 206.0809, 95.0127	雷公藤吉碱 (wilforgine)	11.22
12	44.6	$C_{45}H_{51}NO_{20}$	926.3043	926.3077	804.2681, 684.2260, 204.0647, 186.0504, 158.0593, 105.0332	雷公藤宁碱 A (wilfornine A)	6.9

序号	保留时间/min	分子式	[M + H]⁺ (m/z)		特征碎片 (m/z)	化合物名称	相对含量/%
			理论值	测定值			
13	45.39	$C_{43}H_{49}NO_{18}$	868.2989	868.3022	686.2414, 206.0801, 178.0855, 105.0332	雷公藤次碱（wilforine）	3.01
14	46.36	$C_{43}H_{49}NO_{21}$	916.3191	916.3191	898.3097, 856.2961, 206.0805, 178.0855, 132.0803	雷公藤宁碱 D（wilfornine D）或其同分异构体	4.7
15	46.71	$C_{46}H_{49}NO_{22}$	968.2781	968.2819	856.26233, 684.2255, 204.0645, 95.0128	雷公藤素 B（triptonine B）	5.49
16	47.56	$C_{41}H_{47}NO_{19}$	858.2785	858.2815	300.0854, 206.0804, 95.0127	hypoglaunine	3.36
17	48.19	$C_{48}H_{51}NO_{21}$	978.2979	978.3026	856.2614, 204.0645, 158.0186, 105.0331	triptonine A	7.02
18	49.73	$C_{43}H_{49}NO_{18}$	868.2989	868.3022	688.2348, 206.0802, 105.0332	雷公藤定宁 F（wilfornine F）	0.57

4. 雷公藤中生物碱的质谱裂解途径

雷公藤中生物碱大多为倍半萜类生物碱，该类化合物易脱去 H_2O、CO、CH_3COOH 等中性小分子而产生碎片离子。以雷公藤定碱为例，雷公藤定碱在正离子模式下得到分子离子 m/z 884 [M + H]⁺，脱去 H_2O、CO、CH_3COOH 等中性小分子而产生碎片峰，得到 m/z 866[M + H − H_2O]、856[M + H − CO]⁺、762[M + H − BzOH]、734[M + H − CO − BzOH]、674[M + H − CO − BzOH − CH_3COOH]；准分子离子大环开裂产生的吡啶二羧酸部分的 m/z 222 峰，该离子进一步脱去 H_2O 或 CO，分别产生 m/z 204、194、186、176 等碎片离子。裂解机理如图 4 −5 所示。

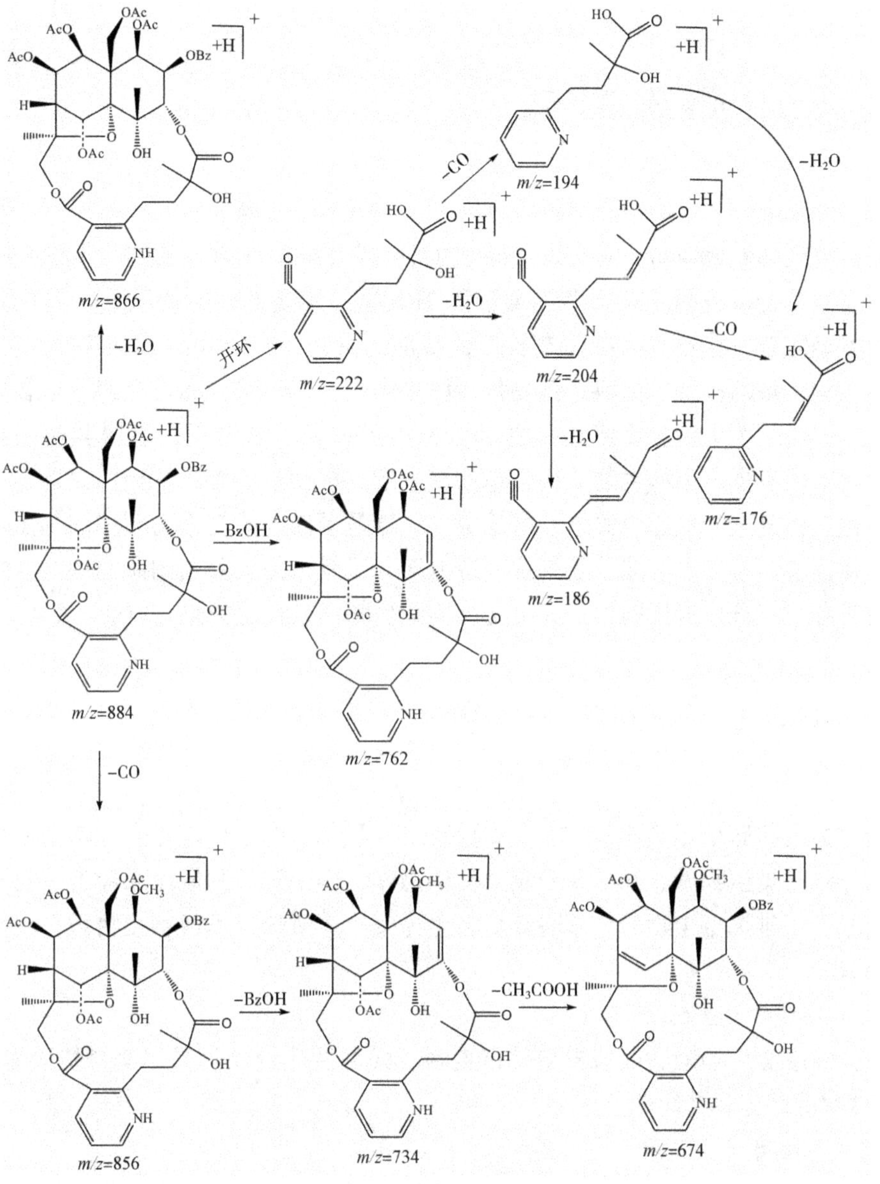

图 4-5 雷公藤定碱的质谱裂解途径

5 异喹啉类生物碱

异喹啉类生物碱(isoquinoline alkaloids)指具有异喹啉或四氢异喹啉骨架的生物碱及其衍生物，在生物合成途径中来自苯丙氨酸和酪氨酸。异喹啉类生物碱是一类重要的生物碱，结构类型复杂，在自然界中分布较广，目前已发现1000多种，罂粟科、毛茛科、防己科、小檗科、番荔枝科、樟科、芸香科、使君子科、巴比特科和睡莲科等植物中均有分布。例如，吗啡、可卡冈、小檗碱和枯可啉(coc05)均为重要的异喹啉类生物碱。异喹啉类生物碱因具有多方面的生物活性，包括抗肿瘤、抗菌、抗疟、抗炎、镇痛、调节免疫功能、抗血小板凝聚、抗心律失常、降压等，一直是国内外研究开发利用的热点。无论是在天然植物提取、人工合成或分子结构改造方面，还是在构效关系的研究中，异喹啉类生物碱一直是寻找有开发应用前景的先导化合物和生物活性成分的热点方向。

5.1 结构分类与分布

异喹啉类生物碱根据基本结构(骨架)类型的不同，可分为9类：简单异喹啉类生物碱、苄基异喹啉类生物碱、双苄基异喹啉类生物碱、小檗碱类和原小檗碱类生物碱、阿朴啡型生物碱、吗啡烷型生物碱、苯骈菲里啶生物碱、苯骈喹诺里西啶生物碱、吡咯骈菲里啶类生物碱。

1. 简单异喹啉类生物碱

简单异喹啉类生物碱是四氢异喹啉衍生物。代表性化合物如马尾藻科植物鹿尾草(别名羊栖菜)中的萨苏林和萨苏里丁等。

2. 苄基异喹啉类生物碱

苄基异喹啉类生物碱在异喹啉母核的1位连接了一个苄基。代表性化合物如鸦片中有解痉作用的罂粟碱、乌头中的去甲乌药碱、厚朴中的厚朴碱(木兰箭毒碱)等。

3. 双苄基异喹啉类生物碱

双苄基异喹啉类生物碱是由两分子的苄基异喹啉衍生物通过1~3个醚键连接而成。代表性化合物如粉防己中的粉防己碱、山豆根中的蝙蝠葛碱、高山唐松草中的厚果唐松草碱等。

4. 小檗碱类和原小檗碱类生物碱

小檗碱类和原小檗碱类生物碱是由苄基四氢异喹啉类衍生而来，可以看作由两个异喹啉环稠合而成。依据两者结构母核中C环氧化程度不同，分为小檗碱类和原小檗碱类，前者多为季铵碱，代表性化合物如黄连、黄柏、三颗针等植物中所含的抗菌成分小檗碱(盐酸小檗碱、黄连素)；后者多为叔胺碱，代表性化合物如延胡索中的镇静止痛成分延胡索乙素(四氢巴马汀)。

5. 阿朴啡型生物碱

阿朴啡型生物碱是由苄基异喹啉的苄基部分的苯环和异喹啉部分的8位脱去1分子氢形成的四环化合物。代表性化合物如中药防己中的土藤碱、广玉兰和马兜铃中的木兰碱、番荔枝中的紫堇定。

6. 吗啡烷型生物碱

吗啡烷型生物碱既属于苄基异喹啉的衍生物，同时又是多氢菲的衍生物，由苄基四氢异喹啉先经酚羟基氧化产生双单自由基，然后进行羟基的邻－对位碳－碳偶联而产生的四环基本骨架结构。代表性化合物如鸦片中的有效成分吗啡、可待因和蒂巴因，青藤中的青藤碱、青风藤碱，千斤藤中的莲花氏碱等。

7. 苯骈菲里啶生物碱

苯骈菲里啶生物碱由原小檗碱 B 环 C_6-N 键断裂开环，然后与 C_{13} 环合重排而成，结构上由 4 个骈合环组成，一般 A、D 环为芳环，B、C 环全部氢化。代表性化合物如从芸香科植物飞龙掌血的根叶、罂粟科植物白屈菜的带根全草中提取精制而成的白屈菜红碱及白屈菜碱，博落回中的血根碱。

8. 苯骈喹诺里西啶生物碱

苯骈喹诺里西啶生物碱是由 1 个苯骈喹诺里西啶和 1 个异喹啉组成。代表性化合物如茜草科植物吐根中的吐根碱和吐根酚碱。

9. 吡咯骈菲里啶类生物碱

吡咯骈菲里啶类生物碱为吡咯并菲啶的衍生物。代表性化合物如石蒜科植物石蒜中的石蒜碱。

5.2 理化性质与中毒症状

5.2.1 理化性质

在异喹啉类生物碱中，延胡索乙素和白屈菜红碱属于有毒生物碱，吐根碱属于剧毒生物碱。

延胡索乙素别名四氢巴马汀，存在于罂粟科植物延胡索(元胡)块茎、伏生紫堇块茎、小花黄堇全草、黄茎(深山紫堇)的根，防己科植物华千金藤的根、黄叶地不容的块根，以及芸香科植物秃叶黄皮树的树皮中。延胡索乙素为白色或淡黄色片状结晶，无臭、味微苦，放置后色渐变深，在乙醚或氯仿中极易溶解，在水或碱溶液中几乎不溶，熔点为147℃。

白屈菜红碱别名白屈菜季铵碱，存在于芸香科植物飞龙掌血的根、叶，以及罂粟科植物博落回的叶中。白屈菜红碱为淡黄色粉末或浅白色粉末，游离碱为无色，其季铵盐为黄色，游离碱和盐的水溶液显紫堇色荧光。可溶于甲醇、乙醇，在水中有一定的溶解度，不溶于石油醚、氯仿等溶剂，熔点为195～205℃。

吐根碱别名依米丁、盐酸依米丁，存在于茜草科植物吐根和五茄科植物洋常春藤中。吐根碱为白色无定形粉末，曝光或受热变黄，溶于乙醇、乙醚、丙酮，难溶于水，熔点为74℃。

5.2.2　中毒症状

延胡索乙素主要的中毒症状为：头晕、面色苍白、心跳无力、脉搏细弱、嗜睡、四肢乏力、呼吸困难、抽搐、血压下降。超量中毒后可麻痹脊髓神经和四肢肌肉，抑制中枢神经，重者可引起休克、血管麻痹、呼吸中枢抑制及心脏功能障碍，偶可引起惊厥。

白屈菜红碱主要的中毒症状为：超量服用约1小时后，患者可出现烦躁不安、意识障碍、谵语、皮肤黏膜干燥、瞳孔放大、对光反射消失、心率增快、血压升高。如食用新鲜植物，则可出现胃肠道症状，如恶心、呕吐、腹痛、腹泻等。

吐根碱主要的中毒症状为：①消化系统症状：恶心、呕吐、腹泻，同时伴有头痛、头晕。②骨骼肌症状：骨骼肌疼痛、僵硬，尤以四肢为甚。严重病例可有腕及足下垂、感觉障碍、腱反射减弱或消失，但无肌萎缩。③心血管系统症状：为吐根碱中毒的最常见症状，如心动过速、心前区痛、血压下降、呼吸困难、心律失常，心电图可见 R－R 及 Q－T 间期延长，T 波在各导联上平坦或倒置。④导致中毒性肝病时可有肝脾肿大，损害肾脏时可出现蛋白尿及水肿。⑤注射的局部可发生局部肌炎，局部肌肉压痛、僵硬。⑥少数病例可发生皮疹、荨麻疹及出血疹等。

5.3　异喹啉类生物碱的质谱特征

5.3.1　博落回中生物碱成分的质谱特征

博落回［*Macleaya cordata*（Willd.）R. Br.］系罂粟科博落回属植物，其植物与药材外观如图5-1所示。据《本草纲目拾遗》记载："博落回，生江南山谷。茎叶如蓖麻，茎中空，吹作声如博落回。折之有黄汁，药人立死，不可入口也。"研究发现，其具有抗菌、杀灭微生物、杀虫、抗炎、抗肿瘤、抗肝纤维化作用，以及对肝脏的保护作用、抗 HIV 病毒的作用、调节动物肠道菌群的作用。生物碱被认为是博落回中主要的活性物质，毒性颇大。近年来已屡有口服或肌注后中毒乃至死亡的报道，主要原因为引起急性心源性脑缺血综合征。目前国内外文献报道了约30种博落回生物碱，以血根碱、白屈菜红碱、原阿片碱与别隐品碱等异喹啉类生物碱为主。

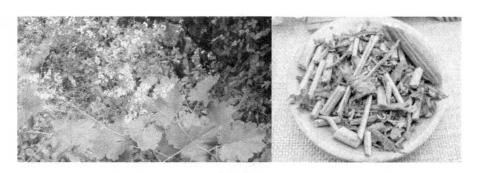

图 5 - 1　博落回植株外观(左)与药材外观(右)

5.3.1.1　博落回中生物碱的提取

取 0.5 g 样品，20 mL 80% 乙醇浸泡 30 min 后，超声提取 30 min，上清液过滤，UPLC-Q-TOF/MS 分析。

5.3.1.2　UPLC-Q-TOF/MS 条件

1. 色谱条件

色谱柱：Agilent ZORBAX SB-Phenyl (4.6 mm ×250 mm，5 μm)。流动相：0.1% 甲酸水溶液(A) - 甲醇(B)。梯度洗脱程序为：0 ~ 1 min：20% B；1 ~ 10 min：20% ~ 30% B；10 ~ 30 min：30% ~ 50% B；30 ~ 45 min：50% ~ 80% B；45 ~ 50 min：80% B；50.1 ~ 55 min：30% B。柱温 30℃。流速 1.0 mL/min。进样量 2 μL。

2. 质谱条件

离子源：Dual AJS ESI 离子源，正离子电离模式；干燥气(N_2)温度 350 ℃；雾化气(N_2)压力 241 kPa；干燥气(N_2)流量 8 L/min；鞘气温度 350 ℃；鞘气流量 11 L/min；电喷雾电压 3500 V；毛细管出口电压 120 V；锥孔电压 65 V；八极杆电压 750 V；扫描范围：m/z 100 ~ 1000；参比离子：m/z 121.0508 与 m/z 922.0098。

5.3.1.3　博落回中生物碱 UPLC-Q-TOF/MS 测定结果

图 5 - 2 为博落回提取液的 UPLC-Q-TOF/MS 总离子流图。根据精确质量数推测分子式，结合二级质谱碎片离子(图 5 - 3)和文献报道的博落回中生物碱，共鉴定出 18 种生物碱类化合物，结果见表 5 - 1。

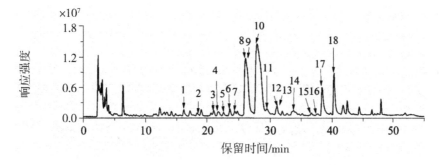

图 5 - 2　博落回提取液的 UPLC-Q-TOF/MS 总离子流图

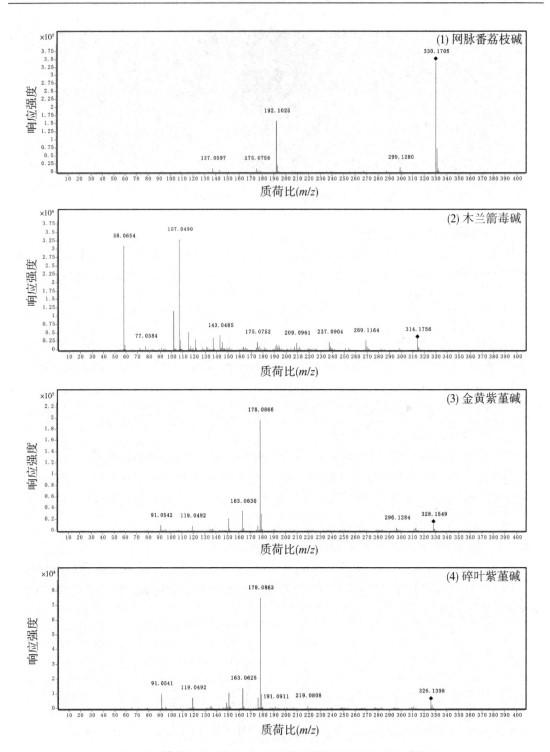

图 5-3　博落回中鉴定出的 18 种生物碱类化合物的二级质谱图

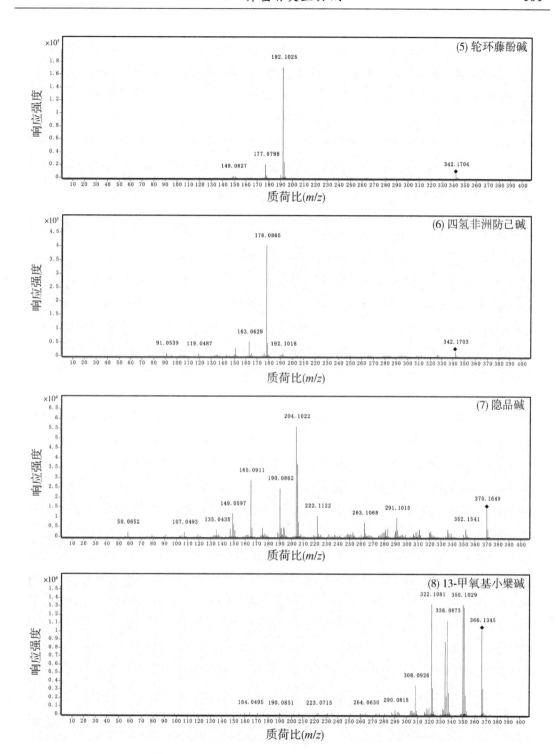

图 5-3　博落回中鉴定出的 18 种生物碱类化合物的二级质谱图(续)

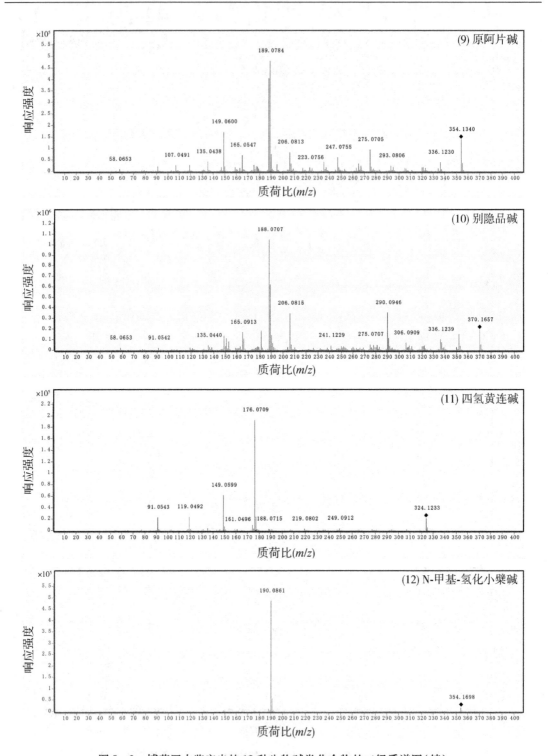

图5－3　博落回中鉴定出的18种生物碱类化合物的二级质谱图(续)

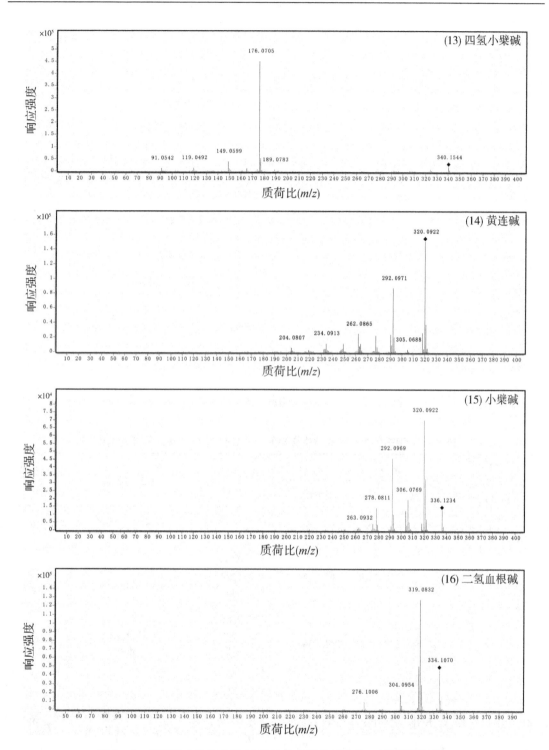

图 5 - 3　博落回中鉴定出的 18 种生物碱类化合物的二级质谱图(续)

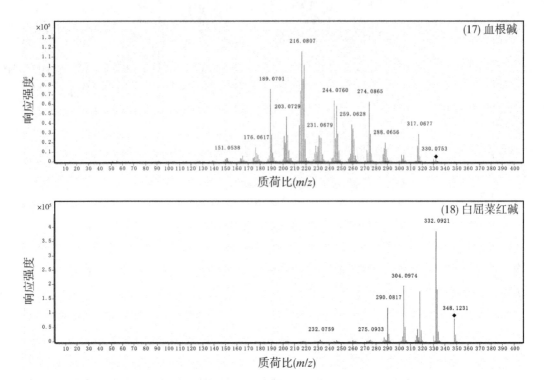

图 5-3　博落回中鉴定出的 18 种生物碱类化合物的二级质谱图(续)

表 5-1　博落回中生物碱类化合物的 UPLC-Q-TOF/MS 定性分析结果

序号	保留时间/min	分子式	$M^+/[M+H]^+$ (m/z) 理论值	$M^+/[M+H]^+$ (m/z) 测定值	特征碎片 (m/z)	化合物名称	相对含量/%
1	16.07	$C_{19}H_{23}NO_4$	330.1700	330.1704	299.1280, 192.1025	网脉番荔枝碱 (reticuline)	0.77
2	18.41	$C_{19}H_{24}NO_3^+$	314.1756	314.1756	107.0490, 102.1279, 58.0654	木兰箭毒碱 (magnocurarine)	0.40
3	20.96	$C_{19}H_{21}NO_4$	328.1543	328.1547	178.0866, 163.0630, 151.0754, 119.0492	金黄紫堇碱 (scoulerine)	0.61
4	21.90	$C_{19}H_{19}NO_4$	326.1387	326.1397	178.0863, 163.0625, 151.0757, 119.0492, 91.0541	碎叶紫堇碱 (cheilanthifoline)	0.68
5	22.57	$C_{20}H_{24}NO_4^+$	342.1705	342.1705	192.1025, 177.0788	轮环藤酚碱 (cyclanoline)	0.36

序号	保留时间/min	分子式	M$^+$/[M+H]$^+$ (m/z)		特征碎片 (m/z)	化合物名称	相对含量/%
			理论值	测定值			
6	23.57	$C_{20}H_{23}NO_4$	342.1705	342.1703	178.0865, 163.0629, 151.0754, 119.0487, 91.0539	四氢非洲防己碱 (tetrahydrocolumbamine)	0.81
7	24.38	$C_{21}H_{23}NO_5$	370.1649	370.1651	352.1541, 291.1015, 263.1068, 222.1122, 204.1022, 190.0862, 165.0911, 149.0597	隐品碱 (cryptopine)	0.59
8	26.12	$C_{21}H_{20}NO_5^+$	366.1341	366.1340	351.1097, 350.1290, 336.0873, 334.1080, 322.1081, 308.0926	13-甲氧基小檗碱 (13-methoxyberberine)	0.41
9	26.12	$C_{20}H_{19}NO_5$	354.1336	354.1339	336.1230, 293.0806, 275.0705, 247.0755, 206.0813, 189.0784, 188.0708, 149.0600	原阿片碱 (protopine)	16.5
10	27.93	$C_{21}H_{23}NO_5$	370.1649	370.1654	352.1550, 336.1239, 306.0909, 290.0946, 206.0815, 189.0782, 188.0707, 181.0861, 165.0913	别隐品碱 (allocryptopine)	29.8
11	29.41	$C_{19}H_{17}NO_4$	324.123	324.1232	176.0709, 149.0599, 119.0492, 91.0543	四氢黄连碱 (tetrahydrocoptisine)	1.64
12	30.88	$C_{21}H_{23}NO_4$	354.1705	354.1701	190.0861	N-甲基-氢化小檗碱 (N-methyltetrahydroberberine)	0.89

序号	保留时间/min	分子式	M⁺/[M+H]⁺ (m/z)		特征碎片(m/z)	化合物名称	相对含量/%
			理论值	测定值			
13	31.08	$C_{20}H_{21}NO_4$	340.1543	340.1545	176.0705,149.0599,119.0492,91.0542	四氢小檗碱(canadine)	0.77
14	33.76	$C_{19}H_{14}NO_4^+$	320.0923	320.0920	292.0971,277.0738,262.0865,249.0784,234.0913,204.0807	黄连碱(coptisine)	1.70
15	36.58	$C_{20}H_{18}NO_4^+$	336.1236	336.1237	320.0922,306.0769,292.0969,278.0811	小檗碱(berberine)	0.28
16	37.38	$C_{20}H_{15}NO_4$	334.1074	334.1080	319.0831,304.0854,276.1006	二氢血根碱(dihydrosanguinarine)	0.18
17	38.25	$C_{20}H_{14}NO_4^+$	332.0923	332.0922	317.0677,288.0656,274.0865,259.0628,244.0760,231.0679,216.0807,203.0727,189.0701	血根碱(sanguinarine)	4.68
18	40.20	$C_{21}H_{18}NO_4^+$	348.1236	348.1233	332.0921,318.0767,304.0974,290.0817	白屈菜红碱(chelerythrine)	5.53

5.3.1.4　博落回中生物碱的质谱裂解途径

博落回中生物碱主要为异喹啉类生物碱。其中原阿片碱、别隐品碱、血根碱与白屈菜红碱为博落回中主要生物碱。原阿片碱与别隐品碱易发生 RDA 裂解与 α 裂解，形成小片段分子，也可以通过母核失去 1 分子 H_2O 形成闭合的四环结构，如图 5 - 4c 所示。血根碱与白屈菜红碱分子结构为大 π 共轭系统，母核很难裂解，仅有一些取代基的丢失，如图5 - 4f所示，血根碱可失去 N 上甲基，得到碎片 m/z 317；或者失去亚甲二氧基中 1 分子 CO，从而形成 1 个稳定的三元氧环，得到碎片 m/z 304，再失去 2 个 H 与 1 分子 CO 得到碎片 m/z 274。其余生物碱的质谱裂解规律见图 5 - 4。

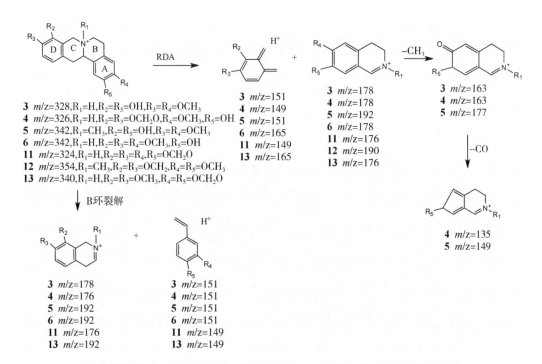

（a）网脉番荔枝碱与木兰箭毒碱的质谱裂解途径

（b）金黄紫堇碱、碎叶紫堇碱、轮环藤酚碱、四氢黄连碱、四氢非洲防己碱、
N-甲基-氢化小檗碱与四氢小檗碱的质谱裂解途径

图5-4 博落回中生物碱的质谱裂解途径

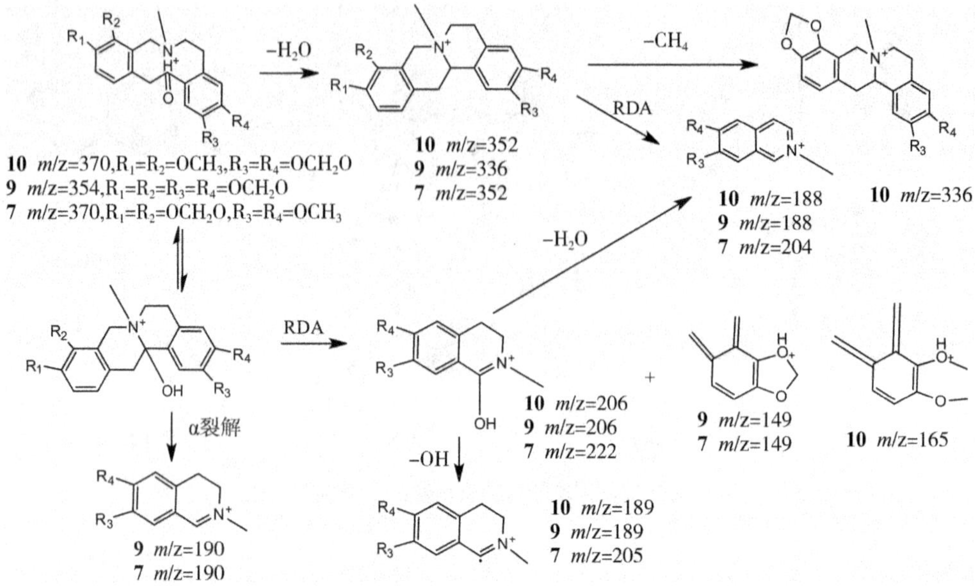
-H2O
-CH4
RDA
10 m/z=370,R1=R2=OCH3,R3=R4=OCH2O
9 m/z=354,R1=R2=R3=R4=OCH2O
7 m/z=370,R1=R2=OCH2O,R3=R4=OCH3
10 m/z=352
9 m/z=336
7 m/z=352
10 m/z=188
9 m/z=188
7 m/z=204
10 m/z=336
-H2O
RDA
10 m/z=206
9 m/z=206
7 m/z=222
9 m/z=149
7 m/z=149
10 m/z=165
α裂解
-OH
9 m/z=190
7 m/z=190
10 m/z=189
9 m/z=189
7 m/z=205

(c)隐品碱、原阿片碱与别隐品碱的质谱裂解途径

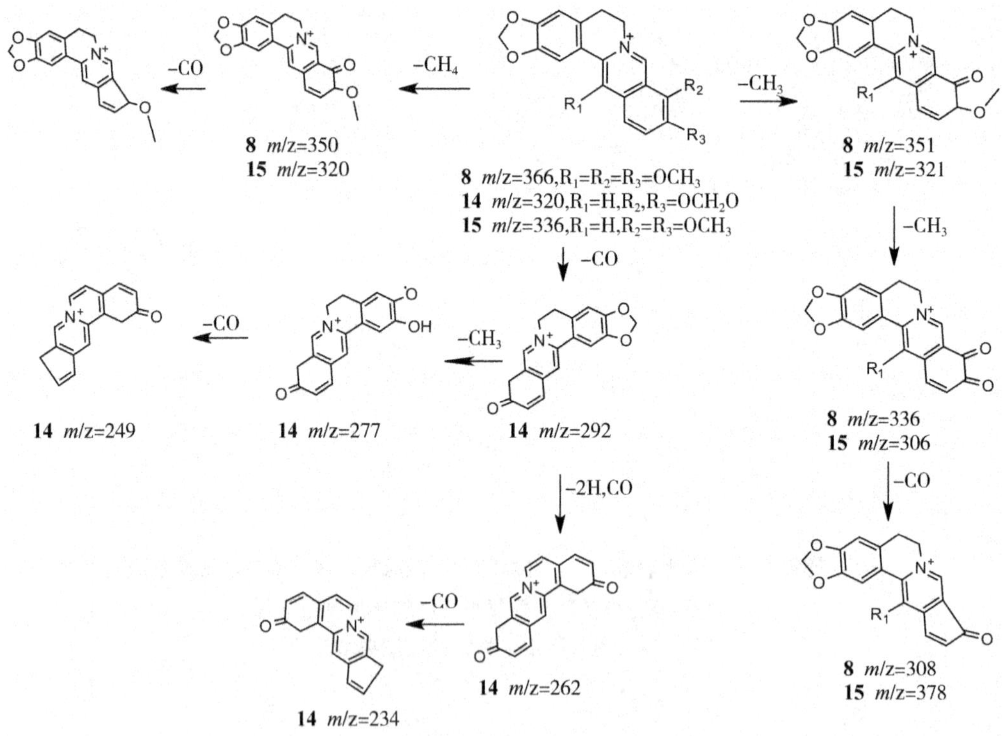
-CO
-CH4
-CH3
8 m/z=350
15 m/z=320
8 m/z=366,R1=R2=R3=OCH3
14 m/z=320,R1=H,R2,R3=OCH2O
15 m/z=336,R1=H,R2=R3=OCH3
8 m/z=351
15 m/z=321
-CH3
-CO
-CO
-CH3
14 m/z=249
14 m/z=277
14 m/z=292
8 m/z=336
15 m/z=306
-2H,CO
-CO
-CO
14 m/z=262
14 m/z=234
8 m/z=308
15 m/z=378

(d)13-甲氧基小檗碱、黄连碱与小檗碱的质谱裂解途径

图 5－4　博落回中生物碱的质谱裂解途径(续)

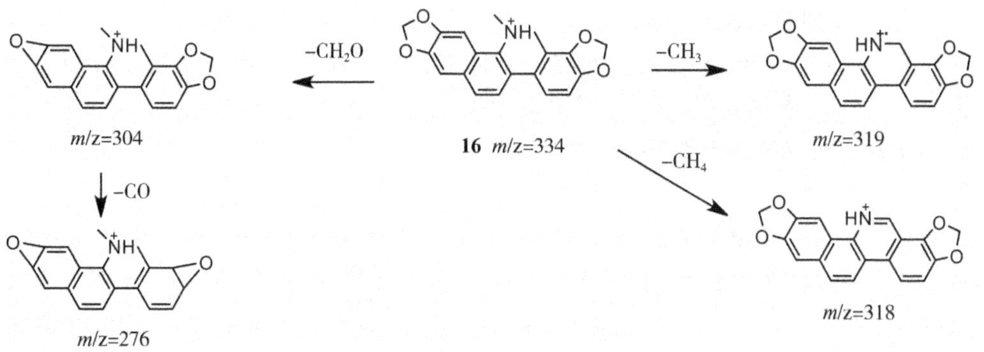

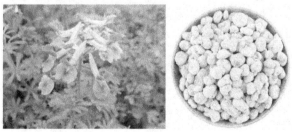

–CH2O
–CH3
–CH4
–CO
m/z=304
16 m/z=334
m/z=319
m/z=318
m/z=276

(e)二氢血根碱的质谱裂解途径

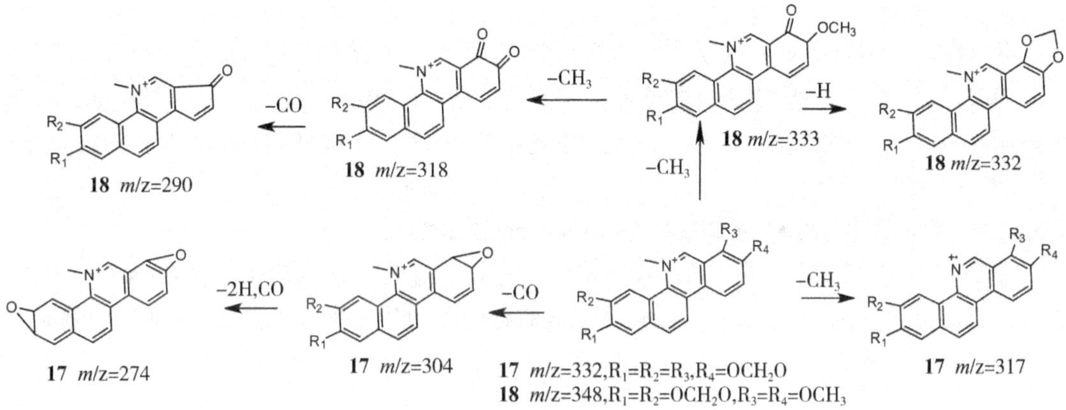

–CH3
–CO
–H
–CH3
–2H,CO
–CO
–CH3
18 m/z=290
18 m/z=318
18 m/z=333
18 m/z=332
17 m/z=274
17 m/z=304
17 m/z=332,R1=R2=R3,R4=OCH2O
18 m/z=348,R1=R2=OCH2O,R3=R4=OCH3
17 m/z=317

(f)血根碱与白屈菜红碱的质谱裂解途径

图5－4　博落回中生物碱的质谱裂解途径(续)

5.3.2　延胡索中生物碱成分的质谱特征

延胡索(*Corydalis yanhusuo* W. T. Wang)为罂粟科紫堇属植物(*Corydalis Rhizoma*)的干燥块茎，外观如图5－5所示。其性味辛、苦、温，归肝、脾经，具有活血、行气、止痛之功效，用于胸胁脘腹疼痛、经闭通经、产后瘀阻、跌扑肿痛等。延胡索的活性成分以延胡索乙素、延胡索甲素与去氢延胡索甲素等异喹啉类生物碱为主，具有显著的镇痛、镇静和催眠作用，对冠心病、心律失常、胃溃疡等多种疾病有较好的临床效果。延胡索中异喹啉类生物碱为有毒生物碱，例如小鼠静脉注射延胡索乙素的 LD_{50} 为 151 ～158 mg/kg。

图5－5　延胡索植株(左)与延胡索块茎(右)的外观

5.3.2.1　延胡索中生物碱的提取

取 0.5 g 样品，20 mL 80% 乙醇浸泡 30 min 后，超声提取 30 min，取上清液 5 mL 用氮气吹至干，0.5 mL 甲醇复溶，过滤，UPLC-Q-TOF/MS 分析。

5.3.2.2　UPLC-Q-TOF/MS 条件

1. 色谱条件

色谱柱：Agilent ZORBAX SB-Phenyl（4.6 mm×250 mm，5 μm）。流动相：0.1% 甲酸水溶液（A）- 甲醇（B）。梯度洗脱程序：0～1 min：30% B；1～30 min：30%～50% B；30～45 min：50%～80% B；45～46 min：80% B；46.1～50min：30% B。柱温 30℃。流速 1.0 mL/min。进样量 2 μL。

2. 质谱条件

离子源：Dual AJS ESI 离子源，正离子电离模式；干燥气（N_2）温度 350℃；雾化气（N_2）压力 241 kPa；干燥气（N_2）流量 8 L/min；鞘气温度 350℃；鞘气流量 11 L/min；电喷雾电压 3500 V；毛细管出口电压 120 V；锥孔电压 65 V；八极杆电压 750 V；扫描范围：m/z 100～1000；参比离子：m/z 121.0508 与 m/z 922.0098。

5.3.2.3　延胡索中生物碱的 UPLC-Q-TOF/MS 测定结果

图 5-6 为延胡索提取液 UPLC-Q-TOF/MS 总离子流图。根据精确质量数推测分子式，结合二级质谱碎片离子（图 5-7）和文献报道的延胡索中生物碱，共鉴定出 19 种生物碱类化合物，结果见表 5-2。其中化合物 14、15、16 为巴马汀的同分异构体。

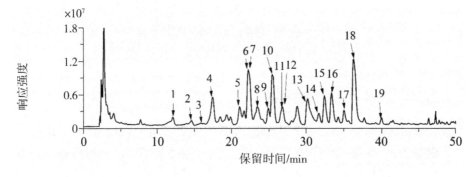

图 5-6　延胡索提取液 UPLC-Q-TOF/MS 总离子流图

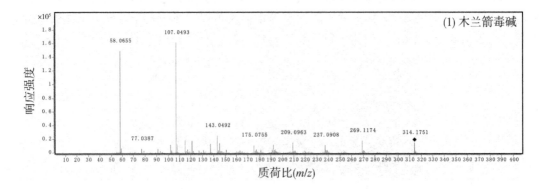

图 5-7　延胡索中鉴定出的 19 种生物碱类化合物的二级质谱图

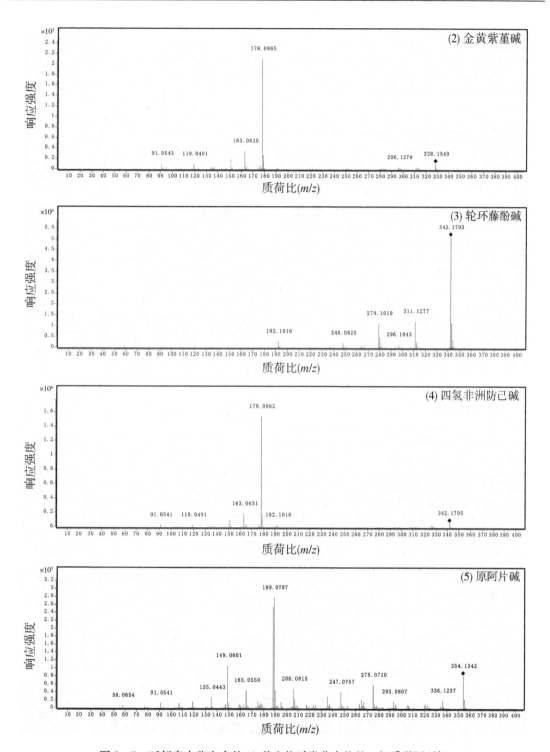

图5-7 延胡索中鉴定出的19种生物碱类化合物的二级质谱图(续)

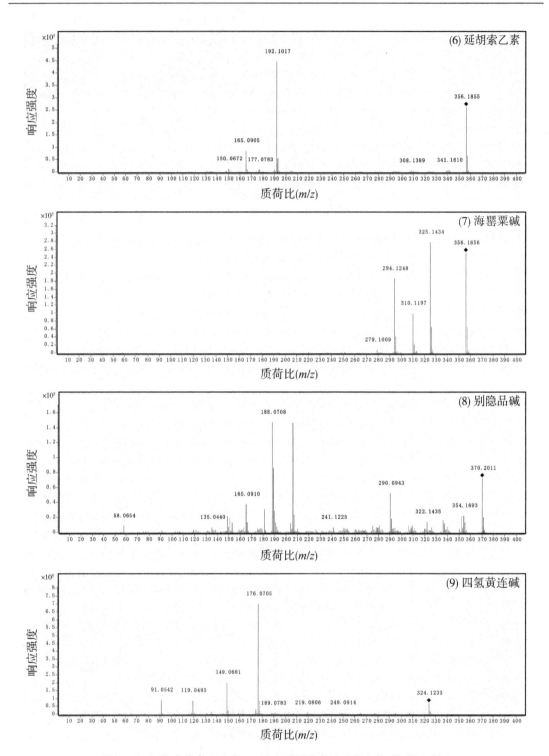

图 5-7　延胡索中鉴定出的 19 种生物碱类化合物的二级质谱图(续)

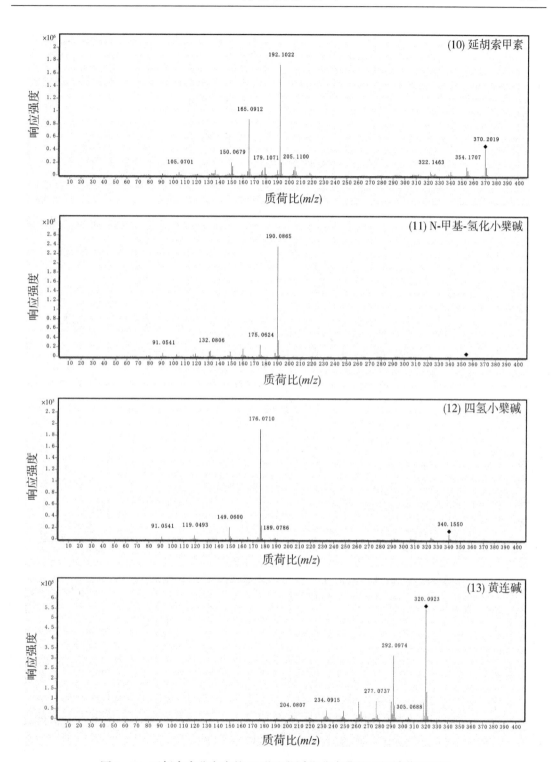

图 5 - 7 延胡索中鉴定出的 19 种生物碱类化合物的二级质谱图(续)

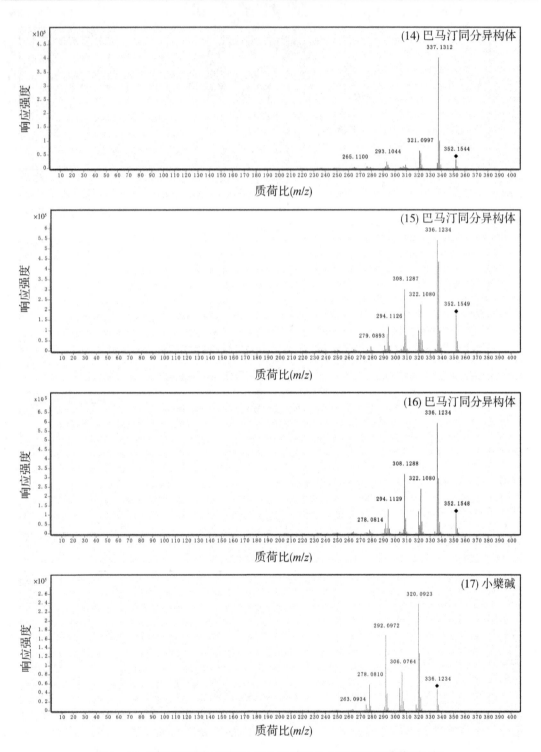

图 5-7　延胡索中鉴定出的 19 种生物碱类化合物的二级质谱图(续)

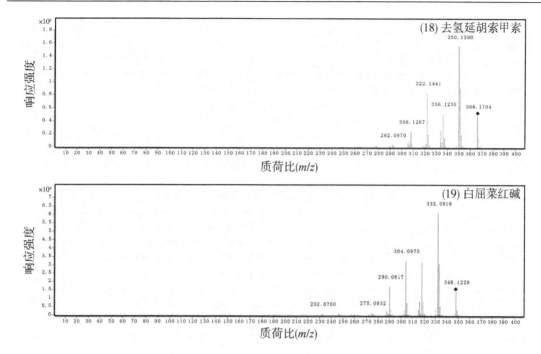

图 5-7　延胡索中鉴定出的 19 种生物碱类化合物的二级质谱图(续)

表 5-2　延胡索中生物碱类化合物的 UPLC-Q-TOF/MS 定性分析结果

序号	保留时间/min	分子式	M⁺/[M+H]⁺ (m/z) 理论值	M⁺/[M+H]⁺ (m/z) 测定值	特征碎片 (m/z)	化合物名称	相对含量/%
1	12.11	$C_{19}H_{24}NO_3^+$	314.1756	314.1755	269.1174, 237.0908, 209.0963, 175.0755, 143.0492, 107.0493, 58.0655	木兰箭毒碱 (magnocurarine)	1.29
2	14.59	$C_{19}H_{21}NO_4$	328.1543	328.1547	178.0865, 163.0630, 151.0753, 119.0491, 91.0543	金黄紫堇碱 (scoulerine)	0.47
3	15.79	$C_{20}H_{24}NO_4^+$	342.1705	342.1708	311.1277, 279.1019, 248.0820, 192.1016	轮环藤酚碱 (cyclanoline)	0.12
4	17.40	$C_{20}H_{23}NO_4$	342.1705	342.1706	178.062, 163.0631, 151.0752	四氢非洲防己碱 (tetrahydrocolumbamine)	4.97

序号	保留时间/min	分子式	M⁺/[M + H]⁺ (m/z) 理论值	M⁺/[M + H]⁺ (m/z) 测定值	特征碎片 (m/z)	化合物名称	相对含量/%
5	21. 15	$C_{20}H_{19}NO_5$	354. 1336	354. 1341	336. 1237, 293. 0807, 247. 0757, 235. 0755, 206. 0815, 189. 0787, 188. 0712, 165. 0550, 149. 0601, 135. 0443	原阿片碱 （protopine）	2. 67
6	22. 43	$C_{21}H_{25}NO_4$	356. 1856	356. 1860	192. 1017, 165. 0905	延胡索乙素 （rotundine）	10. 10
7	22. 43	$C_{21}H_{25}NO_4$	356. 1856	356. 1860	325. 1434, 310. 1197, 294. 1248, 279. 1009	海罂粟碱 （glaucine）	10. 10
8	23. 56	$C_{21}H_{23}NO_5$	370. 1649	370. 1649	354. 1693, 336. 1235, 322. 1435, 290. 0943, 206. 1178, 188. 0708, 165. 0910, 149. 0600	别隐品碱 （allocryptopine）	4. 71
9	24. 84	$C_{19}H_{17}NO_4$	324. 123	324. 1235	176. 0705, 149. 0601, 119. 0493, 91. 0542	四氢黄连碱 （tetrahydrocoptisine）	2. 03
10	25. 51	$C_{22}H_{27}NO_4$	370. 2013	370. 2015	354. 1707, 322. 1463, 205. 1100, 192. 1022, 179. 1071, 165. 0912, 151. 0753, 150. 0679	延胡索甲素 （corydaline）	8. 10
11	26. 78	$C_{21}H_{23}NO_4$	354. 1705	354. 1720	190. 0865, 175. 0624, 160. 0756, 149. 0601, 132. 0806, 131. 0489, 119. 0492, 103. 0541, 91. 0541	N-甲基-氢化小檗碱 （N-methyltetrahydroberberine）	2. 99

序号	保留时间 /min	分子式	$M^+/[M+H]^+$ (m/z) 理论值	$M^+/[M+H]^+$ (m/z) 测定值	特征碎片 (m/z)	化合物名称	相对含量 /%
12	26.78	$C_{20}H_{21}NO_4$	340.1543	340.1548	176.0710, 149.0600, 119.0493, 91.0541	四氢小檗碱 (canadine)	0.37
13	30.13	$C_{19}H_{14}NO_4^+$	320.0923	320.0923	292.0974, 277.0737, 262.0865, 249.0785, 234.0915, 204.0807	黄连碱 (coptisine)	6.14
14	31.68	$C_{21}H_{22}NO_4^+$	352.1549	352.1547	338.1343, 337.1312, 322.1065, 321.0997, 293.1044	巴马汀同分异构体 (palmatine isomer)	1.54
15	32.41	$C_{21}H_{22}NO_4^+$	352.1549	352.1550	337.1303, 336.1234, 322.1080, 308.1287, 294.1126	巴马汀同分异构体 (palmatine isomer)	4.16
16	33.35	$C_{21}H_{22}NO_4^+$	352.1549	352.1548	337.1303, 336.1234, 322.1080, 308.1288, 294.1129	巴马汀同分异构体 (palmatine isomer)	4.82
17	35.03	$C_{20}H_{18}NO_4^+$	336.1236	336.1239	320.0923, 306.0764, 292.0972, 278.0810	小檗碱 (berberine)	1.88
18	36.23	$C_{22}H_{24}NO_4^+$	366.1705	366.1701	350.1390, 336.1235, 322.1441, 308.1287	去氢延胡索甲素 (dehydrocorydaline)	12.00
19	40.05	$C_{21}H_{18}NO_4^+$	348.1236	348.1238	333.0981, 332.0919, 318.0765, 304.0970, 290.0817	白屈菜红碱 (chelerythrine)	0.59

5.3.2.4 延胡索中生物碱的质谱裂解途径

延胡索中生物碱的种类较多，包括延胡索类生物碱（延胡索甲素、延胡索乙素、去氢延胡索甲素）、普罗托品类生物碱（别隐品碱、隐品碱、原阿片碱）、原小檗碱类生物碱（木兰箭毒碱、轮环藤酚碱、金黄紫堇碱、N-甲基-氢化小檗碱、四氢小檗碱、黄连碱、小樨碱、四氢非洲防己碱、巴马汀）、苯并菲啶类生物碱（白屈菜红碱）等。其中延胡索甲素、延胡索乙素、去氢延胡索甲素为延胡索中主要生物碱。在延胡索甲素、延胡索乙素质谱断裂过程中，由于未形成大 π 共轭系统，母核容易发生逆狄尔斯 – 阿德尔（RDA）裂解。如延胡索甲素（化合物 10）发生 RDA 裂解，生成碎片 m/z 192 和 m/z 179，或者碎片 m/z 205 和 m/z 165。[M + H – H$_2$O]$^+$ 离子为普罗托品类生物碱的特征碎片，同时其易发生RDA 裂解。小樨碱类中原小樨碱，如黄连碱与小樨碱母核形成大 π 共轭系统，结构稳定，其质谱断裂发生在侧链基团，易形成[M + H – CH$_3$]$^+$、[M + H – CH$_4$]$^+$、[M + H – CH$_4$ – CO]$^+$ 等碎片离子。四氢小樨碱类则易发生 RDA 裂解，生成 m/z 小于 200 的特征碎片。延胡索中生物碱的质谱裂解规律见图 5 – 8（由于化合物 14、15、16 为三种同分异构体，具体结构不确定，故无法给出质谱裂解规律）。

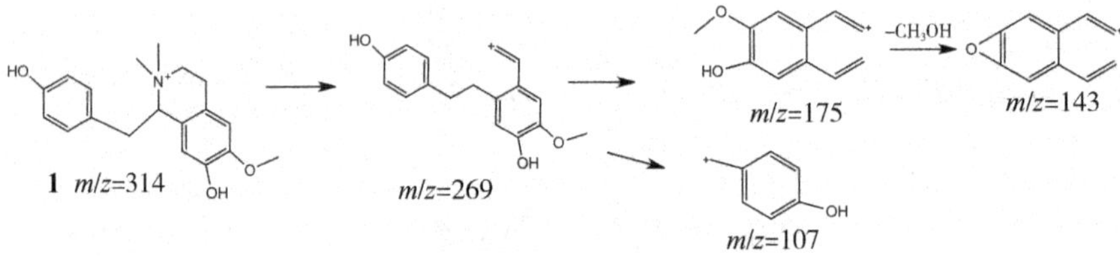

（a）木兰箭毒碱的质谱裂解途径

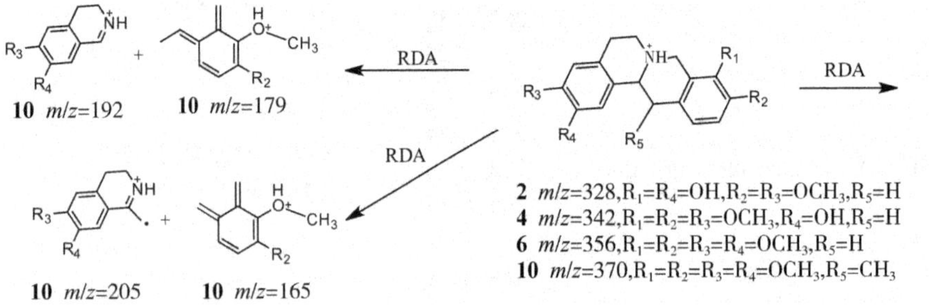

（b）金黄紫堇碱、四氢非洲防己碱、延胡索乙素与延胡索甲素的质谱裂解途径

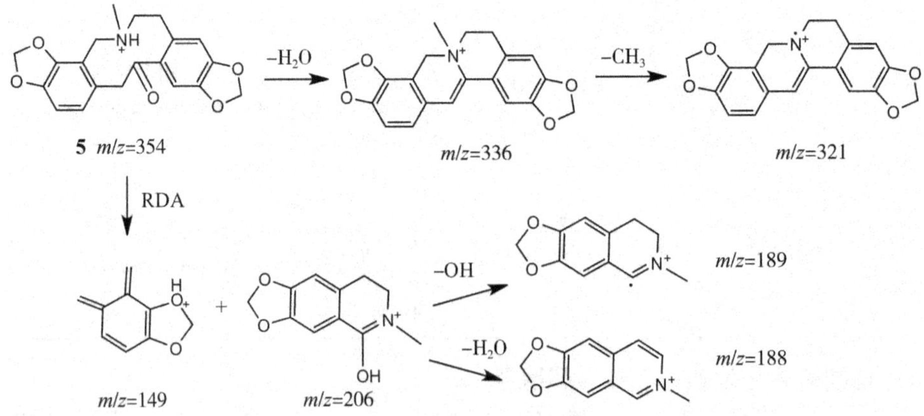

（c）原阿片碱的质谱裂解途径

图 5 – 8　延胡索中生物碱的质谱裂解途径

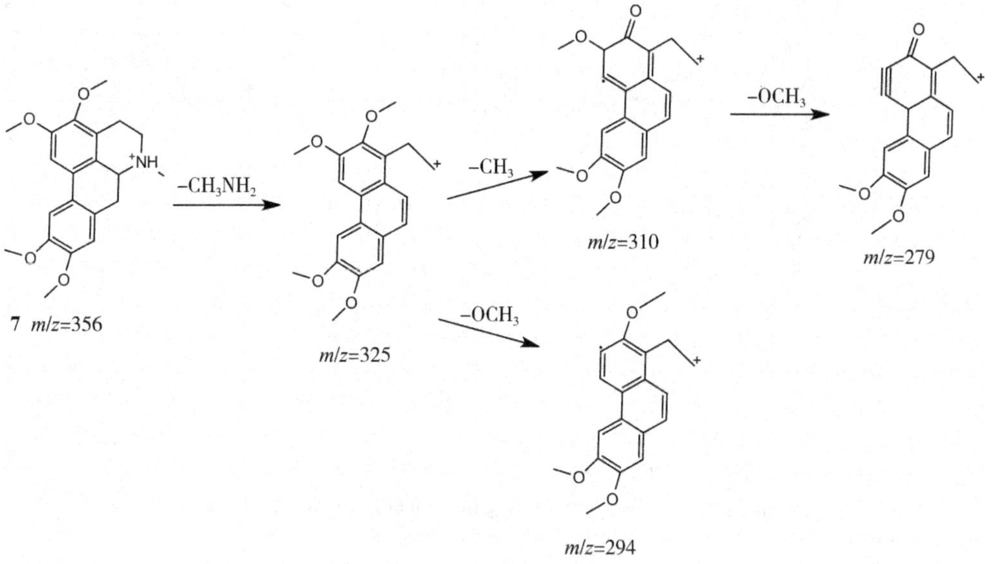

（d）海罂粟碱的质谱裂解途径

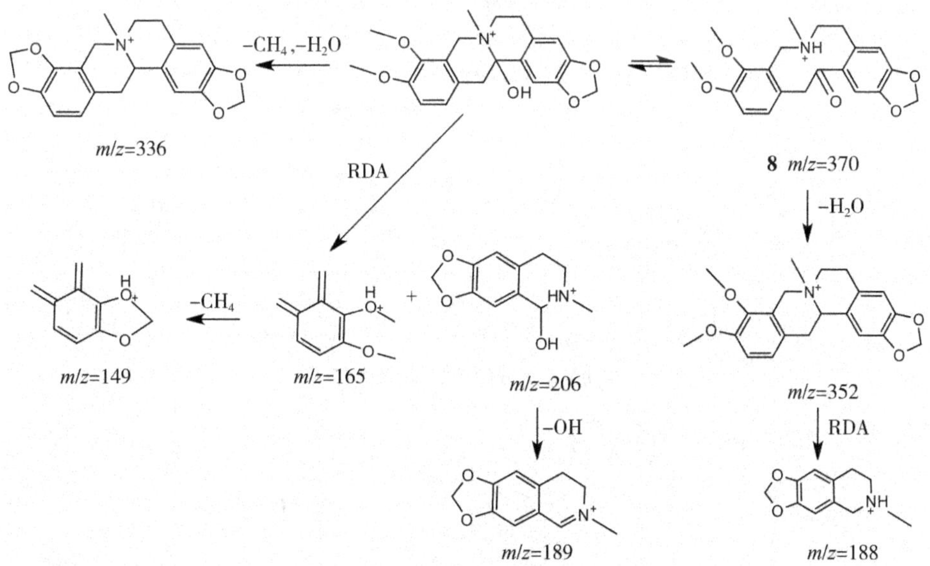

（e）别隐品碱的质谱裂解途径

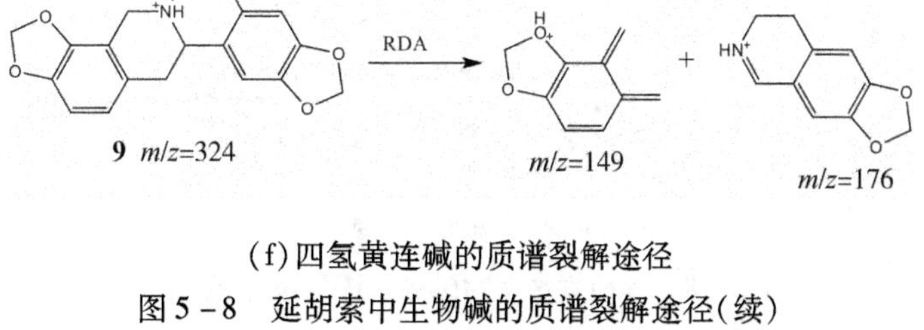

（f）四氢黄连碱的质谱裂解途径

图 5-8 延胡索中生物碱的质谱裂解途径（续）

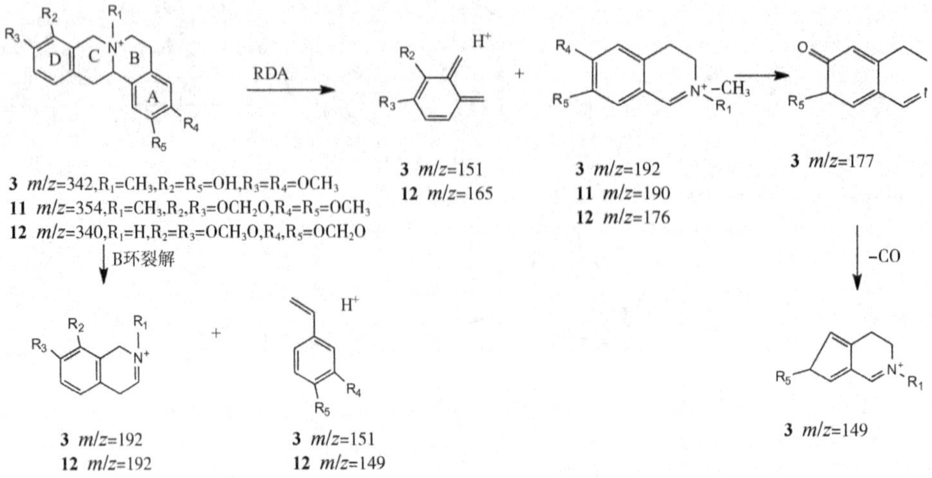
RDA
H+
+
-CO
B环裂解
3 m/z=342,R1=CH3,R2=R5=OH,R3=R4=OCH3
11 m/z=354,R1=CH3,R2,R3=OCH2O,R4=R5=OCH3
12 m/z=340,R1=H,R2=R3=OCH3O,R4,R5=OCH2O
3 m/z=151
12 m/z=165
3 m/z=192
11 m/z=190
12 m/z=176
3 m/z=177
3 m/z=192
12 m/z=192
3 m/z=151
12 m/z=149
3 m/z=149

(g) 轮环藤酚碱、N-甲基-氢化小檗碱与四氢小檗碱的质谱裂解途径

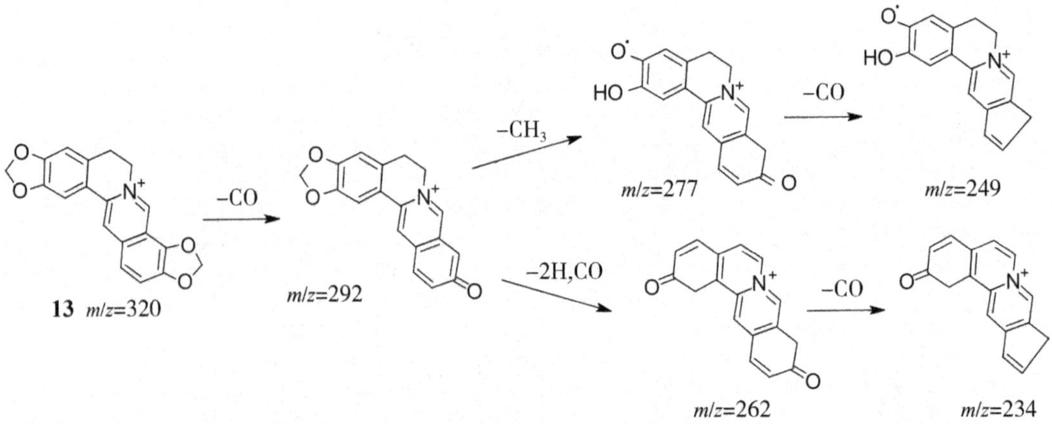
-CO
-CH3
-2H,CO
13 m/z=320
m/z=292
m/z=277
m/z=249
m/z=262
m/z=234

(h)黄连碱的质谱裂解途径

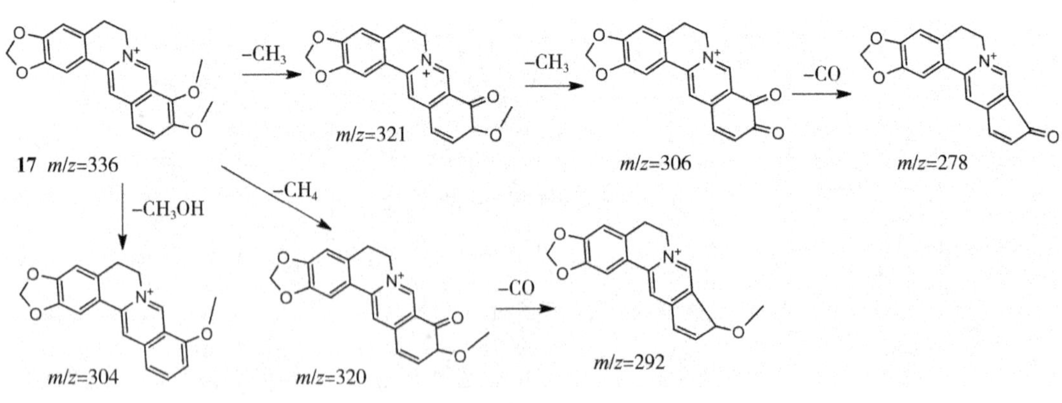
-CH3
-CO
-CH3OH
-CH4
17 m/z=336
m/z=321
m/z=306
m/z=278
m/z=304
m/z=320
m/z=292

(i)小檗碱的质谱裂解途径

图 5－8　延胡索中生物碱的质谱裂解途径(续)

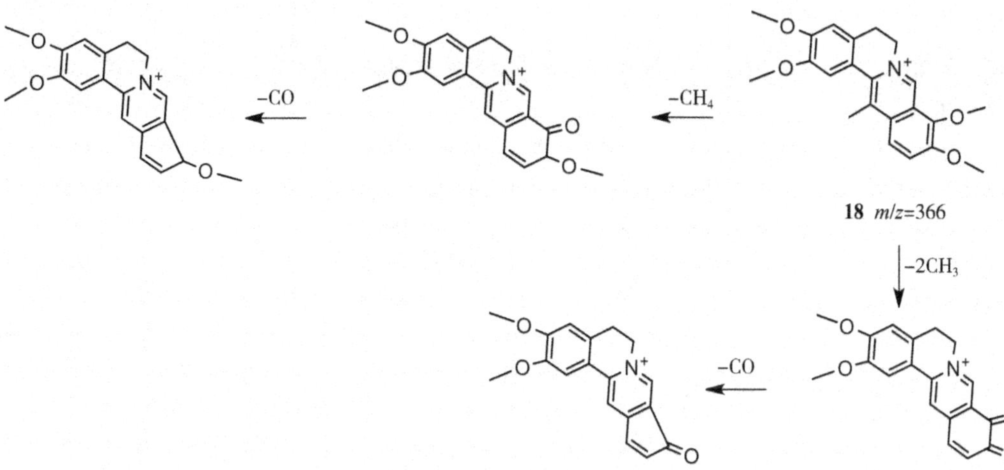

（j）去氢延胡索甲素的质谱裂解途径

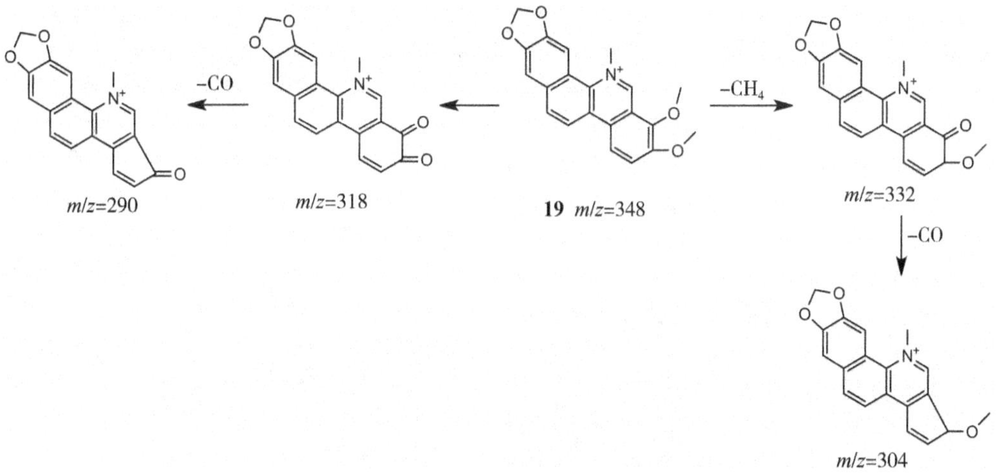

（k）白屈菜红碱的质谱裂解途径

图 5 - 8 延胡索中生物碱的质谱裂解途径（续）

参考文献

[1] 余坤,左姿,卿志星,等. 基于异喹啉生物碱质谱裂解规律推断博落回茎中的生物碱[J]. 中国现代中药,2016,18：296 - 302.

[2] 卿志星,程辟,曾建国. 博落回中生物碱质谱裂解规律研究进展[J]. 中草药,2013,20：2929 - 2939.

[3] 彭懿,左姿,卿志星,等. 基于 HPLC-Q-TOF/MS 技术鉴定博落回叶中化学成分[J]. 中南药学,2016, 14：465 - 470.

[4] 黄嘉璐,刘秀斌,郑亚杰,等. 基于 UHPLC-Q-TOF/MS 的博落回花中生物碱类化学成分研究[J]. 中国现代中药,2017,19：1376 - 1381.

[5] ZUO Z,ZHENG Y J,LIANG Z T,et al. Tissue-specific metabolite profiling of benzylisoquinoline alkaloids in the root of *Macleaya cordata* by combining laser microdissection with ultra-high-performance liquid

chromatography/tandem mass spectrometry [J]. Rapid Communication Mass Spectrometry, 2016, 31:397 – 410.

[6] 侯鹏飞,宿树兰,段金廒,等. 液质联用技术分析延胡索中的生物碱类成分[J]. 药物研究,2008,5:48 – 49.

[7] SUN M Q, LIU J X, LIN C G, et al. Alkaloid profiling of the traditional Chinese medicine *Rhizoma corydalis* using high performance liquid chromatography-tandem quadrupole time-of-flight mass spectrometry[J]. Acta Pharmaceutica Sinica B,2014:208 – 216.

6 吡咯里西啶类生物碱

吡咯里西啶类生物碱(pyrrolizidine alkaloids，PAs)是一类毒性很强的生物碱，其结构由两个基本部分组成：次碱(necine)和次酸(necic acid)。碱基骨架是由鸟氨酸和精氨酸的中间体衍生而来，经过脱羧反应，氨基酸转化成腐胺(1，4-丁二胺)，两分子的腐胺在高精胺合成酶的催化下生成高精胺。次酸通常是苏氨酸、亮氨酸、异亮氨酸和缬氨酸在植物体内代谢生成 C5 的一元有机酸。常见的一元有机酸有当归酸、俤铬酸、瓶子草酸等。如果在次碱的 1、2 位具有双键，则该类化合物具有很强的肝脏毒性，称为肝毒吡咯里西啶生物碱(hepatotoxic pyrrolizidine alkaloids，HPAs)及其氮氧化物，主要会引起肝细胞出血性坏死、肝巨细胞症及静脉闭塞症等，是目前已知的最重要的引起肝中毒的植物性成分。吡咯里西啶类生物碱还对肺、心、肾、脑等细胞组织有毒性，某些吡咯里西啶类生物碱还有较明显的致癌、致突变及致畸作用。含有这些吡咯里西啶类生物碱的植物主要分布在南非、中非、牙买加、西印度群岛、加拿大、欧洲、新西兰、澳大利亚、美国和中国等国家和地区。但也有研究发现一些吡咯里西啶类生物碱(尤其是其氮氧化物)的毒性小而抗癌活性较好。

迄今已发现约有 370 种不同化学结构的吡咯里西啶类生物碱。在我国常用中药和民族药中现已发现有 49 种含有吡咯里西啶类生物碱，主要分布在菊科、紫草科和豆科。有些地区作为食用及保健用的植物的叶中也存在吡咯里西啶类生物碱。一些吡咯里西啶类生物碱含量很高的中草药，毒性小而抗癌活性较好，在临床上被广泛使用，这与中药本身可能含有拮抗其肝脏毒的活性成分或与中药的服用方法、复方处方及加工炮制有关。代表性的植物有川紫菀、野百合、琉璃草、麦家公(田紫草)、紫草、附地菜、斑种草、玻璃苣、聚合草、红凤菜、白子菜、白凤菜、野茼蒿、一点红、款冬、全缘橐吾、复序橐吾等。

6.1 结构分类与分布

吡咯里西啶类生物碱的基本骨架是由 1 个四氢吡咯环和 1 个羟甲基取代的四氢吡咯环经氮原子及其邻位碳原子稠合而成的双环结构。绝大多数吡咯里西啶类生物碱是具有酯类结构的生物碱，即由这种双稠吡咯烷衍生的氨醇和一些有机酸形成的酯类生物碱。一般将酯的氨醇结构片段称为次碱部分，有机酸片段称次酸部分。

次碱部分可分为 3 种类型：饱和双稠吡咯环型、1,2-双键吡咯环型和千里光裂碱型。

(1)饱和双稠吡咯环型。环上无双键，是饱和的双环结构，代表性化合物如狗舌草次碱、矛蟹甲草裂碱、迷迭香裂碱等。

（2）1,2-双键吡咯环型。环上1,2位具有不饱和双键，代表性化合物如天芥菜次碱、野百合次碱等。

（3）千里光裂碱型。桥头碳-氮键断开而成为羰基、N-甲基八元单环化合物，代表性化合物如千里光裂碱等。

次酸部分可分为3种类型：单酯吡咯里西啶生物碱、开链双酯吡咯里西啶生物碱、大环双酯型吡咯里西啶生物碱。

（1）单酯吡咯里西啶生物碱。代表性化合物如倒提过壶碱、7-当归酰基野百合次碱、9-当归酰基野百合次碱、乙酰化毒豆碱等。

（2）开链双酯吡咯里西啶生物碱。代表性化合物如兰蓟定、integrifoline 等。

（3）大环双酯型吡咯里西啶生物碱。代表性化合物如倒千里光碱、千里光碱、千里光菲灵、野百合碱、多榔菊碱、阔叶千里光碱等。

6.2　理化性质与中毒症状

6.2.1　理化性质

吡咯里西啶类生物碱中的倒千里光碱、黄华碱和野百合碱均属于有毒生物碱。

倒千里光碱又称雪叶莲，存在于千里光属植物中，外观为无色结晶，易溶于乙醇和氯仿，微溶于水、丙酮、乙酸乙酯，不溶于乙醚，熔点为208～211℃。

黄华碱别名野决明碱，来源于豆科植物披针叶黄华全草，高山黄华的花、果，野决明茎叶和种子，外观为微黄色结晶，溶于水、乙醇、氯仿，难溶于丙酮、石油醚，存在3种光学异构体，熔点分别为207℃（＋）、206.5℃（－）、171～172℃（±）。

野百合碱，中文别名为大叶猪尿青碱、农吉利甲素、农吉利碱、猪屎豆碱、大叶猪屎青碱，是从豆科植物农吉利及大叶猪屎青中提取而得的一种生物碱，外观为白色棱柱状结晶，微有异臭，味苦，微溶于水，溶于甲醇、无水乙醇，易溶于氯仿，熔点为196～198℃。

6.2.2　中毒症状

倒千里光碱主要的中毒症状为：①使肝组织坏死；②肝纤维样变性，引起水肿；③有丝分裂抑制的细胞巨红血球症[如用含5%（质量分数）夹可宾千里光的饲料喂养大鼠，数周内发生以下主要病理变化：淋巴增生、脾脏增大、胸腺萎缩、腹水、胸膜积水和弥漫性坏死性肝炎]；④不同家畜中毒反应也不同，猪最敏感，小鸡、牛、马不敏感，羊对慢性中毒有耐受性，但对急性中毒敏感。

黄华碱主要的中毒症状为：①人食用后1 h，出现恶心、呕吐、头晕和腹部绞痛。

②小鼠腹腔注射后 1～2 min 出现明显症状，起初小鼠躁动不安，活动增多，不时爬笼撞墙；后期精神沉郁，伏地，活动减少，严重者出现昏迷、抽搐，而后死亡；常于给药 3 h 后发生死亡，发病时呼吸困难、呼吸加深加快，呈喘息和腹式呼吸，眼、鼻、呼吸道分泌黏液增多，流泪，眯眼，眼不能张，呈线性，不时用前爪挠眼、鼻部位；后期出现角膜混浊，小鼠失明。耳部静脉血管扩张充血，耳朵变红，尾静脉亦充血使尾巴发红。

野百合碱主要的中毒症状为：全身应用毒性严重，包括骨髓抑制、肝毒、胃肠道反应、泌尿系刺激症状等；局部用药毒性较轻。服用野百合碱须注意的事项：①胃肠道反应有恶心、呕吐、食欲减退等；②有骨髓抑制，可使血小板、白细胞减少等；③对肝、肾有损害及泌尿系有刺激反应；④在治疗过程中要注意血象的变化。

6.3 吡咯里西啶类生物碱的质谱特征

6.3.1 款冬花中生物碱成分的质谱特征

款冬花为菊科植物款冬(*Tussilago farfara* L.)的干燥花蕾，别名：款冬、冬花等。2015 年版《中国药典》一部记载其味辛、微苦、性温，归肺经，具有润肺下气 、止咳化痰的功效，用于新久咳嗽、喘咳痰多、劳嗽等症状。研究发现，吡咯里西啶类生物碱是款冬花的主要生物碱成分，具有一定的肝毒性。

6.3.1.1 款冬花中生物碱的提取

取 0.5 g 样品，加入 20 mL 的 80% 乙醇涡旋 2 min 后静置 30 min，超声 20 min，离心，取上清液 1 mL，0.2 μm 滤膜过滤后，UPLC-Q-TOF/MS 分析。

6.3.1.2 UPLC-Q-TOF/MS 条件

1. 色谱条件

色谱柱：Agilent ZORBAX SB – C18 (4.6 mm × 250 mm，5 μm)。流动相：0.1% 甲酸水溶液(A) – 甲醇(B)。梯度洗脱程序：0～5 min：5%～10% B；5～30 min：10%～45% B；30～45 min：45%～95% B；45～45.1 min：95%～5% B；45.1～50 min：5% B。柱温 30℃。流速 1mL/min。进样量 5μL。

2. 质谱条件

离子源：Dual AJS ESI 离子源，正离子电离模式；干燥气(N$_2$)温度 300℃；雾化气(N$_2$)压力 241 kPa；干燥气(N$_2$)流量 8 L/min；鞘气温度 350℃；鞘气流量 12 L/min；电喷雾电压 4000 V；毛细管出口电压 150 V；锥孔电压 65 V；八极杆电压 750 V；扫描范围：m/z 100～1000；参比离子：m/z 121.0508 与 m/z 922.0098。

6.3.1.3 UPLC-Q-TOF/MS 测定结果

图 6-1 为款冬花的 UPLC-Q-TOF/MS 总离子流图。根据精确质量数推测分子式，结合二级质谱碎片离子(图 6-2)和文献报道的款冬花中的生物碱，共鉴定出 15 种生物碱类化

合物，结果见表6-1。

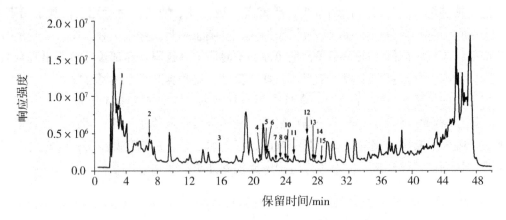

图6-1　款冬花的 UPLC-Q-TOF/MS 总离子流图

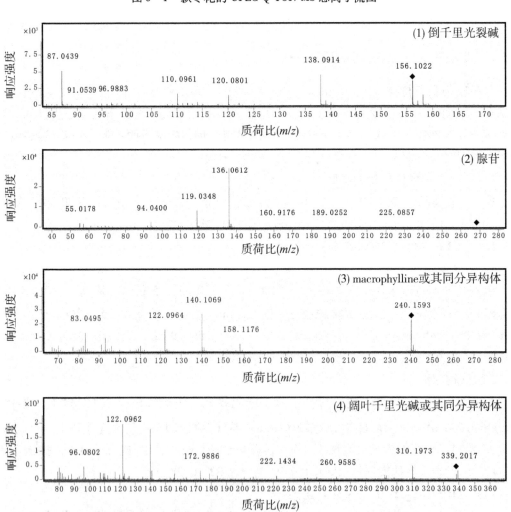

图6-2　款冬花中鉴定出的15种生物碱类化合物的二级质谱图

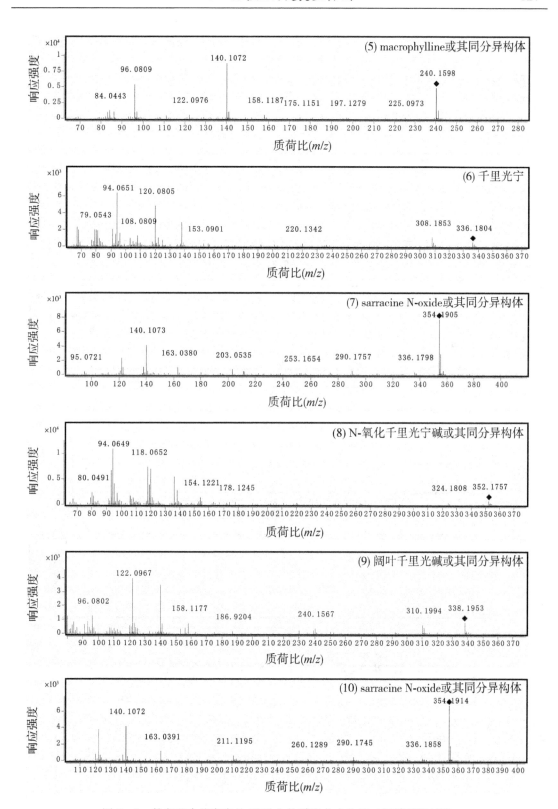

图 6 - 2　款冬花中鉴定出的 15 种生物碱类化合物的二级质谱图(续)

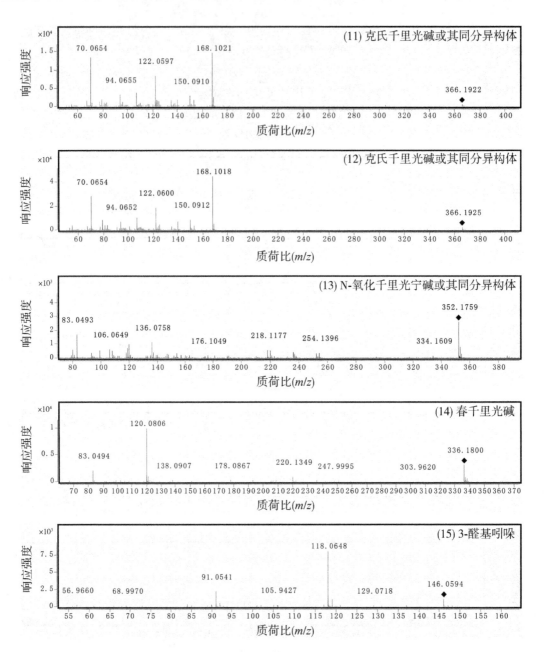

图 6 - 2　款冬花中鉴定出的 15 种生物碱类化合物的二级质谱图(续)

表 6-1　款冬花中生物碱类化合物的 UPLC-Q-TOF/MS 定性分析结果

序号	保留时间/min	分子式	[M+H]⁺ (m/z) 理论值	[M+H]⁺ (m/z) 测定值	特征碎片 (m/z)	化合物名称	相对含量/%
1	2.97	$C_8H_{13}NO_2$	156.1018	156.1020	138.0914, 120.0801, 110.0961	倒千里光裂碱 （retronecine）	—
2	6.91	$C_{10}H_{13}N_5O_4$	268.1040	268.1035	136.0619, 119.0352, 94.0401	腺苷 （adenosine）	1.32
3	15.86	$C_{13}H_{21}NO_3$	240.1593	240.1594	158.1176, 140.1069, 122.0964, 83.0495	macrophylline 或其同分异构体	—
4	20.97	$C_{18}H_{27}NO_5$	338.1963	338.1960	310.1973, 222.1434, 172.9886, 156.1038, 140.1063, 122.0962	阔叶千里光碱 （platyphyline） 或其同分异构体	—
5	21.47	$C_{13}H_{21}NO_3$	240.1593	240.1595	158.1187, 140.1072, 122.0976, 84.0443	macrophylline 或其同分异构体	—
6	21.72	$C_{18}H_{25}NO_5$	336.1803	336.1804	308.1853, 220.1342, 156.1033, 138.0913, 120.0807, 94.0652	千里光宁（senecionine）	0.16
7	22.89	$C_{18}H_{27}NO_6$	354.1909	354.1908	336.1798, 163.0380, 140.1068, 122.0958, 96.0807	sarracine N-oxide 或 其同分异构体	—
8	23.22	$C_{18}H_{25}NO_6$	352.1757	352.1753	154.1211, 138.0914, 136.0754, 120.0806, 118.0652, 94.0649	N-氧化千里光宁碱 （senecionine N-oxide） 或其同分异构体	0.27

序号	保留时间 /min	分子式	$[M+H]^+$ (m/z) 理论值	$[M+H]^+$ (m/z) 测定值	特征碎片 (m/z)	化合物名称	相对含量 /%
9	24.06	$C_{18}H_{27}NO_5$	338.1963	338.1960	310.1994, 240.1567, 158.1177, 140.1063, 122.0967, 96.0802	阔叶千里光碱 (platyphyline) 或其同分异构体	—
10	24.15	$C_{18}H_{27}NO_6$	354.1909	354.1909	336.1858, 163.0391, 140.1072, 122.0967	sarracine N-oxide 或其同分异构体	—
11	25.15	$C_{19}H_{27}NO_6$	366.1911	366.1909	168.1017, 150.0912, 122.0600, 94.0654, 70.0652	克氏千里光碱 (senkirkine) 或其同分异构体	0.33
12	26.66	$C_{19}H_{27}NO_6$	366.1911	366.1910	168.1017, 150.0913, 122.0599, 94.0653, 70.0653	克氏千里光碱 (senkirkine) 或其同分异构体	2.18
13	27.58	$C_{18}H_{25}NO_6$	352.1757	352.1753	334.1609, 154.0874, 136.0772, 120.0800, 94.0647, 83.0493	N-氧化千里光宁碱 (senecionine N-oxide) 或其同分异构体	—
14	27.66	$C_{18}H_{25}NO_5$	336.1803	336.1806	220.1349, 178.0867, 138.0907, 120.0806, 83.0494	春千里光碱 (senecivernine)	—
15	28.67	C9H7NO	146.0599	146.0597	129.0718, 118.0648, 105.9427, 91.0541	3-醛基吲哚 (indole-3-carboxaldehyde)	—

6.3.1.4　款冬花中生物碱的质谱裂解途径

款冬花中的生物碱主要是吡咯里西啶类生物碱，其特征离子主要来自碱性母核，即吡咯里西啶氨基醇部分。如千里光宁(化合物 6)的特征离子 m/z 156 为酯键断裂后脱去千里光酸的吡咯里西啶氨基醇部分，m/z 138、m/z 120、m/z 94 分别为接连失去 2 个 H_2O 和 1 个 C_2H_2 后的特征碎片。款冬花中部分生物碱类化合物的质谱断裂途径见图 6 – 3。

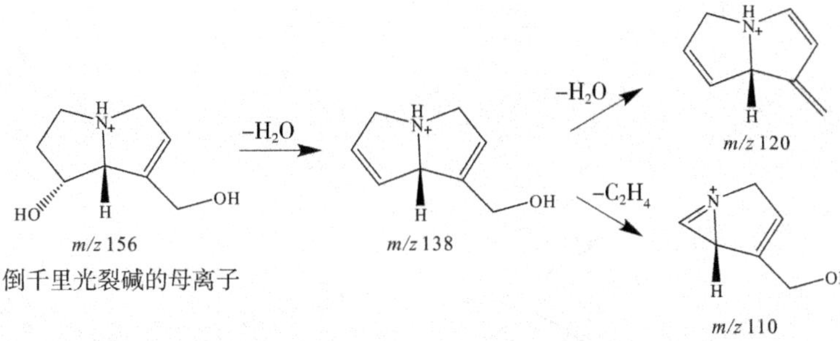

(a) 倒千里光裂碱的质谱裂解途径

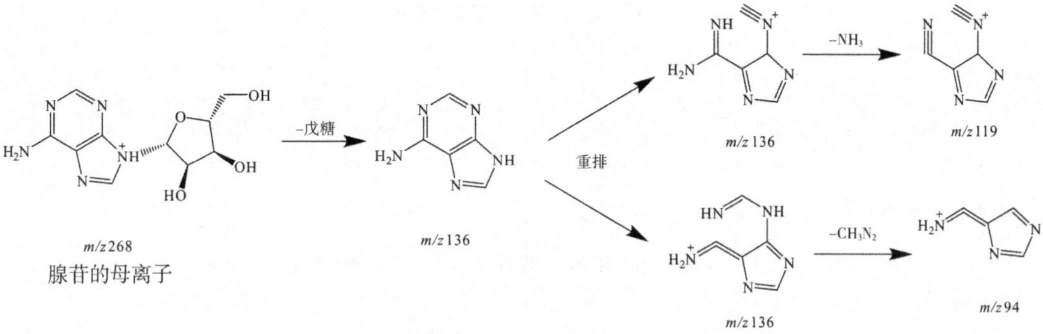

(b) 腺苷的质谱裂解途径

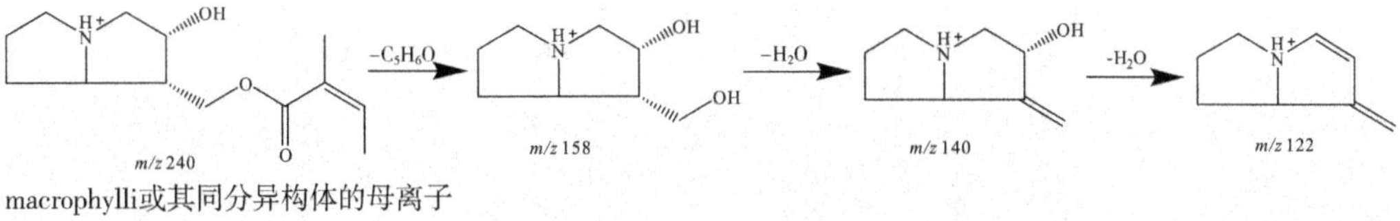

(c) macrophylli或其同分异构体的质谱裂解途径

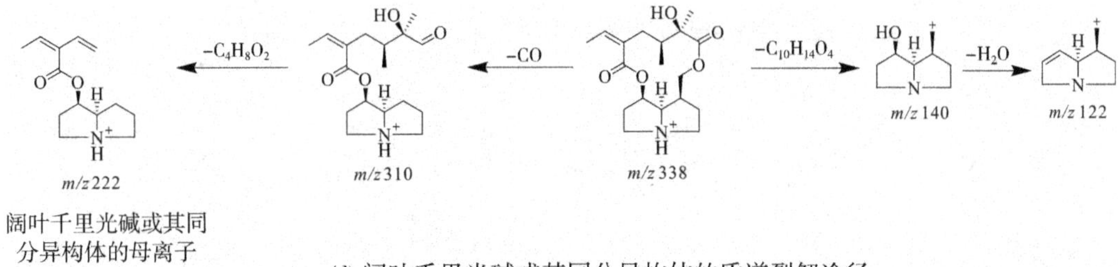

(d) 阔叶千里光碱或其同分异构体的质谱裂解途径

图 6-3 款冬花中常见生物碱可能的质谱裂解规律

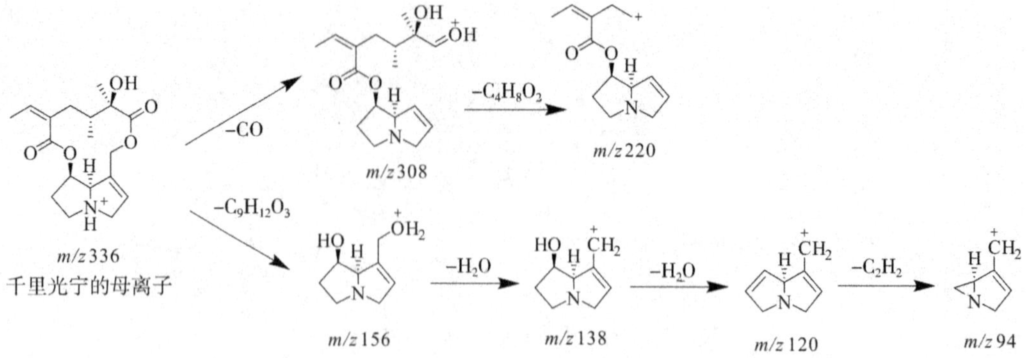

(e) 千里光宁的质谱裂解途径

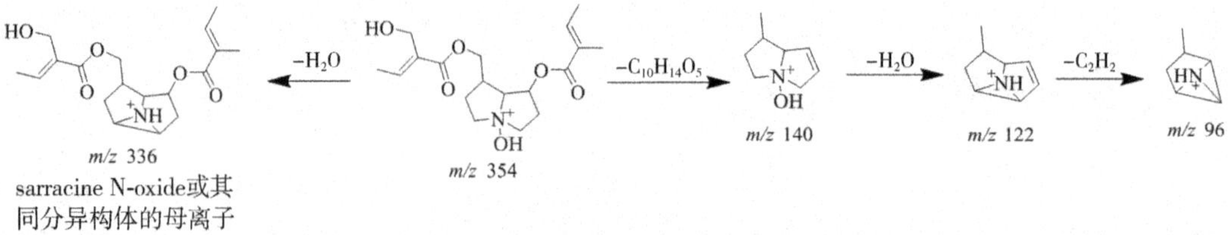

(f) sarracine N-oxide或其同分异构体的质谱裂解途径

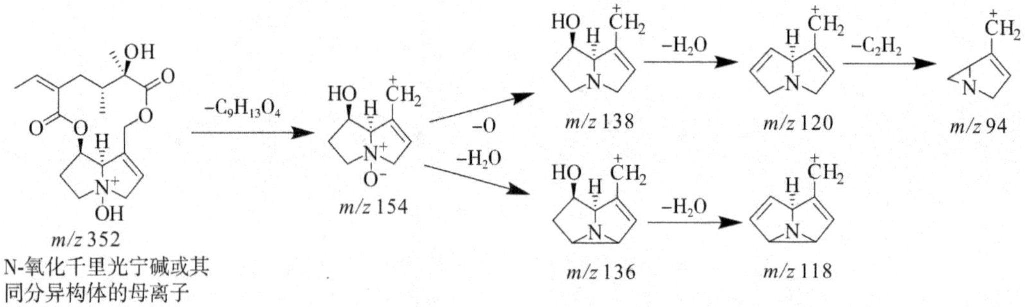

(g) N-氧化千里光宁碱或其同分异构体的质谱裂解途径

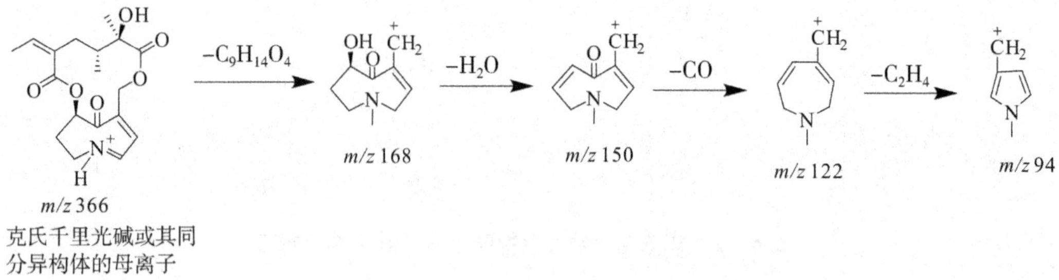

(h) 克氏千里光碱或其同分异构体的质谱裂解途径

图6-3　款冬花中常见生物碱可能的质谱裂解规律(续)

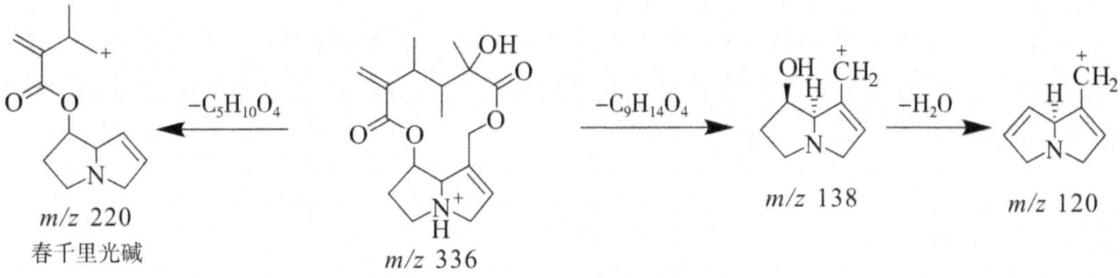

(i) 春千里光碱的质谱裂解途径

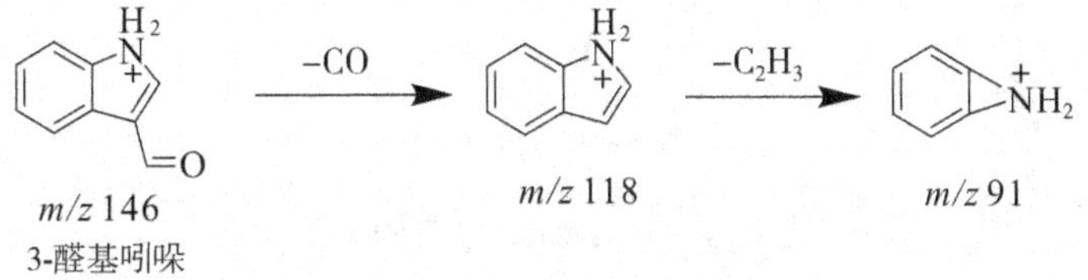

(j) 3-醛基吲哚的质谱裂解途径

图 6-3 款冬花中常见生物碱可能的质谱裂解规律(续)

6.3.2 千里光中生物碱成分的质谱特征

千里光为菊科植物千里光(*Sencio scandens* Buch. Ham)的地上干燥部分。2015 年版《中国药典》一部记载其味苦、性寒、归肺,具有清热解毒、明目、利湿的功效,用于痈肿疮毒、感冒发热、目赤肿痛、泄泻痢疾、皮肤湿疹等症状。研究发现千里光所含生物碱主要为吡咯里西啶类生物碱。

6.3.2.1 千里光中生物碱的提取

取 0.5 g 样品,加入 20 mL 的 80% 乙醇涡旋 2 min,超声 60 min,离心,取上清液 1 mL,0.2 μm 滤膜过滤后,HPLC-Q-TOF/MS 分析。

6.3.2.2 UPLC-Q-TOF/MS 条件

1. 色谱条件

色谱柱:Agilent ZORBAX SB-C18 (4.6 mm×250 mm,5 μm)。流动相:0.1% 甲酸水溶液(A)-甲醇(B)。梯度洗脱:0 ~ 5 min:2% ~ 8% B;5 ~ 10 min:8% ~ 15% B;10 ~ 35 min:15% ~ 45% B;35 ~ 45 min:45% ~ 80% B;45 ~ 47 min:80% ~ 98% B;47 ~ 49 min:98% B;49 ~ 50 min:98% ~ 2% B;50 ~ 55 min:2% B。柱温 30℃。流速 1 mL/min。进样量 4 μL。

2. 质谱条件

离子源:Dual AJS ESI 离子源,正离子电离模式;干燥气(N_2)温度 300℃;雾化气(N_2)压力 241 kPa;干燥气(N_2)流量 8 L/min;鞘气温度 350℃;鞘气流量 12 L/min;电喷雾电压 4000 V;毛细管出口电压为 150 V;锥孔电压为 65 V;八极杆电压为 750 V;扫描范围:m/z 100 ~ 1000;参比离子:m/z 121.0508 与 m/z 922.0098。

6.3.2.3　UPLC-Q-TOF/MS 测定结果

图 6-4 为千里光的 UPLC-Q-TOF/MS 总离子流图。根据精确质量数推测分子式，结合二级质谱碎片离子(图 6-5)和文献报道的千里光中生物碱，共鉴定出 7 种生物碱类化合物，结果见表 6-2。

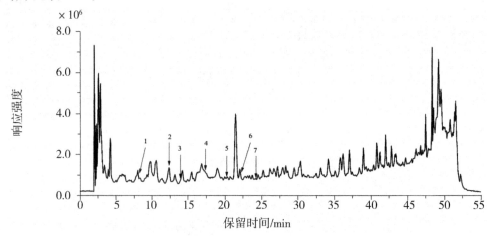

图 6-4　千里光的 UPLC-Q-TOF/MS 总离子流图

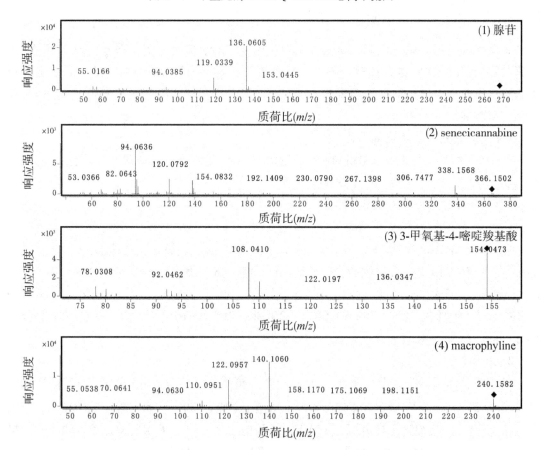

图 6-5　千里光中鉴定出的 7 种生物碱类化合物的二级质谱图

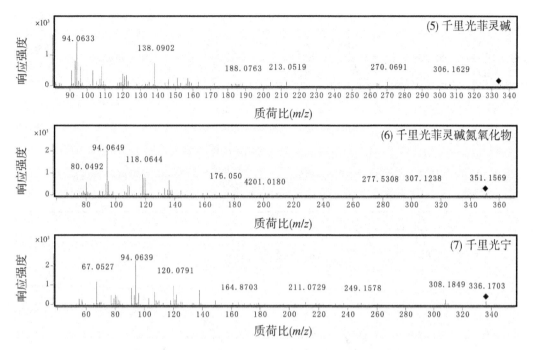

图6-5　千里光中鉴定出的7种生物碱类化合物的二级质谱图(续)

表6-2　千里光中生物碱类化合物的 UPLC-Q-TOF/MS 定性分析结果

序号	保留时间/min	分子式	$[M+H]^+$ (m/z) 理论值	$[M+H]^+$ (m/z) 测定值	特征碎片(m/z)	化合物名称	相对含量/%
1	8.03	$C_{10}H_{13}N_5O_4$	268.1025	268.1024	136.0605, 119.0339, 94.0385	腺苷(adenosine)	—
2	12.33	$C_{19}H_{27}NO_6$	366.1541	366.1543	338.1580, 154.0860, 120.0797, 94.0642	senecicannabine	1.21
3	13.80	$C_7H_7NO_3$	154.0482	154.0464	136.0347, 122.0197, 110.0569, 108.0410, 92.0462	3-甲氧基-4-嘧啶羧基酸 (3-methoxyisonicotinic acid)	—
4	15.54	$C_{13}H_{21}NO_3$	240.1581	240.1581	158.1170, 140.1060, 122.0957, 110.0951, 94.0630	macrophyline	—
5	20.18	$C_{18}H_{23}NO_5$	334.1631	334.1634	306.1629, 138.0902, 120.0772, 94.0633	千里光菲灵碱 (seneciphylline)	—

序号	保留时间/min	分子式	[M + H]⁺ (m/z) 理论值	[M + H]⁺ (m/z) 测定值	特征碎片 (m/z)	化合物名称	相对含量/%
6	22.06	$C_{18}H_{23}NO_6$	350.1589	350.1595	136.0739, 118.0644, 94.0649	千里光菲灵碱氮氧化物 (seneciphylline-N-oxide)	—
7	24.21	$C_{18}H_{25}NO_5$	336.1793	336.1786	308.1849, 138.0895, 120.079, 94.0639	千里光宁 (senecionine)	—

6.3.2.4　千里光中生物碱的质谱裂解途径

千里光中生物碱化合物的质谱断裂途径见图 6 - 6。

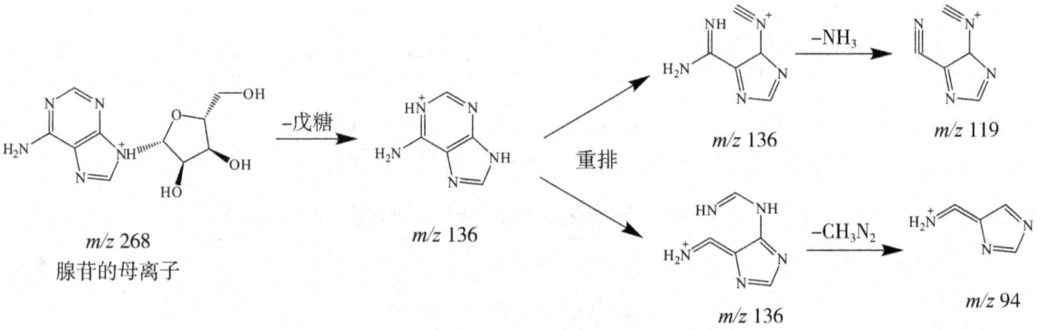

(a) 腺苷的质谱裂解途径

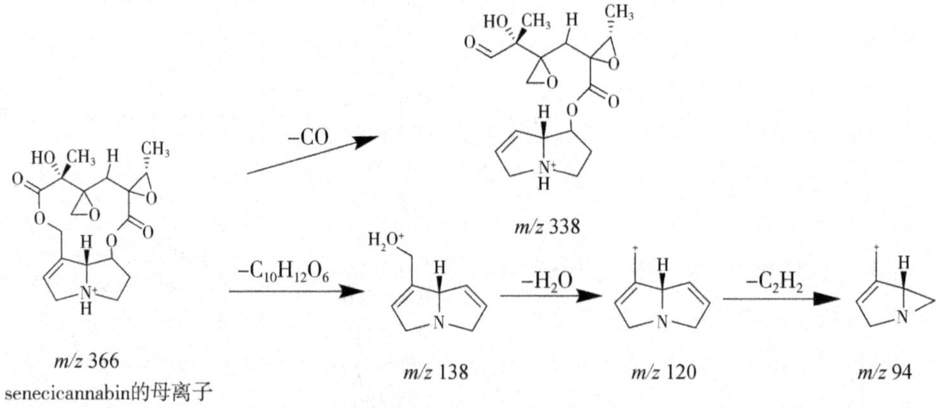

(b) senecicannabin 的质谱裂解途径

图 6 - 6　千里光中常见生物碱可能的质谱裂解规律

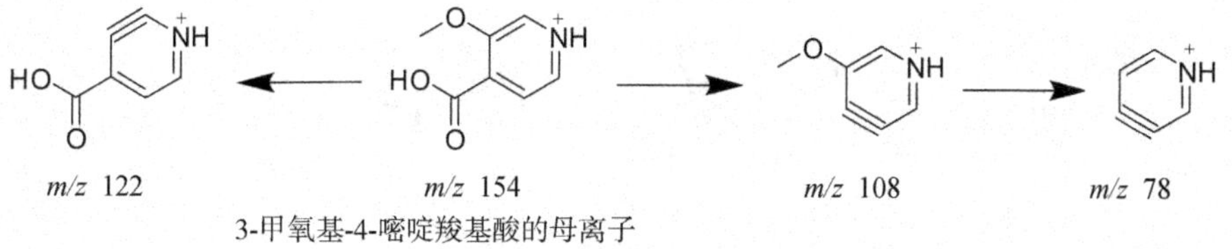
m/z 122
m/z 154
m/z 108
m/z 78
3-甲氧基-4-嘧啶羧基酸的母离子

(c) 3-甲氧基-4-嘧啶羧基酸的质谱裂解途径

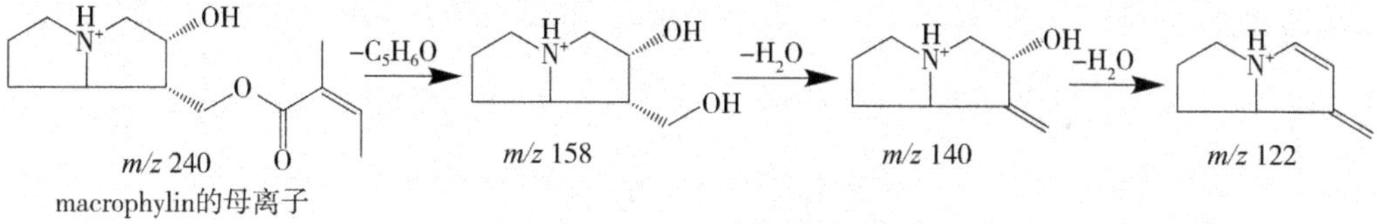
−C5H6O
−H2O
−H2O
m/z 240
macrophylin的母离子
m/z 158
m/z 140
m/z 122

(d) macrophylin的质谱裂解途径

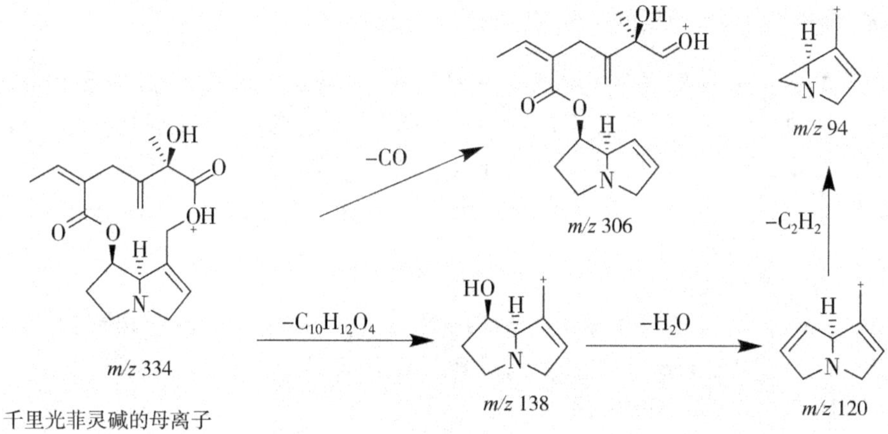
−CO
m/z 306
m/z 94
−C2H2
m/z 334
−C10H12O4
m/z 138
−H2O
m/z 120
千里光菲灵碱的母离子

(e) 千里光菲灵碱的质谱裂解途径

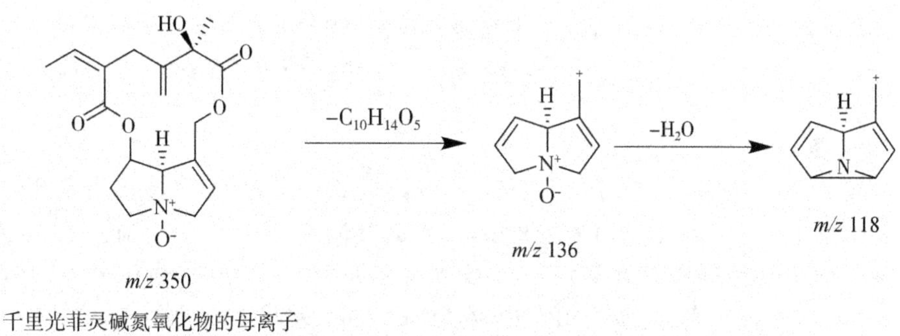
−C10H14O5
−H2O
m/z 136
m/z 118
m/z 350
千里光菲灵碱氮氧化物的母离子

(f) 千里光菲灵碱氮氧化物的质谱裂解途径

图 6-6 千里光中常见生物碱可能的质谱裂解规律(续)

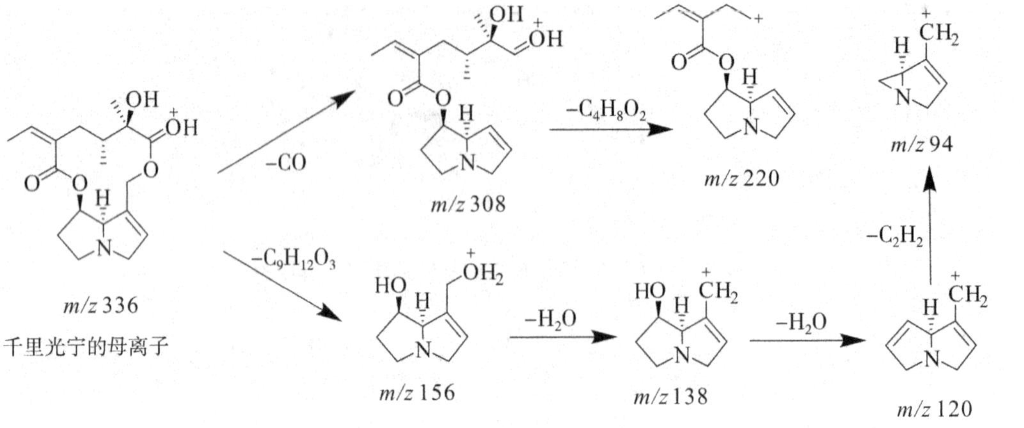

(g) 千里光宁的质谱裂解途径

图 6-6　千里光中常见生物碱可能的质谱裂解规律(续)

6.3.3　紫草中生物碱成分的质谱特征

紫草为紫草科植物新疆紫〔*Arnebia euchroma*（Royle）Johnst.〕或内蒙紫草（*Arnebia guttata* Bunge）的干燥根，别名山紫草。2015 年版《中国药典》一部记载其味甘、咸，性寒。归心、肝经。紫草具有清热凉血、活血解毒、透疹消斑的功效，用于血热毒盛、斑疹紫黑、麻疹不透、疮疡、湿疹、水火烫伤等症状。吡咯里西啶类生物碱是紫草的主要生物碱，具有一定的肝毒性。

6.3.3.1　紫草中生物碱的提取

取 0.5 g 样品，加入 20 mL 80% 乙醇涡旋 2 min 后，静置 30 min，超声 20 min，离心。取上清液 1 mL，经 0.2 μm 滤膜过滤后，UPLC-Q-TOF/MS 分析。

6.3.3.2　UPLC-Q-TOF/MS 条件

1. 色谱条件

色谱柱：Agilent ZORBAX SB-C18（4.6 mm×250 mm，5 μm）。流动相：0.1% 甲酸水溶液（A）– 甲醇（B）。采用梯度洗脱，洗脱程序为：0～5 min，5%～10%B；5～15 min，10%～30%B；15～35 min，30%～45%B；35～43 min，45%～95%B；43～45 min，95%B；45～45.1 min，95%～5%B；45.1～50 min，5%B。柱温 30℃。流速 1 mL/min。进样量 5 μL。

2. 质谱条件

离子源：Dual AJS ESI 离子源，正离子电离模式；干燥气（N_2）温度 300℃；雾化气（N_2）压力 241 kPa；干燥气（N_2）流量 8 L/min；鞘气温度 350℃；鞘气流量 12 L/min；电喷雾电压 4000 V；毛细管出口电压 150 V；锥孔电压为 65 V；八极杆电压 750 V；扫描范围：m/z 100～1100；参比离子：m/z 121.0508 与 m/z 922.0098。

6.3.3.3　紫草中生物碱的 UPLC-Q-TOF/MS 测定结果

图 6-7 为紫草提取液的 UPLC-Q-TOF/MS 总离子流图。根据精确质量数推测分子式，结合二级质谱碎片离子(图 6-8)和文献报道的生物碱成分，共鉴定出 10 种生物碱类化合物，结果见表 6-3。

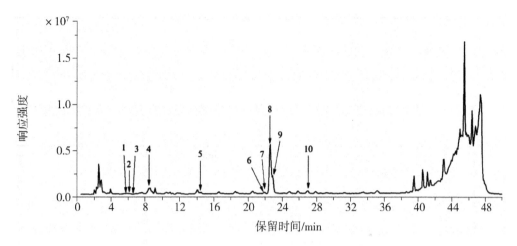

图6-7 紫草的 UPLC-Q-TOF/MS 总离子流图

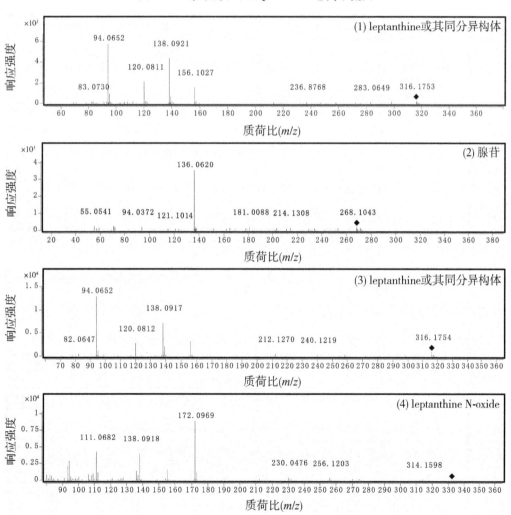

图6-8 紫草中鉴定出的10种生物碱类化合物的二级质谱图

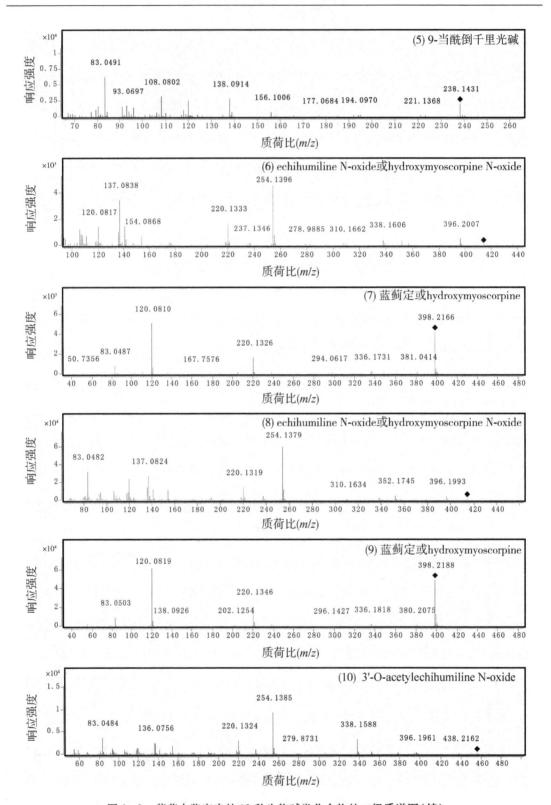

图 6-8 紫草中鉴定出的 10 种生物碱类化合物的二级质谱图(续)

表6-3 紫草中生物碱类化合物的 UPLC-Q-TOF/MS 定性分析结果

序号	保留时间 /min	分子式	[M+H]⁺ (m/z) 理论值	[M+H]⁺ (m/z) 测定值	特征碎片 (m/z)	化合物名称	相对含量 /%
1	5.90	$C_{15}H_{25}NO_6$	316.1757	316.1759	156.1027, 138.0921, 120.0811, 94.0652	leptanthine 或其同分异构体	0.18
2	6.23	$C_{10}H_{13}N_5O_4$	268.1040	268.1035	136.0620, 94.0372	腺苷 (adenosine)	—
3	6.90	$C_{15}H_{25}NO_6$	316.1757	316.1757	156.1016, 138.0917, 120.0812, 94.0652	leptanthine 或其同分异构体	0.02
4	8.57	$C_{15}H_{25}NO_7$	332.1708	332.1708	314.1598, 172.0972, 155.0945, 138.0918, 111.0682, 94.0651	leptanthine N-oxide	0.88
5	14.50	$C_{13}H_{19}NO_3$	238.1440	238.1431	156.1006, 138.0914, 120.0809, 108.0802, 93.0697	9-当酰倒千里光碱 (9-angeloylretronecine)	0.15
6	21.79	$C_{20}H_{31}NO_8$	414.2128	414.2132	254.1396, 220.1333, 154.0868, 137.0838, 120.0817	echihumiline N-oxide 或 hydroxymyoscorpine N-oxide	0.1
7	22.00	$C_{20}H_{31}NO_7$	398.2178	398.2173	220.1326, 120.0810, 83.0487	蓝蓟定 (echimidine) 或 hydroxymyoscorpine	—
8	22.59	$C_{20}H_{31}NO_8$	414.2128	414.2121	254.1379, 220.1319, 154.0850, 137.0824, 120.0795, 83.0482	echihumiline N-oxide 或 hydroxymyoscorpine N-oxide	4.78
9	22.80	$C_{20}H_{31}NO_7$	398.2178	398.2173	220.1346, 120.0819, 83.0503	蓝蓟定 (echimidine) 或 hydroxymyoscorpine	1.31
10	26.93	$C_{22}H_{33}NO_9$	456.2231	456.2234	338.1606, 254.1385, 220.1324, 154.0854, 136.0756	3'-O-acetylechihumiline N-oxide	0.18

6.3.3.4　紫草中生物碱的质谱裂解途径

紫草中的生物碱主要是吡咯里西啶类生物碱，其特征离子主要来自碱性母核，即吡咯里西啶氨基醇部分。如 leptanthine（化合物 1）的特征离子 m/z 156、m/z 138、m/z 120 和 m/z 94 分别为酯键断裂后的吡咯里西啶氨基醇部分，以及再接连失去 2 个 H_2O 和 1 个 C_2H_2 后形成的特征碎片。

紫草中的常见生物碱的质谱断裂途径见图 6-9。

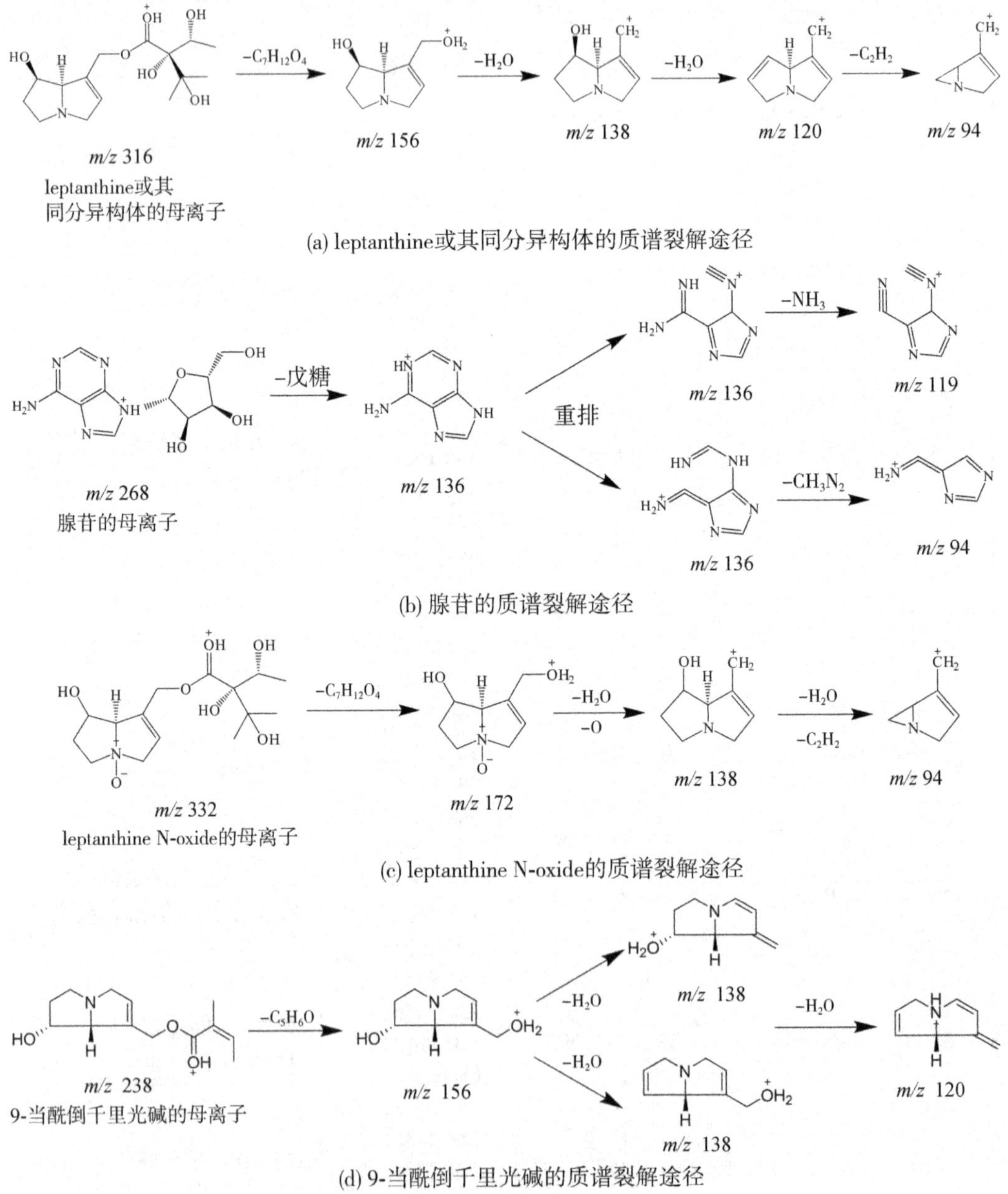

(a) leptanthine或其同分异构体的质谱裂解途径

(b) 腺苷的质谱裂解途径

(c) leptanthine N-oxide的质谱裂解途径

(d) 9-当酰倒千里光碱的质谱裂解途径

图 6-9　紫草中常见生物碱可能的质谱裂解规律

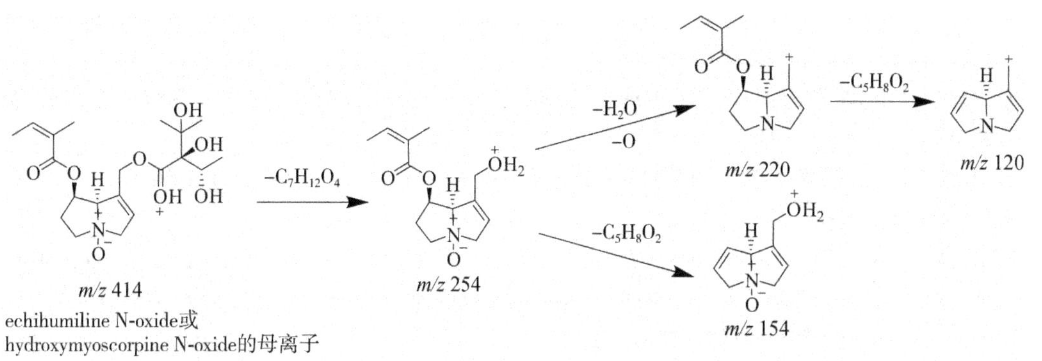

(e) echihumiline N-oxide或hydroxymyoscorpine N-oxide的质谱裂解途径

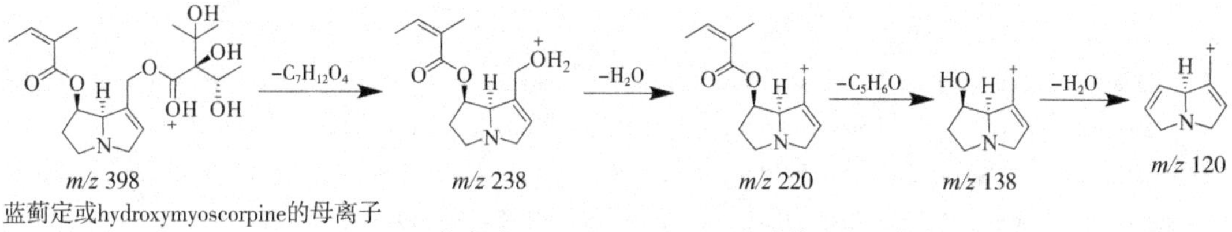

(f) 蓝蓟定或hydroxymyoscorpine的质谱裂解途径

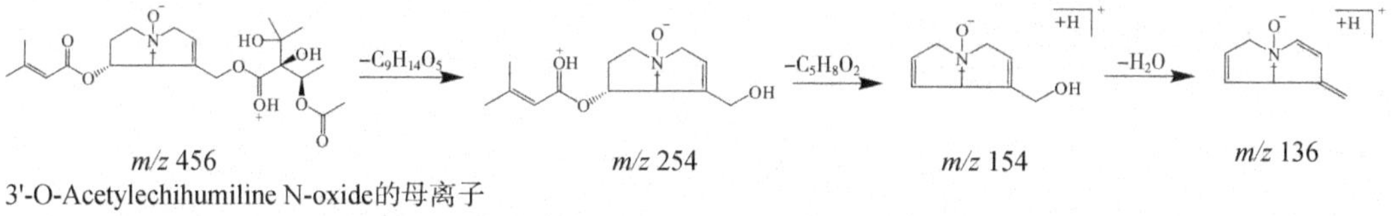

(g) 3'-O-acetylechihumiline N-oxide的质谱裂解途径

图6-9 紫草中常见生物碱可能的质谱裂解规律(续)

参考文献

[1] 王锋鹏. 生物碱化学[M]. 北京:化学工业出版社,2008.

[2] 刘斌. 天然药物化学[M]. 北京:高等教育出版社,2012.

[3] 匡海学. 中药化学[M]. 北京:中国中医药出版社,2003.

[4] 李华雨,刘宏民,卜闪闪,等. HPLC/ESI-Q-TOFMS 鉴定淋巴癌患者尿液中的修饰核苷[J]. 高等学校化学学报,2009,30(4):661-669.

[5] LIU Y J,XU Y,QIAO H Y,et al. Online monitoring for strychnos nux-vomica parching in sands and chemical compositional analysis by ultra performance liquid chromatography-linear trap quadrupole-qrbitrap-mass spectrometry[J]. Tropical Journal of Pharmaceutical Research,2014,13 (10):1675-1680.

[6] TIAN JX,TIAN Y,XU L,et al. Characterisation and identification of dihydroindole-type alkaloids from processed semen strychni by high-performance liquid chromatography coupled with electrospray ionisation ion trap time-of-flight mass spectrometry[J]. Phytochemical Analysis,2014,25(1):36-44.

[7] 陈菲,张奉苏,刘训红,等. 超高效液相色谱-四极杆飞行时间质谱同时测定樟芝菌粉中6个核苷类化合物及其指纹图谱研究[J]. 药物分析杂志,2013,33(12):2097-2103.

[8] LI S L,LIN G,FU P P,et al. Identification of five hepatotoxic pyrrolizidine alkaloids in a commonly used

traditional Chinese medicinal herb, herba senecionis scandentis (Qianliguang) [J]. Rapid Communications in Mass Spectrometry,2008,22(4):591 – 602.

[9] 程晓叶,张霞,廖曼,等. UPLC-Q-TOF-MS 法分析款冬花的化学成分[J]. 中草药,2017,48(12):2390 – 2400.

[10] 濮社班,徐德然,张勉,等. 中药款冬中肝毒吡咯里西啶生物碱的 LC/MS ～ n 检测[J]. 中国天然药物,2004(5):40 – 44.

[11] RUAN J,LI N,XIA Q,et al. Characteristic ion clusters as determinants for the identification of pyrrolizidine alkaloid N-oxides in pyrrolizidine alkaloid-containing natural products using HPLC-MS analysis[J]. Journal of Mass Spectrometry,2012,47(3):331 – 337.

[12] NARDIN T,PIASENTIER E,BARNABA C. Targeted and untargeted profiling of alkaloids in herbal extracts using online solid-phase extraction and high-resolution mass spectrometry (Q-Orbitrap) [J]. Journal of Mass Spectrometry,2016,51(9):729 – 741.

[13] AHMAD L,HE Y,HAO J C,et al. Toxic pyrrolizidine alkaloids provide a warning sign to overuse of the ethnomedicine *Arnebia benthamii*[J]. Journal of Ethnopharmacology,2017,210:88 – 94.

[14] BOPPRE M,COLEGATE S M,EDGAR J A. Pyrrolizidine alkaloids of *Echium vulgare* honey found in pure pollen[J]. Journal of Agricultural and Food Chemistry,2005,53(3),594 – 600.

7 托品烷类生物碱

托品烷类生物碱(tropane alkaloids)是由吡咯环与哌啶环骈合而成的,两环共用1个氮原子和2个碳原子形成托品烷基本骨架,来源于鸟氨酸代谢途径。此类生物碱在植物体内常以有机酸酯的形式存在,目前已从植物中分离鉴定了500多种托品烷类生物碱,主要分布于茄科、大戟科、十字花科、旋花科、山龙眼科与红树科等双子叶植物中,尤其以茄科曼陀罗属(*Datura*)与曼陀罗木属(*Brugmans*)中含量丰富。代表性植物有曼陀罗、颠茄、三分三、天仙子、洋金花、山莨菪、东莨菪、盾叶鬼臼、华山参、热参、古柯等。

自19世纪中期从南美洲古柯树叶中获得的可卡因被分离并发现其止痛作用后,托品烷类生物碱便受到人们的关注。该类化合物具有重要的药用价值,是先导化合物的重要来源。通过构效关系研究,人们设计合成了一系列优良的局部麻醉药,如利多卡因、普鲁卡因等。阿托品(atropine)和从颠茄(*Atropa belladonna*)中分离得到的莨菪碱(hyoscyamine)、东莨菪碱(scopolamine),以及从我国特有的茄科植物唐古特山莨菪根中分离获得的山莨菪碱(andaming)和樟柳碱(anisodine),均为M胆碱受体拮抗剂,在临床上用于胃肠道解痉、抑制胃酸分泌、镇静和扩瞳等。基于上述化合物,通过半合成或合成方法获得的后马托品、苯扎托品等药物,在临床用于扩瞳及治疗帕金森等疾病。最近的研究发现,托品烷类生物碱还具有逆转多药耐药、保肝、抑制糖苷酶等生物活性。近年来,随着植物化学研究的深入,许多结构新颖的化合物如多羟基水溶性生物碱 calystegines、托品烷聚合体 mooniines 和 grahamine 等被鉴定出来,学者们针对这些化合物开展了大量的植物化学分类学、生物合成途径等方面的研究工作。

7.1 结构分类与分布

根据分子中含有托品烷骨架的数目,可将托品烷类生物碱分为3大类:托品醇类生物碱、莨菪碱类生物碱和双分子托品类生物碱。

1. 托品醇类生物碱

托品醇类生物碱含有1个托品烷单位,无分子间酯键存在。代表性化合物如托品醇、伪托品醇及托品酮。

2. 莨菪碱类生物碱

莨菪碱类生物碱分子为托品烷与有机酸形成的酯。有机酸的种类很多,如乙酸、丁烯二酸、苯乙酸类、苯丙酸类及含硫氮杂原子的有机酸等,多与托品烷的3位羟基成酯。代表性化合物如可卡因(古柯碱)、莨菪碱、阿托品、东莨菪碱、樟柳碱。

3. 双分子托品类生物碱

双分子托品类生物碱分子中含有2个托品烷单位,通过1个或2个有机酸形成酯相连接。代表性化合物如颠茄碱、schizanthine X、mooniines A、mooniines B、α-Truxillines、β-Truxillines。

7.2 理化性质与中毒症状

7.2.1 理化性质

托品烷类生物碱中,阿托品、东莨菪碱和山莨菪碱均属于剧毒生物碱。

阿托品是从颠茄、曼陀罗或莨菪等茄科植物中提取的消旋莨菪碱,外观为无色结晶或白色结晶性粉末,无臭,味苦;极易溶于水,易溶于乙醇,不溶于乙醚或氯仿,熔点为190～194℃,熔融的同时分解。

东莨菪碱是一种莨菪烷型生物碱,存在于茄科植物中,外观为黏稠糖浆状液体,味苦而辛辣,易溶于乙醇、乙醚、氯仿、丙酮和热水,微溶于苯和石油醚,在冷水中溶解度尚可。能与多种无机或有机酸反应生成结晶盐;在稀碱中易消旋化生成 D,L-东莨菪碱,失去光学活性;与氯化汞反应生成白色沉淀,熔点为59℃。

山莨菪碱是从我国特产茄科植物山莨菪中提取的一种生物碱,常简称为"654",其天然品称为"654-1",用人工合成方法制得的产品称为"654-2"。山莨菪碱外观为白色结晶或结晶性粉末,无臭,味苦,易溶于乙醇或盐酸中,可在水中溶解,熔点为103～113℃。

7.2.2 中毒症状

1)阿托品主要的中毒症状

(1)常见的症状有:便秘、出汗减少、口鼻咽喉干燥、视力模糊、皮肤潮红、排尿困难(尤其是老年患者)、口干(特别是男性)。

(2)少见的症状有:眼压升高、过敏性皮疹或疱疹。

(3)用药逾量表现为:动作笨拙不稳、神志不清、抽搐、幻觉、谵妄(多见于老年患者)、呼吸短促与困难、言语不清、心跳异常加快、易激动、神经质、坐立不安(多见于儿童)等。

极大剂量可致惊厥、兴奋、视物模糊,静脉注射可有心脏停搏,皮下注射可有药疹。心律失常,在成人以房室脱节为常见,而在儿童则为房性心律失常。有些患者发生心动过速甚至室颤,这种并发症可能由于用量超过 1 mg,但有时用量为 0.5 mg 也可引起上述并发症。此药可使呼吸速度及深度增加,可能是对支气管扩张后死腔增大的一种反应。

近来有些报告指出,阿托品可致记忆力功能不全。有文献报道了57 例股骨颈骨折手术治疗患者，麻醉前给阿托品，术后发生精神错乱。还有文献报道应用含有阿托品的贴敷剂也可引起中枢神经系统反应，如视力紊乱及幻觉。

阿托品最常见的过敏反应是接触性皮炎和结膜炎。用阿托品滴眼时，有时可引起刺激性结膜炎。使用时要压迫泪囊部，尤其是儿童使用时。如经鼻泪管吸收，可产生全身症状，主要表现为口干、唾液分泌减少、无汗、皮肤潮红、眩晕、心率加快、烦躁、视力模糊、羞明。还会出现皮肤干热，可能出现皮疹，尤其是在颜面、颈部及躯干上部，可能随之脱屑。应用阿托品治疗儿童屈光不正时可出现轻度的毒性反应。

2）东莨菪碱主要的中毒症状

（1）用药过量可引起口干、吞咽困难、声音嘶哑、面红、皮肤干燥、头痛、心动过速、心悸、发热、瞳孔扩大、视力模糊、排尿困难。

（2）对中枢神经系统可致谵妄、狂躁、眩晕、幻觉、摸空动作和共济失调，中毒症状可持续数小时至数日。

（3）病情严重者，发生昏迷、血压下降，最终因呼吸衰竭而死亡。

（4）东莨菪碱中毒时，中枢神经系统兴奋的症状不明显，而表现为反应迟钝、精神衰颓、昏迷等抑制症状。

3）山莨菪碱主要的中毒症状

不良反应与阿托品相似，但毒性较低。对肝、肾等实质性脏器无损害。可有口干、面红、轻度扩瞳、视近物模糊等表现。个别患者有心率加快及排尿困难等症状，多在 1～3 h 内消失，长期使用不致蓄积中毒。用量过大时亦有阿托品样中毒症状，但本药排泄快（半衰期为 40 min），无蓄积作用，对肝肾无损害。若口干明显时可口含酸梅或维生素 C，症状即可缓解。静滴过程中，若排尿困难，可肌注新斯的明 0.5～1 mg 或氢溴酸加兰他敏 2.5～5 mg 以解除症状。极少病例在一次肌内注射 5 mg 后，扩瞳作用特别敏感，视力极度模糊，持续时间接近 10 天。

7.3 颠茄与洋金花中托品烷类生物碱的质谱特征

颠茄为茄科颠茄属植物，具有镇痉、镇痛以及散瞳等效能，其植物及药材外观如图 7-1。洋金花为茄科曼陀罗属植物白曼陀罗的干燥花，又名曼陀罗花、山茄花、风茄花等，其植物及药材外观如图 7-2。《中国药典》（2015 年版）记载其性温、味辛、有毒，归肺、肝经，具有平喘止咳、解痉镇痛的功效，用于哮喘咳嗽、脘腹冷痛、风湿痹痛、小儿慢惊、外科麻醉等。研究表明，颠茄与洋金花中的主要活性成分阿托品、去甲天仙子胺、东莨菪碱与山莨菪碱等托品烷类生物碱均为剧毒生物碱。大剂量（0.5～1 mg）可致惊厥、兴奋、视物模糊，静脉注射可有心脏停搏，皮下注射可有药疹、心律失常甚至室颤。

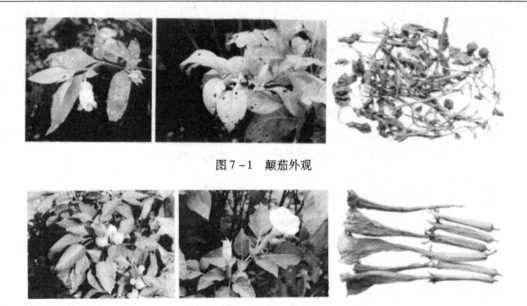

图7-1　颠茄外观

图7-2　洋金花外观

7.3.1　颠茄与洋金花中生物碱的提取

取 0.5 g 样品，用 20 mL 80% 乙醇浸泡 30 min 后，超声提取 30 min，离心，取上清液 2 mL，用氮气吹至 0.5 mL，用 0.2 μm 滤膜过滤，UPLC-Q-TOF/MS 分析。

7.3.2　UPLC-Q-TOF/MS 条件

1. 色谱条件

色谱柱：Agilent ZORBAX SB-Phenyl (4.6 mm×250 mm，5 μm)。流动相：0.1% 甲酸水溶液(A) - 甲醇(B)。梯度洗脱程序：0～1 min，10%B；1～20 min，10%～50%B；20～25 min，50%B；25～25.1 min，50%～10%B；25.1～30 min，10%B。柱温30℃。流速 1 mL/min。进样量 10 μL。

2. 质谱条件

离子源：Dual AJS ESI 离子源，正离子电离模式；干燥气(N₂)温度350℃；雾化气(N₂)压力241 kPa；干燥气(N₂)流量8 L/min；鞘气温度350℃；鞘气流量11 L/min；电喷雾电压3500 V；毛细管出口电压120 V；锥孔电压65 V；八极杆电压750 V；扫描范围：m/z 100～1000；参比离子：m/z 121.0508 与 m/z 922.0098。

7.3.3　颠茄与洋金花中生物碱的 UPLC-Q-TOF/MS 测定结果

图7-3a 为洋金花提取液的 UPLC-Q-TOF/MS 总离子流图。根据精确质量数推测分子式，结合二级质谱碎片离子(图7-4)和文献报道的洋金花中生物碱数据，共鉴定出 8 种生物碱类化合物，结果见表7-1。其中，化合物 3 根据精确质量数推测分子式为 $C_{17}H_{21}NO_5$，与樟柳碱分子式相同，但其二级质谱碎片与樟柳碱结构式不一致，不能确定

其结构。颠茄提取液的 UPLC-Q-TOF/MS 总离子流图如图 7 – 3b 所示，其生物碱成分与洋金花中的生物碱成分基本一致，但未检出曼陀罗碱与樟柳碱同分异构体。

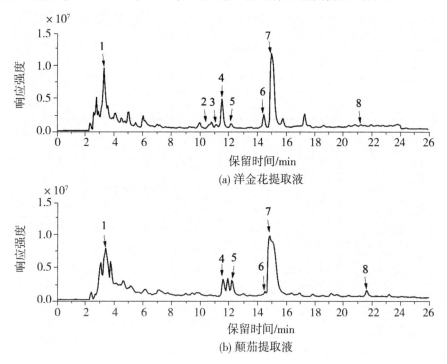

(a) 洋金花提取液

(b) 颠茄提取液

图 7 – 3　UPLC-Q-TOF/MS 总离子流图

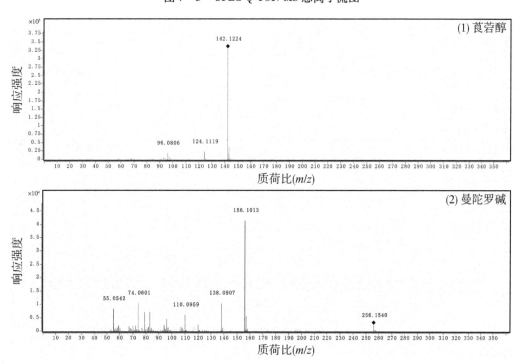

图 7 – 4　洋金花中鉴定出的 8 种生物碱类化合物的二级质谱图

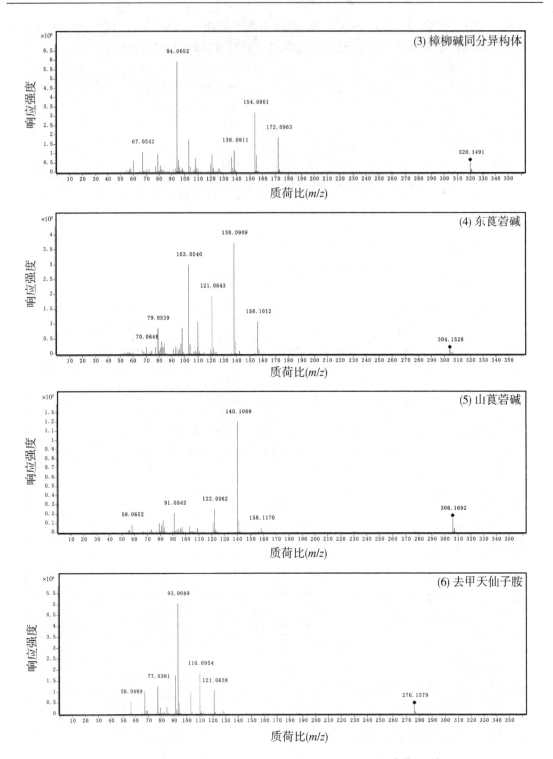

图7-4　洋金花中鉴定出的8种生物碱类化合物的二级质谱图(续)

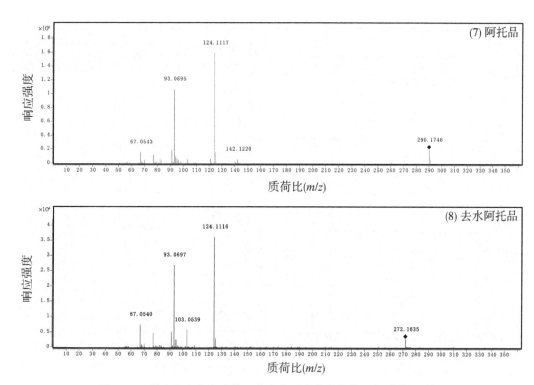

图 7-4 洋金花中鉴定出的 8 种生物碱类化合物的二级质谱图（续）

表 7-1 颠茄与洋金花中生物碱类化合物的 UPLC-Q-TOF/MS 定性分析结果

序号	保留时间/min	分子式	[M+H]⁺ (m/z) 理论值	[M+H]⁺ (m/z) 测定值	特征碎片 (m/z)	化合物名称	相对含量/% 洋金花	相对含量/% 颠茄
1	3.19	$C_8H_{15}NO$	142.1226	142.1222	124.1119, 96.0806	莨菪醇 (tropine)	16.2	20.4
2	10.57	$C_{13}H_{21}NO_4$	256.1543	256.1543	156.1013, 138.0917, 110.0959, 96.0806, 83.0489, 79.0538, 74.0601, 55.0542	曼陀罗碱 (meteloidine)	0.62	—
3	10.97	$C_{17}H_{21}NO_5$	320.1492	320.1488	172.0963, 154.0861, 138.0911, 121.0643, 103.0541, 94.0652, 79.0542, 67.0542, 60.0443	樟柳碱同分异构体 (anisodine isomer)	0.79	—

续表 7 - 1

序号	保留时间/min	分子式	[M + H]⁺ (m/z) 理论值	[M + H]⁺ (m/z) 测定值	特征碎片 (m/z)	化合物名称	相对含量/% 洋金花	相对含量/% 颠茄
4	11.98	$C_{17}H_{21}NO_4$	304.1543	304.1542	156.1012, 138.0909, 121.0643, 110.0959, 103.0540, 98.0597, 79.0539	东莨菪碱 （scopolamine）	6.53	2.9
5	12.06	$C_{17}H_{23}NO_4$	306.1700	306.1695	140.1069, 122.0962, 91.0542, 82.0653, 58.0652	山莨菪碱 （anisodamine）	0.99	2.5
6	14.26	$C_{16}H_{21}NO_3$	276.1594	276.1582	121.0638, 110.0954, 103.0535, 93.0689, 91.0535, 77.0391, 67.0537, 56.0489	去甲天仙子胺 （norhyoscyamine）	2.64	0.9
7	14.93	$C_{17}H_{23}NO_3$	290.1751	290.1744	142.1220, 124.1117, 93.0695, 77.0385, 67.0543	阿托品 （atropine）	25.7	36.3
8	21.23	$C_{17}H_{21}NO_2$	272.1645	272.1642	124.1116, 103.0539, 93.0697, 77.0385, 67.0540	去水阿托品 （apoatropine）	0.28	1.1

7.3.4　颠茄与洋金花中生物碱的质谱裂解途径

颠茄与洋金花中生物碱主要有莨菪醇及其酯类化合物，其特征离子主要来自碱性母核，即莨菪醇部分以及羧酸部分。如山莨菪碱(化合物5)的特征离子 m/z 158 为酯键断裂后的莨菪醇部分，m/z 140、m/z 122 分别为失去 1 个 H_2O 与 2 个 H_2O 后的特征碎片，再脱去含氮部分得到 m/z 91 的碎片离子。对应的羧酸部分形成碎片离子 m/z 121，脱去 1 分子 H_2O 后得到离子 m/z 103。颠茄与洋金花中生物碱的质谱裂解途径见图 7 - 5。

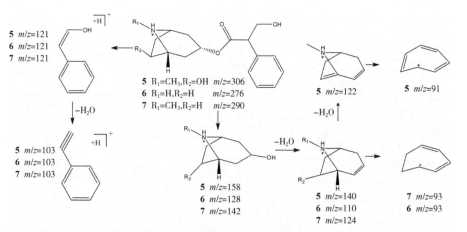

(a) 莨菪醇的质谱裂解途径

(b) 曼陀罗碱的质谱裂解途径

(c) 东莨菪碱的质谱裂解途径

(d) 山莨菪碱、去甲天仙子胺和阿托品的质谱裂解途径

(e) 去水阿托品的质谱裂解途径

图 7-5　颠茄与洋金花中生物碱的质谱裂解途径

参考文献

［1］李伟,李洪霞,柴金玲,等. 区带毛细管电泳法分离测定洋金花中莨菪烷类生物碱. 分析试验室,2006, 25：56 – 58.

［2］李振宇,杨炳友,夏永刚,等. 洋金花中生物碱类成分的分离与鉴定. 中医药学报,2010,38：92 – 93.

［3］ARRÁEZ-ROMÁND,ZUREK G,BÄßMANN C,et al. Characterization of Atropa belladonna L. compounds by capillary electrophoresis-electrospray ionization-time of flight-mass spectrometry and capillary electrophoresis-electrospray ionization-ion trap-mass spectrometry. Electrophoresis,2008,29：2112 – 2116.

8　苯丙胺类生物碱

　　苯丙胺类(phenylalkylamines)生物碱是一类具有苯丙胺结构母核的衍生物，来源于苯丙氨酸及酪氨酸，即通过苯丙氨酸和酪氨酸苯环的氧化取代、氮的不同取代及支链的氧化还原等形成各种衍生物。苯丙胺类生物碱分布较广，大多来源于麻黄属、巧茶属、金合欢属、罂粟属等植物中，代表性的植物有麻黄、中麻黄、木贼林黄、丽江麻黄、山岭麻黄、心叶黄花稔等。此外在多孢木属、青霉菌属等真菌中亦有分布。苯丙胺类生物碱具有很高的药用价值，如麻黄碱具有收缩血管、兴奋中枢的作用，益母草碱具有收缩子宫、降血压、镇静的作用。1887年，日本人长井长义首次从麻黄中分离得到麻黄碱(ephedrine)，然而直到1924年，我国药学家陈克恢验证了麻黄碱的平喘作用，麻黄碱才引起了医药学界的重视。麻黄碱结构中的氮原子位于脂肪链上，差向异构体为伪麻黄碱(pseudo-ephedrine)，具有机胺的性质。此类生物碱结构简单，生物活性显著，具有很高的药用价值。

8.1　结构分类与分布

　　苯丙胺类生物碱的结构特点是氮原子不在环内，而在环外。根据其生物合成途径及氮取代的不同，可归纳为两类：一类是具有麻黄碱母核结构的生物碱，如麻黄碱、伪麻黄碱等；另一类是通过苯丙胺类脱羧等途径脱去1个碳形成的苯乙胺类生物碱，如多巴胺等。苯丙胺类生物碱包括胺类苯丙胺生物碱、酸类苯丙胺生物碱、酰胺类苯丙胺生物碱和双分子型苯丙胺类生物碱。

　　1. 胺类苯丙胺生物碱

　　胺类苯丙胺生物碱是典型的苯丙胺类生物碱，天然来源的有十几种，分布较广，药用较多，代表性化合物如($\pm$)-N,N-二甲基-1-苯基-2-丙胺、(1S,2S)-2-二甲氨基-1-丙基-1-丙醇、(1R,2S)-2-二甲氨基-1-苯基-1-丙醇和氯霉素。

　　2. 酸类苯丙胺生物碱

　　酸类苯丙胺生物碱分子中，苯乙胺链端连接有1个羧基，种类较少。代表性化合物如2-氨基-3-(3-溴-5-氯-4-羟基苯基)丙酸和ochratoxin A等。

　　3. 酰胺类苯丙胺生物碱

　　酰胺类苯丙胺生物碱分子中，苯乙胺链端连接有1个酰胺基团，天然存在的这类化合物仅有数种。代表性化合物如suberedamine A等。

4. 双分子型苯丙胺类生物碱

双分子型苯丙胺类生物碱是由 2 个以上苯丙胺类结构通过羧合等方式连接起来的一类化合物，种类较少。代表性化合物如 aurantiamide acetate 和 cherinonaine 等。

8.2　理化性质与中毒症状

8.2.1　理化性质

苯丙胺类生物碱中，麻黄碱和伪麻黄碱均是中药麻黄的主要药效成分，外观均为白色针状结晶或结晶性粉末，相对分子质量较小，曝光分解，具有挥发性，碱性较强。

游离麻黄碱可溶于水，但伪麻黄碱在水中的溶解度较麻黄碱小，麻黄碱和伪麻黄碱也能溶于氯仿、乙醚、苯及醇类溶剂中。麻黄碱熔点为 37 ～ 39℃，伪麻黄碱熔点为 118 ～ 120℃。

8.2.2　中毒症状

麻黄碱和伪麻黄碱中毒主要是由中枢神经系统兴奋和周围的拟肾上腺素作用所引起。患者有头痛、眩晕、耳鸣、烦躁不安、谵妄、震颤、痉挛、寒战、发热、颜面潮红、出汗、瞳孔散大、视物模糊、口干、恶心、呕吐、腹胀、排尿困难、血压上升、心悸、过早搏动及其他心律失常、昏迷等症状。严重中毒时可致心力衰竭或呼吸衰竭。

由于严重麻黄碱中毒者可出现惊厥、呼吸不规则甚至停止，引起脑水肿，均可引起脑细胞严重缺氧，影响智力发育。若抢救不及时，将损害神经系统，导致痴呆、反应迟钝、瘫痪等后遗症。

8.3　苯丙胺类生物碱的质谱特征

麻黄（*Herba ephedrae*）为麻黄科植物，主要有草麻黄（*Ephedra sinica* Stapf）、中麻黄（*Ephedra intermedia* Schrenk et C. A. Mey）、木贼麻黄（*Ephedra equisetina* Bge. ）3 种，其外观如图 8 -1 所示。

麻黄具有发汗散寒、宣肺平喘、利水消肿之功效，是临床治疗上呼吸道疾病的重要中草药之一。现代药理实验证实，其主要药效成分为有机胺类生物碱，包括麻黄碱、伪麻黄碱、甲基麻黄碱、甲基伪麻黄碱、去甲基麻黄碱、去甲基伪麻黄碱等。同时，麻黄碱与伪麻黄碱等有机胺类生物碱为有毒生物碱，严重中毒时可致心力衰竭或呼吸衰竭。《中国药典》等已将麻黄中的生物碱作为麻黄药材鉴定及内在质量控制的重要指标。

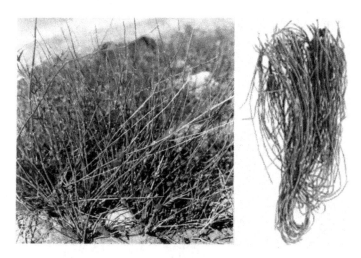

图 8 - 1　麻黄植株(左)及麻黄药材(右)外观

8.3.1　麻黄中生物碱的提取

取 0.5 g 样品，20 mL 80% 乙醇浸泡 30 min 后，超声提取 30 min，上清液 2 mL，用氮气吹至 0.2 mL，0.2 μm 滤膜过滤后，UPLC-Q-TOF/MS 分析。

8.3.2　UPLC-Q-TOF/MS 条件

1）色谱条件

色谱柱：Agilent ZORBAX SB-Phenyl (4.6 mm × 250 mm，5 μm)。流动相：0.1% 甲酸水溶液(A)-乙腈(B)。梯度洗脱程序：0～2 min，2% B；2～5 min，2%～10% B；5～10 min，10% B；10～15 min，10%～40% B；15～16 min，40% B。柱温30℃；流速1 mL/min。进样量2 μL。

2）质谱条件

离子源：Dual AJS ESI 离子源，正离子电离模式；干燥气(N₂)温度350℃；雾化气(N₂)压力241 kPa；干燥气(N₂)流量8 L/min；鞘气温度350℃；鞘气流量11 L/min；电喷雾电压3500 V；毛细管出口电压120 V；锥孔电压65 V；八极杆电压750 V；扫描范围：m/z 100～1000；参比离子：m/z 121.0508 与 m/z 922.0098。

8.3.3　麻黄中生物碱的 UPLC-Q-TOF/MS 测定结果

图 8 - 2 为草麻黄与中麻黄提取液的 UPLC-Q-TOF/MS 总离子流图。根据精确质量数推测分子式，结合二级质谱碎片离子(图 8 - 3)和文献报道的麻黄中生物碱，共鉴定出 6 种生物碱类化合物，结果见表 8 - 1。

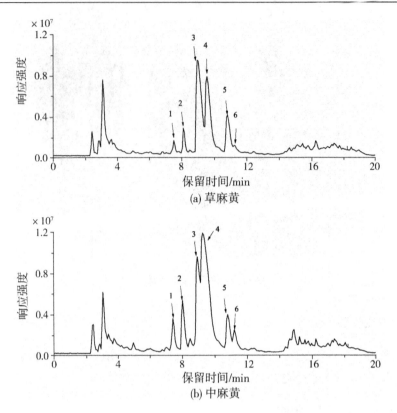

图 8-2　麻黄提取液的 UPLC-Q-TOF/MS 总离子流图

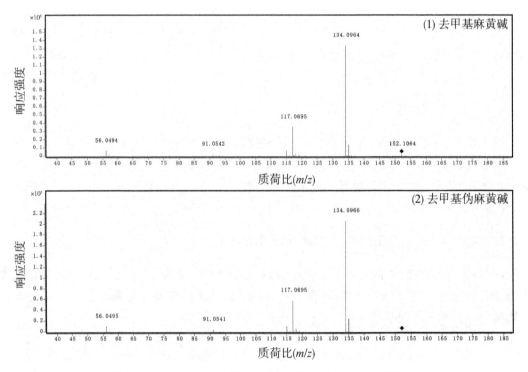

图 8-3　麻黄中鉴定出的 6 种生物碱类化合物的二级质谱图

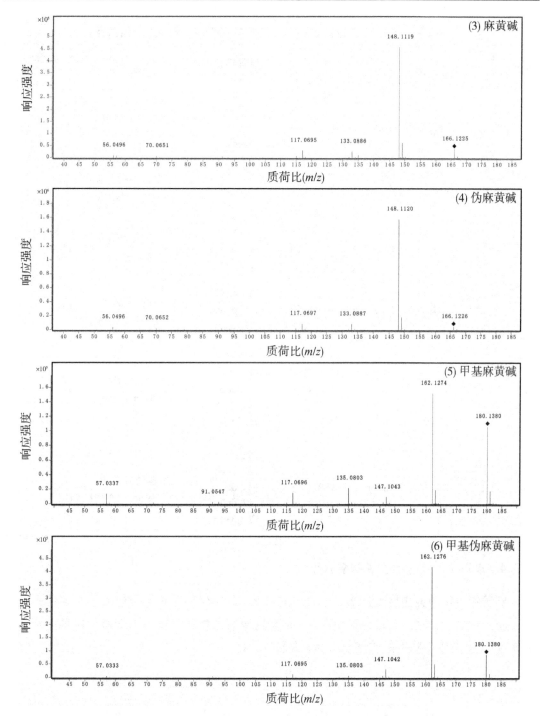

图 8-3 麻黄中鉴定出的 6 种生物碱类化合物的二级质谱图(续)

表 8-1　麻黄中生物碱类化合物的 UPLC-Q-TOF/MS 定性分析结果

序号	保留时间/min	分子式	$[M+H]^+$ (m/z)		特征碎片 (m/z)	化合物名称	相对含量/%	
			理论值	测定值			草麻黄	中麻黄
1	7.41	$C_9H_{13}NO$	152.107	152.1070	134.0964, 117.0695, 56.0494	去甲基麻黄碱 (norephedrine)	2.1	5.6
2	8.02	$C_9H_{13}NO$	152.107	152.1071	134.0964, 117.0695, 56.0494	去甲基伪麻黄碱 (norpseudoephedrine)	4.6	8.9
3	8.95	$C_{10}H_{15}NO$	166.1226	166.1228	148.1119, 133.0886, 117.0695	麻黄碱 (ephedrine)	44.9	22.9
4	9.29	$C_{10}H_{15}NO$	166.1226	166.1229	148.1119, 133.0886, 117.0695	伪麻黄碱 (pseudoephedrine)	35.3	54.9
5	10.82	$C_{11}H_{17}NO$	180.1383	180.1383	162.1274, 147.1043, 135.0803, 117.0696, 57.03337	甲基麻黄碱 (methylephedrine)	12.6	5.5
6	11.23	$C_{11}H_{17}NO$	180.1383	180.1383	162.1274, 147.1043, 135.0803, 117.0696, 57.03337	甲基伪麻黄碱 (N-methylpseudoephedrine)	0.5	2.2

8.3.4　麻黄中生物碱的质谱裂解途径

麻黄中生物碱类物质普遍容易首先失去 1 分子 H_2O，而剩余结构由于共轭体系的存在，相对较稳定，二级质谱碎片较少。6 种生物碱的含氮部分脱去后形成共有的特征碎片 m/z 117。麻黄中生物碱的质谱裂解途径见图 8-4。

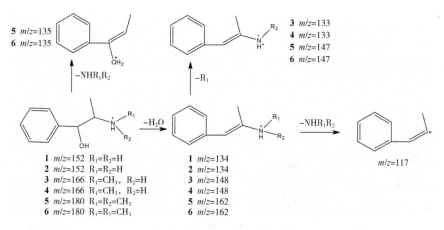

图 8-4 麻黄中生物碱的质谱裂解途径

参考文献

[1] 李睿,曾岑,王平,等. 基于 GC-MS 和 UPLC-Q-TOF-MS 的麻黄汤化学成分识别[J]. 中国重要杂质,2014,39:704-709.

[2] 沈少林,陈勇. 麻黄生物碱类化合物电喷雾电离质谱[J]. 湖北大学学报,2004,26:330-333.

[3] 陈燕,兰树敏,林壮民,等. HPLC-UV 法同时测定麻黄中 5 种麻黄生物碱的含量[J]. 今日药学,2012,22:388-391,397.

9 喹啉类生物碱

喹啉类生物碱(quinoline alkaloids)是以喹啉环为基本母核衍生而成，生物途径来源于邻氨基苯甲酸或色氨酸/裂环醚萜，主要分布在芸香科、珙桐科、茜草科金鸡纳属(Cinchona)等植物中，代表性植物有喜树、海木狗牙花、臭假紫龙树、硬毛蛇根草、马比木等。在真菌和微生物中也存在这类生物碱，另外还可从海绵等动物中分离得到这类化合物。早在1792年，法国化学家Fourcroy就分得奎宁粗品。1810年，西班牙医生Comes将氢氧化钾加入金鸡纳树皮的酒精溶液中，第一次分得结晶性物质，称之为"cinchonino"。1820年，法国化学家Pelletier与Caventou从Cinchona condaminea树皮中得到cinchonino，经进一步分离纯化，得到奎宁与辛可宁2种纯品。此后许多化学家对金鸡纳Remijia与Cuprea属各种植物中的生物碱进行了系统研究，从中先后分离出30多种生物碱，其中大多为奎宁类衍生物。1966年，Wall等首先报道了从喜树中分离出喜树碱。1969年，开始从国产喜树中分离出喜树碱，进一步分离得到10-羟基喜树碱，并投入生产，用于临床。

9.1 结构分类与分布

喹啉类生物碱根据其化学结构特征，可分为呋喃喹啉类生物碱、吡咯喹啉类生物碱、十氢喹啉类生物碱等。呋喃喹啉类生物碱的代表性化合物如茵芋碱和白鲜碱；吡咯喹啉类生物碱的代表性化合物如喜树碱；十氢喹啉类生物碱的代表性化合物如两栖动物毒素C。

喹啉类生物碱具有多种生物活性，如具有抗疟疾活性的奎宁类和具有抗肿瘤活性的喜树碱类。目前学术界对这两类化合物的结构研究比较透彻，下面简单介绍这两类生物碱。

1. 奎宁类生物碱

奎宁类生物碱是以奎宁为代表的一类化合物的总称。这类化合物最初是从茜草科金鸡纳属植物中分离得到的，又称为金鸡纳生物碱(cinchona alkaloids)，如奎宁与辛可宁，是研究最早的生物碱之一。奎宁类生物碱的代表性化合物有奎宁、奎宁定、表奎宁、表奎宁定、奎宁毒、辛可宁、表辛可宁、辛可宁定和表辛可宁定等。

2. 喜树碱类生物碱

喜树碱类生物碱是从喜树中分离得到的具有细胞毒活性的喹啉类成分，如喜树碱为DNA拓扑异构酶1(topoisomerase 1)的特异性抑制剂，具有抗癌活性，其结构改造产物有许多已经成药，如伊立替康(Irinotecan)用于治疗直肠癌，且已于1994年在美国上市；又如用于治疗结肠癌、胃癌与肝癌的羟喜树碱也已在我国上市。喜树碱类生物碱的代表性化合物有喜树碱、10-羟基喜树碱、10-甲氧基喜树碱、11-羟基喜树碱、11-甲氧基喜树碱等。

9.2 理化性质与中毒症状

9.2.1 理化性质

喹啉类生物碱中，奎宁和喜树碱均属于有毒生物碱。

奎宁俗称金鸡纳霜，为茜草科植物金鸡纳树及其同属植物的树皮中的主要生物碱，化学名称为金鸡纳碱。外观为无色无定形粉末或结晶，无臭、味极苦。溶于乙醇、氯仿、苯、乙醚，微溶于水，熔点为172.8℃，有左旋光性。其稀硫酸溶液有蓝色荧光，滴加溴水及过量氨水，即显翠绿色。

喜树碱是从分布在我国中南、西南部地区的喜树中提取得到的生物碱，外观为浅黄色针状结晶，微溶于乙醇、氯仿，难溶于水。在紫外光下有强烈的蓝色荧光，和酸不能生成稳定的盐，熔点为264～267℃。

9.2.2 中毒症状

1. 奎宁主要的中毒症状

(1)口服常见不良反应有头痛、眩晕、眼花、食欲不振、恶心、呕吐、腹痛、腹泻、皮肤瘙痒、皮疹、耳鸣和烦躁等。长期应用正常量或过量，可能会有较严重的心脏反应。心电图上出现QRS波增宽、QT延长、T波改变，传导紊乱或室性心动过速，严重者可发生循环虚脱。肾衰竭可能由循环衰竭所致。

(2)大剂量摄入中毒或静脉投药时，由于心肌抑制，外周血管扩张，可使血压骤降，呼吸变慢变浅，发热、烦躁不安或谵妄等。

(3)金鸡纳中毒综合征：少数病人对本品过敏，小量就可引起本综合征，出现耳鸣、头痛、头昏、视力障碍、眩晕综合征，重者可引起心脏传导紊乱、室性心动过速、腹痛、腹泻、呼吸抑制、肾功能减退、暂时性耳聋等。

(4)黑蒙是奎宁最严重的不良反应。首先出现瞳孔扩大，对光反射存在。最明显的表现是视野缩小，甚至视力丧失。眼底检查可见动脉变窄，一般停药后可恢复，少数病人为永久性失明。

(5)少数恶性疟患者使用本品可发生急性血管内溶血，黑尿热伴肾功能损害或肾衰竭致死。

(6)个别病人用药中发生粒细胞减少或血小板减少。罕见过敏性休克发生。有刺激子宫壁的作用，引起孕妇流产。

2. 喜树碱主要的中毒症状

中毒后对胃肠道有强烈的刺激，对肝、肾及心肌表现为强毒，被吸收后主要由肾脏排泄，因而出现膀胱炎等肾脏疾病。中毒后主要表现为：食欲不振、恶心、呕吐、腹泻、血尿、尿频、尿痛、贫血、白细胞下降、呼吸困难、昏迷，最后因呼吸中枢麻痹而死亡。其对皮肤、黏膜有刺激作用，可引起灼痛、水疱、红肿等。

9.3　喜树中喹啉类生物碱的质谱特征

喜树(*Camptotheca acuminata* Decne)属于山茱萸目蓝果树科喜树属植物，外观如图9－1所示。其果实、根、树皮、枝、叶等部位具有抗癌、清热、杀虫之功效。喜树中有喜树碱、羟基喜树碱、甲氧基喜树碱等生物碱类成分。喜树中生物碱属于喹啉类生物碱，具有良好的抗癌活性，是目前发现的唯一一种专门通过抑制拓扑异构酶1发挥细胞毒性的天然植物活性成分。喹啉类生物碱为有毒生物碱，其中喜树碱腹腔注射 LD_{50} 为68.4～83.6 mg/kg。

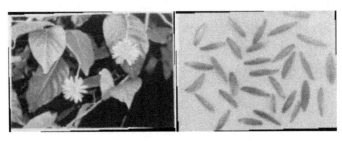

图9－1　喜树植株(左)与喜树果(右)外观

9.3.1　喜树中生物碱的提取

取0.5 g样品，20 mL $CHCl_3$(含2 mL NH_3H_2O)浸泡30 min后，超声提取30 min，取上清液5 mL用氮气吹至干，0.5 mL甲醇复溶，过滤，UPLC-Q-TOF/MS分析。

9.3.2　UPLC-Q-TOF/MS条件

1. 色谱条件

色谱柱：Agilent SB-C_{18}(3.0 mm×150 mm，2.7 μm)。流动相：0.1%甲酸水溶液(A)－乙腈(B)。梯度洗脱程序为：0～3 min，2%B；3～5 min，2%～15%B；5～10 min，15%～20%B；10～15 min，20%～25%B；15～20 min，25%B；20～25 min，25%～50%B；25～30 min，50%～80%B；30～35% min，80%B；35～40 min，2%B。柱温30℃。流速0.3 mL/min。进样量4 μL。

2. 质谱条件

离子源：Dual AJS ESI离子源，正离子电离模式；干燥气(N_2)温度350℃；雾化气(N_2)压力241 kPa；干燥气(N_2)流量8 L/min；鞘气温度350℃；鞘气流量11 L/min；电喷雾电压3500 V；毛细管出口电压为120 V；锥孔电压为65 V；八极杆电压为750 V；扫描范围：m/z 100～1000；参比离子：m/z 121.0508与 m/z 922.0098。

9.3.3　喜树中生物碱的UPLC-Q-TOF/MS测定结果

图9－2为喜树提取液的UPLC-Q-TOF/MS总离子流图。根据精确质量数推测分子式，

结合二级质谱碎片离子(图9-3)和文献报道的喜树中生物碱数据，共鉴定出6种生物碱类化合物，结果见表9-1。

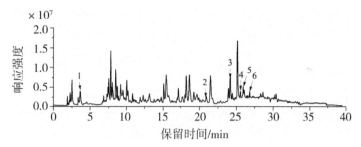

图9-2　喜树提取液的 UPLC-Q-TOF/MS 总离子流图

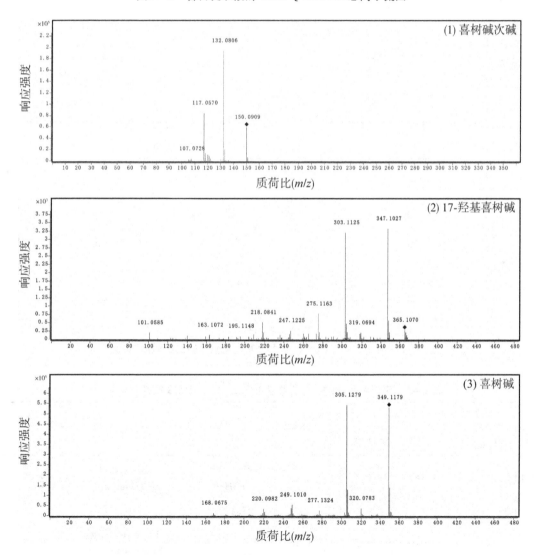

图9-3　喜树中鉴定出的6种生物碱类化合物的二级质谱图

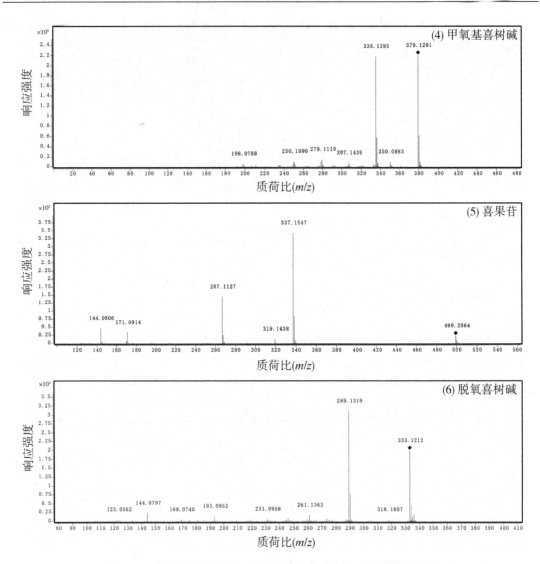

图9-3　喜树中鉴定出的6种生物碱类化合物的二级质谱图(续)

表9-1　喜树中生物碱类化合物的 UPLC-Q-TOF/MS 定性分析结果

序号	保留时间/min	分子式	[M+H]⁺ (m/z) 理论值	[M+H]⁺ (m/z) 测定值	特征碎片 (m/z)	化合物名称	相对含量/%
1	3.59	$C_9H_{11}NO$	150.0913	150.0910	132.0806, 117.0570	喜树次碱 (venoterpine)	2.42
2	20.93	$C_{20}H_{16}N_2O_5$	365.1132	365.1126	347.1027, 303.1125, 275.1163, 247.1225, 218.0841	17-羟基喜树碱 (17-hydroxycamptothecin)	0.02

续表 9 – 1

序号	保留时间/min	分子式	[M + H]⁺ (m/z) 理论值	[M + H]⁺ (m/z) 测定值	特征碎片 (m/z)	化合物名称	相对含量/%
3	24.20	$C_{20}H_{16}N_2O_4$	349.1183	349.1187	320.0783, 305.1279, 249.1010, 220.0982	喜树碱 (camptothecin)	3.45
4	25.55	$C_{21}H_{18}N_2O_5$	379.1288	379.1290	350.0883, 335.1393, 307.1435, 279.1119, 250.1090, 198.0788	甲氧基喜树碱 (methoxycamptothecin)	0.62
5	25.90	$C_{26}H_{30}N_2O_8$	499.2075	499.2078	337.1547, 267.1127, 171.0914, 144.0806	喜果苷 (vincosamide)	1.32
6	26.76	$C_{20}H_{16}N_2O_3$	333.1234	333.1232	289.1319, 261.1363, 193.0952, 144.0797	脱氧喜树碱 (deoxycamptotheein)	0.58

9.3.4 喜树中生物碱的质谱裂解途径

喜树中生物碱断裂主要发生在含氧六元环结构中。如喜树碱(化合物 3)在正离子模式下，质子化发生在内酯环的羰基氧上，二级质谱中通常先丢失 44 u，即丢失 1 分子的 CO_2，内酯环开环生成 m/z 305 碎片，然后失去支链的乙基，得到 m/z 277 碎片，再失去环内 CO 得到 m/z 249 碎片，最后失去侧链 CHO，得到碎片 m/z 220。喜树中生物碱的质谱裂解途径见图 9 – 4。

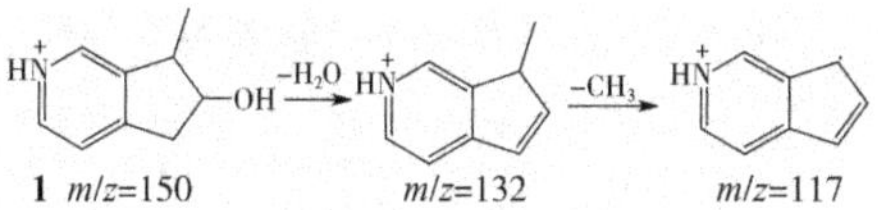

(a) 喜树次碱的质谱裂解途径

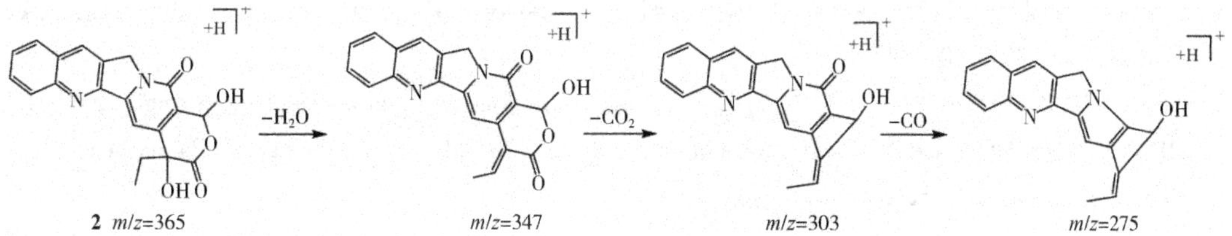

(b) 17-羟基喜树碱的质谱裂解途径

图 9 – 4 喜树中生物碱的质谱裂解途径

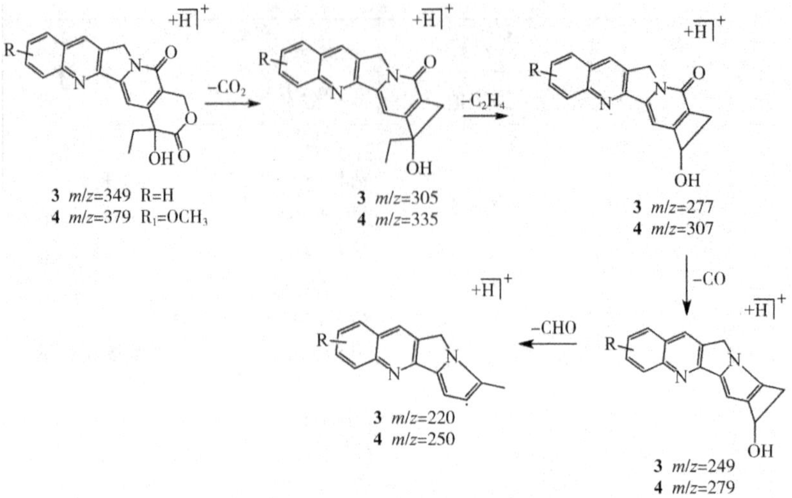

(c) 喜树碱与甲氧基喜树碱的质谱裂解途径

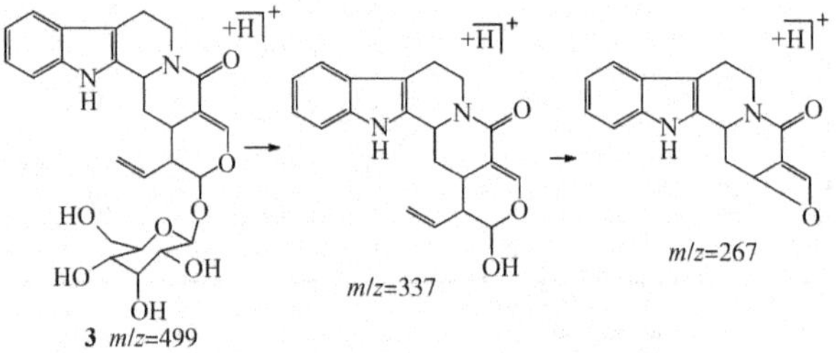

(d) 喜果苷的质谱裂解途径

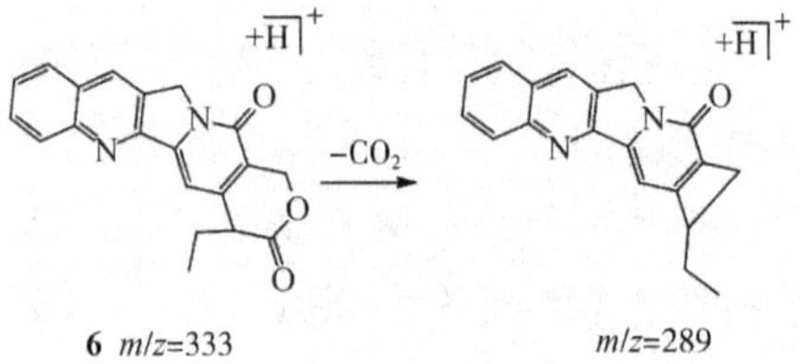

(e) 脱氧喜树碱的质谱裂解途径

图 9-4 喜树中生物碱的质谱裂解途径(续)

参考文献

[1] 尤珠双,徐晓燕,郭成,等. 液质联用技术快速识别喜树叶提取物中的微量活性成分[J]. 云南民族大学学报,2011,20: 340－347.

[2] MONTORO P,MALDINI M,PIACENTE S,et al. Metabolite fingerprinting of Camptotheca acuminata and the HPLC-ESI-MS/MS analysis of camptothecin and related alkaloids [J]. Journal of Pharmaceutical and Biomedical Analysis,2010,51: 405－415.

10　喹诺里西丁类生物碱

喹诺里西丁类生物碱是一类在生物合成途径中来源于赖氨酸的生物碱，由赖氨酸经过不同的生物合成途径产生不同结构的化合物。其在高等植物中分布广泛，数量众多，主要分布于豆科的槐属、野决明属、羽扇豆属、荆豆属、紫藤属、鹰爪豆属、马鞍树属、棘豆属、染料木属、山豆根属等20多类植物中。代表性的植物有羽扇豆、多叶羽扇豆、鹰爪豆、苦参、苦豆子、广豆根、野决明、金雀花、石松、玉柏等。此外，在石松科的石松属，黎科的 *Anabasis* 属，小檗科的狮足草属、威岩仙属，茄科的茄属，罂粟科的白屈莱属，睡莲科的萍蓬草属等植物中也有存在。近年来还有研究者从动物及海洋生物中获得此类生物碱。该类化合物具有多样的生物活性，应用广泛，以苦参碱为代表的该类多种生物碱成分已被成功开发为药物，并应用于临床。同时，因该类化合物具有广谱的杀虫作用，在农业病虫害防治方面也发挥着重要作用。

10.1　结构分类与分布

根据喹诺里西丁环合稠合数目及方式的不同，喹诺里西丁类生物碱主要分为7大类：羽扇豆碱类、金雀花碱类、鹰爪豆碱类、苦参碱类、苦豆碱类、石松类和三环类。

1. 羽扇豆碱类生物碱

羽扇豆碱类生物碱的基本母核含有双环喹诺里西丁环。这类化合物主要分布于豆科、荨麻科、虎耳草科、睡莲科植物中，但近年来，学者们陆续从昆虫、爬行动物和海洋生物中，如巴西蚁、马达加斯加的一种蛙（*Mantella baroni*）、海绵中得到数量较多、结构特异并具有显著生物活性的双环喹诺里西丁生物碱。

2. 金雀花碱类生物碱

金雀花碱类生物碱具有三环稠合的喹诺里西丁环结构，主要分布于豆科槐属、野决明属、紫藤属等多个属的植物中。代表性化合物有金雀花碱、11-烯丙基金雀花碱、苏苦西碱 A、阿金廷碱等。

3. 鹰爪豆碱类生物碱

鹰爪豆碱类生物碱主要分布在豆科植物中，部分在罂粟科的紫堇属和白屈莱属植物中。代表性化合物有金雀花碱、白金雀花碱、17-氧代白金雀花碱、5,6-去氢白金雀花碱、11,12-去羟鹰爪豆碱等。

4. 苦参碱类生物碱

苦参碱类生物碱的分子骨架是由 2 个喹诺里西丁环稠合而成，主要分布在豆科植物苦参、苦豆子及广豆根中，代表性化合物有苦参碱、氧化苦参碱、槐醇、$5\alpha,9\alpha$-二羟基苦参碱、14β-羟基苦参碱、槐定碱、槐果碱、槐胺碱、5,17-去氢苦参碱、7,11-去氢苦参碱等。

5. 苦豆碱类生物碱

苦豆碱类生物碱目前仅发现存在于豆科槐属和红豆属植物中。代表性化合物有苦豆碱、烯丙基苦豆碱、去氢苦豆碱等。

6. 石松类生物碱

石松类生物碱的结构特征是含 1 个十氢喹诺里嗪环的 4 个叠六元环结构，饱和季碳 C – 13 为这 4 个环的交点。石松烷是这类化合物的基本骨架，它的 4 个环均为椅式构象。代表性化合物有石松碱、东北石杉碱甲、杉蔓石松碱、蔓枝石松碱、蔓枝石松次碱等。

7. 三环类生物碱

三环类生物碱是近年来从动物体内（主要从昆虫体内）分离获得的具有特殊三环骈合结构骨架的喹诺里西丁类生物碱。代表性化合物有 alkaloid 205B、psylloborine、precoccinelline、hippodamine 等。

10.2　理化性质与中毒症状

10.2.1　理化性质

喹诺里西丁类生物碱中，苦参碱和氧化苦参碱均属于有毒生物碱。苦参碱是由豆科植物苦参的干燥根、植株、果实经乙醇等有机溶剂提取制成的一种生物碱，纯品为类白色至白色粉末，低含量粗品为棕黄色母液，能溶于水、苯、氯仿、甲醇、乙醇，微溶于石油醚，熔点为 77℃。氧化苦参碱是从豆科属植物苦参或平科植物广豆根中分离出来的生物碱，外观为无色柱状结晶，溶于水、氯仿、乙醇，难溶于乙醚、甲醚、石油醚，熔点为 162～163℃（水合物）、207℃（无水物）。

10.2.2　中毒症状

苦参碱和氧化苦参碱主要的中毒症状为：人中毒后出现以神经系统为主的症状，有流涎、呼吸和脉搏加速、步态不稳，严重者可出现惊厥，因呼吸抑制而死亡。牛、马食干根 45 g 以上，猪、羊食 15 g 以上均可出现中毒，主要症状有呕吐、流涎、疝痛、下痢、精神沉郁、搐搦和痉挛。马中毒死亡前还会出现出汗、体温下降、呼吸浅慢、心律不齐症状等，中毒后先出现中枢神经抑制，然后间歇性抖动和惊厥，进而中枢神经抑制、呼吸麻痹，数分钟后心跳停止而死亡。

10.3 喹诺里西丁类生物碱的质谱特征

苦参(*Sophora flavescens* Ait)又名苦骨、地槐等,为豆科槐属植物,其根是常用的中药材,外观如图 10-1 所示。据《本草纲目》介绍:"苦参、黄柏之苦寒,皆能补肾,盖取其苦燥湿,寒除热也。热生风,湿生虫,故又能治风杀虫。惟肾水弱而相火胜者用之相宜,若火衰精冷,真元不足,及年高之人不可用也。"张从正亦云:"凡药皆毒也,虽甘草、苦参,不可不谓之毒,久服则五味各归其脏,必有偏胜气增之患,诸药皆然,学者当触类而长之可也,至于饮食亦然。"又按《史记》云,"太仓公淳于意医齐大夫病龋齿,灸左手阳明脉,以苦参汤日漱三升,出入慎风,五、六日愈",此亦取其去风气湿热杀虫之义。苦参性味苦寒,具有清热燥湿、杀虫利尿之功效,其主要有效成分为生物碱和黄酮,具有抗炎、杀菌、安定镇疼等作用。其中生物碱主要为苦参碱和氧化苦参碱等喹诺里西丁类生物碱。本节主要研究苦参中生物碱成分的质谱特征。

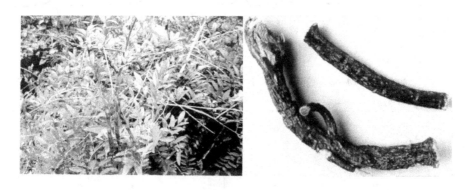

图 10-1 苦参植株(左)与苦参根(右)外观

10.3.1 苦参中生物碱的提取

取 0.5 g 样品,20 mL 80%乙醇浸泡 30 min 后,超声提取 30 min,上清液用水稀释 50 倍,0.2 μm 滤膜过滤后,UPLC-Q-TOF/MS 分析。

10.3.2 UPLC-Q-TOF/MS 条件

1. 色谱条件

色谱柱:Agilent EC - C$_{18}$(2.1 mm × 50 mm,1.9 μm)。流动相:0.1%甲酸水溶液(A)- 甲醇(B)。梯度洗脱程序:0~2 min,2%B;2~5 min,2%~10% B;5~10 min,10%B。柱温30℃。流速0.3 mL/min。进样量20 μL。

2. 质谱条件

离子源:Dual AJS ESI 离子源,正离子电离模式;干燥气(N$_2$)温度 350℃;雾化气

（N₂）压力 241 kPa；干燥气（N₂）流量 8 L/min；鞘气温度 350℃；鞘气流量 11 L/min；电喷雾电压 3500 V；毛细管出口电压为 120 V；锥孔电压为 65 V；八极杆电压为 750 V；扫描范围：m/z 100 ～ 1000；参比离子：m/z 121.0508 与 m/z 922.0098。

10.3.3 苦参中生物碱的 UPLC-Q-TOF/MS 测定结果

图 10 - 2 为苦参提取液的 UPLC-Q-TOF/MS 总离子流图。根据精确质量数推测分子式，结合二级质谱碎片离子（图 10 - 3）和文献报道的苦参中生物碱，共鉴定出 6 种生物碱类化合物，结果见表 10 - 1。

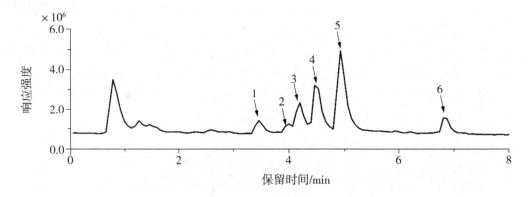

图 10 - 2 苦参提取液的 UPLC-Q-TOF/MS 总离子流图

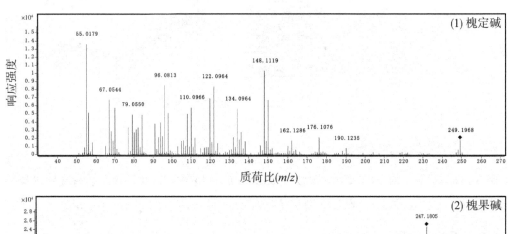

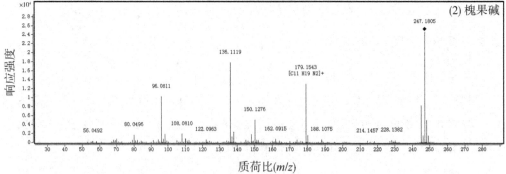

图 10 - 3 苦参中鉴定出的 6 种生物碱类化合物的二级质谱图

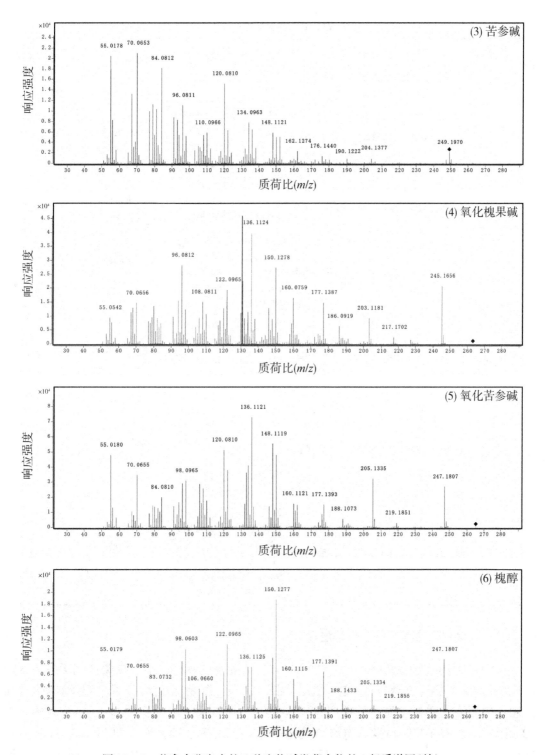

图 10 - 3　苦参中鉴定出的 6 种生物碱类化合物的二级质谱图(续)

表 10-1 苦参中生物碱类化合物的 UPLC-Q-TOF/MS 定性分析结果

序号	保留时间/min	分子式	$[M+H]^+$ (m/z) 理论值	$[M+H]^+$ (m/z) 测定值	特征碎片 (m/z)	化合物名称	相对含量/%
1	3.46	$C_{15}H_{24}N_2O$	249.1961	249.1967	176.1076, 162.1286, 148.1119, 134.0964, 122.1964, 110.0966, 96.0813, 84.0812, 79.0550, 70.0652, 67.0544, 55.0179	槐定碱 (sophoridin)	3.7
2	3.93	$C_{15}H_{22}N_2O$	247.1805	247.1813	179.1543, 150.1276, 136.1119, 96.0811	槐果碱 (sophocarpine)	2.8
3	4.20	$C_{15}H_{24}N_2O$	249.1961	249.1965	162.1274, 148.1121, 134.0963, 120.0810, 110.0966, 96.0811, 84.0812, 70.0653, 55.0178	苦参碱 (matrine)	11.0
4	4.47	$C_{15}H_{22}N_2O_2$	263.1754	263.1760	245.1656, 203.1181, 177.1387, 160.0759, 150.1278, 136.1124, 131.0729, 122.0965, 96.0812	氧化槐果碱 (oxysophocarpine)	20.2
5	4.93	$C_{15}H_{24}N_2O_2$	265.1911	265.1915	247.1807, 205.1335, 150.1277, 148.1119, 136.1121, 134.0962, 122.0964, 120.0810, 98.0603, 96.0811, 70.0655, 55.0179	氧化苦参碱 (oxymatrine)	34.7
6	6.81	$C_{15}H_{24}N_2O_2$	265.1911	265.1914	247.1807, 205.1335, 150.1277, 148.1119, 136.1121, 134.0962, 122.0964, 120.0810, 98.0603, 96.0811, 70.0655, 55.0179	槐醇 (sophoranol)	6.1

10.3.4 苦参中生物碱的质谱裂解途径

苦参中生物碱的主要结构为 3 个含氮杂环，其化合物结构稳定，在碰撞能下各环逐步裂解产生碎片。各生物碱的质谱裂解途径见图 10-4。以氧化苦参碱（化合物 5）为例，如图 10-4d 所示，母离子失去 O 得到碎片 m/z 247，再失去 B 环得到 m/z 205，D 环中失去 CO，形成碎片 m/z 177，再经历 C 环断裂得到碎片 m/z 96；碎片 m/z 247 也可能失去 C 环与 D 环后得到碎片 m/z 150 与 m/z 136。m/z 150 继续失去 1 分子 H$_2$，得到 m/z 148。而 m/z 136 失去 1 分子 H$_2$，得到 m/z 134，或失去 1 分子 CH$_2$，得到 m/z 122，再失去 1 分子 H$_2$，得到 m/z 120。

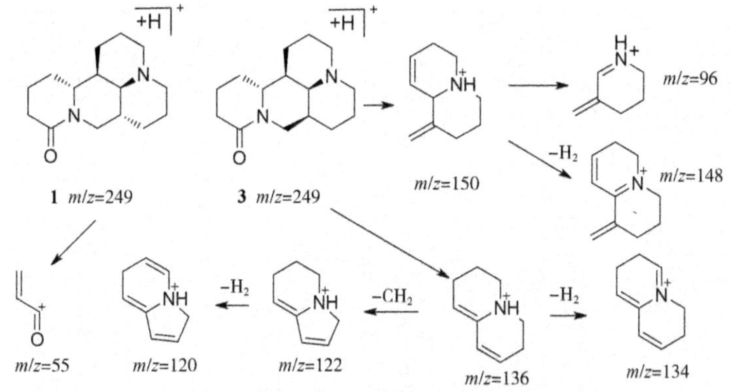

(a) 槐定碱与苦参碱的质谱裂解途径

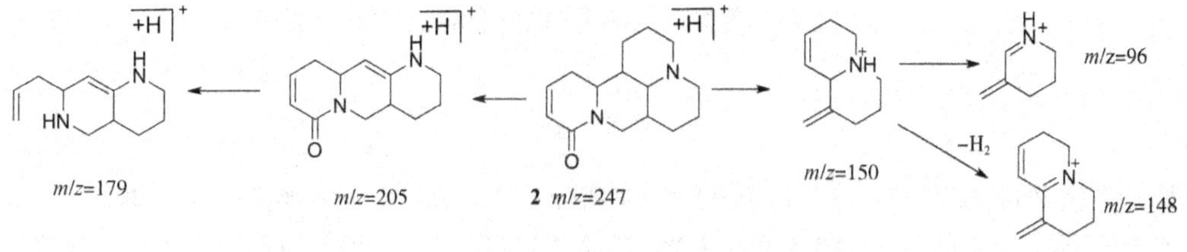

(b) 槐果碱的质谱裂解途径

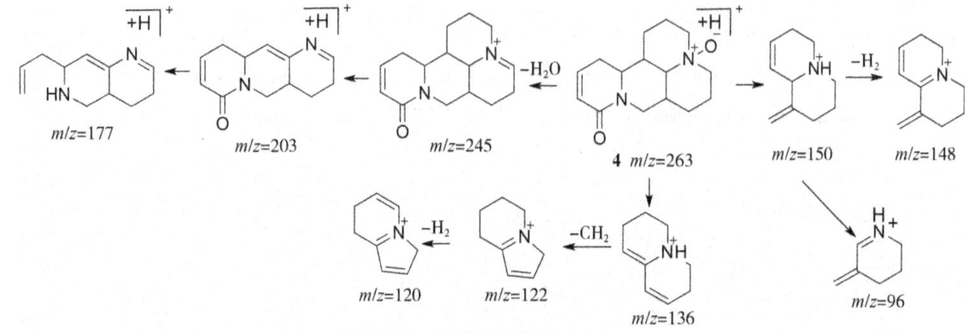

(c) 氧化槐果碱的质谱裂解途径

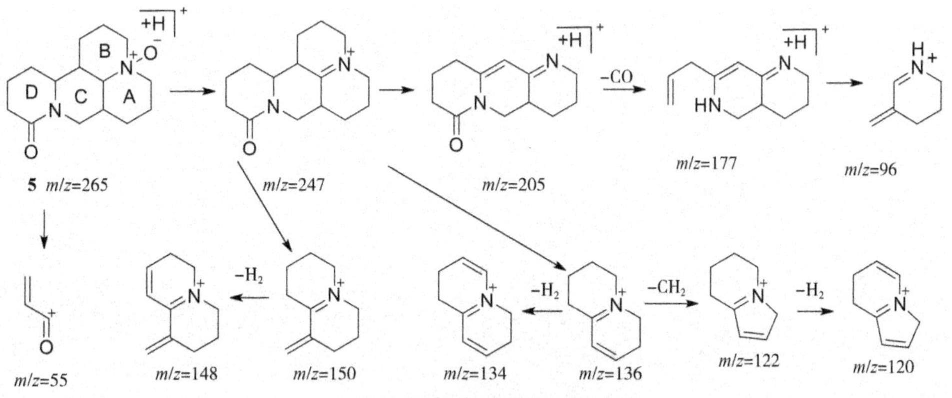

(d) 氧化苦参碱的质谱裂解途径

图 10-4　苦参中生物碱的质谱裂解途径

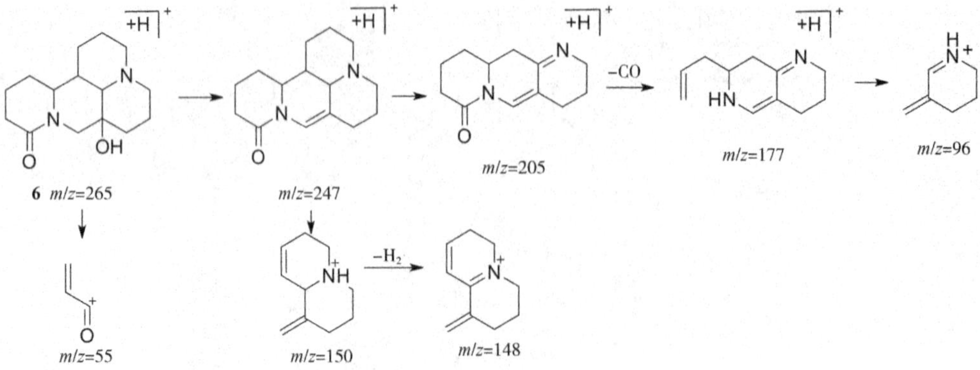

(e) 槐醇的质谱裂解途径

图 10 - 4　苦参中生物碱的质谱裂解途径(续)

参考文献

[1] 陈怀侠,韩凤梅,杜鹏,等. 苦参生物碱电喷雾质谱分析[J]. 分析化学,2006,34：205 - 208.

[2] 曾祖平,郭智,彭冰,等. 山豆根和苦参生物碱类成分 UPLC-Q-TOF MSE 比较研究[J]. 天然产物研究与开发,2015,27：804 - 808.

[3] LIU G Q, DONG J, WANG H, et al. Characterization of alkaloids in sophora flavescens Ait. by high-performance liquid chromatography-electrospray ionization tandem mass spectrometry [J]. Journal of Pharmaceutical and Biomedical Analysis,2011,54,1065 - 1072.

下篇

有毒生物碱中毒
应急检测方法及其应用

11 生物体液中有毒生物碱的检测

在实际中毒应急检测工作中,经常遇到因服用中草药及其制成的药酒、药粉、药膳等而导致中毒的案例。在这些案例中,样品涉及的生物碱种类多,逐一筛查费时且成本高,此外中毒者的体液样品量少,但逐一筛查需要的样品量较大,因此有必要建立一种覆盖多种类有毒生物碱的检测方法。本书作者团队建立了一系列针对血液、尿液和胃液中多种有毒生物碱进行同时检测的方法,以满足不同的检测需要。

11.1 LC-MS/MS 检测血液中常见的 8 种有毒生物碱

根据在实际工作中遇到的中毒案例,选取最常引起中毒的钩吻素子、阿托品、马钱子碱、士的宁、乌头碱、喜树碱、麻黄碱、毛果芸香碱 8 种有毒生物碱作为目标生物碱,血液作为样品基质。样品前处理采用常见的溶剂超声提取方法,血液样品经 pH = 9 的乙酸铵－氨水缓冲溶液混匀,加入甲醇涡流混合后超声提取;建立以 Agilent Zorbax Eclipse Plus C_{18}(2.1 mm × 50 mm,1.8 μm)反相柱作为分离柱,在 ESI$^+$、MRM 模式下快速定性定量分析血液中 8 种常见的有毒生物碱的 LC-MS/MS 方法。士的宁、阿托品、马钱子碱、乌头碱和钩吻素子检出限为 0.05 μg/L,定量限为 0.1 μg/L;麻黄碱、毛果芸香碱、喜树碱的检出限为 0.1 μg/L,定量限为 0.5 μg/L。

11.1.1 实验方法

11.1.1.1 仪器与试剂

Agilent 1200 RRLC 高分离度快速液相色谱仪、Agilent 6410 Triple Quad 三重四极杆质谱仪(美国 Agilent 公司);XK96 - A 快速混匀器(姜堰市新康医疗器械有限公司);AS 3120超声波发生器(Auto Science 公司);Anke TDL -40B 离心机(ANKE 公司);HGC - 12 氮吹仪(上海欢奥科贸有限公司)。

生物碱标准品:马钱子碱、士的宁、喜树碱、硫酸阿托品、硝酸毛果芸香碱(中国药品生物制品检定所),乌头碱、钩吻素子、盐酸麻黄碱(天津一方科技有限公司),纯度均在95%以上,均用分析纯甲醇配成 100 mg/L 标准储备液,于 4 ℃冰箱中储存。甲醇(色谱纯,SK Chemical 公司),分析纯的甲醇、氨水(25%)、乙酸铵(广州化学试剂厂),实验用水为二次蒸馏水。血液由医院志愿者提供。

11.1.1.2 样品前处理

取血液 0.5 mL 于 10 mL 离心管中,加入 1 mL pH = 9 的乙酸铵－氨水缓冲溶液,充分混匀，加入 2 mL 甲醇，涡流混合 2 min，超声 10 min，4500 r/min 离心 10 min，取上清液；重复提取一次，合并上清液，于 45 ℃ 下用氮气吹至干，加入 1 mL 流动相溶解，过 0.22 μm 微孔滤膜，待分析。

11.1.1.3 色谱－质谱条件

色谱柱：Agilent Zorbax Eclipse Plus C_{18}（2.1 mm × 50 mm，1.8 μm）。流动相[*]：10 mmol/L 乙酸铵水溶液（A）+ 甲醇（B）。流速：0.3 mL/min。梯度：0～1 min，20%～35%B；1～4 min，35% B；4～5 min，35%～60% B；5～6 min，60%～70% B；6～7 min，70%～20%B。柱温：30 ℃。进样量：5 μL。

电喷雾离子源（ESI），正离子扫描，多反应监测模式（MRM）。干燥气温度：350 ℃；干燥气流速：9 L/min；雾化气压力：275.8 kPa；毛细管电压：4000 V。8 种有毒生物碱的质谱 MRM 检测参数见表 11-1。

表 11-1　8 种有毒生物碱的质谱 MRM 检测参数

序号	化合物	保留时间/min	定性离子对（m/z）	定量离子对（m/z）	碎裂电压/V	碰撞能量/V
1	麻黄碱	1.61	166.2/148.2 166.2/133.1	166.2/148.2	70	8 17
2	毛果芸香碱	2.93	209.2/163.2 209.2/95.0	209.2/95.0	150	17 45
3	阿托品	4.29	290.2/124.2 290.2/93.1	290.2/124.2	100	23 37
4	士的宁	6.55	335.3/184.2 335.3/156.1	335.3/184.2	140	40 52
5	马钱子碱	6.87	395.0/324.3 395.0/244.2	395.0/324.3	100	34 38
6	钩吻素子	8.22	307.2/204.3 307.2/180.2	307.2/180.2	110	52 50
7	喜树碱	9.07	349.3/305.4 349.3/249.4	349.3/305.4	120	22 32
8	乌头碱	10.56	646.5/586.4 646.5/526.4	646.5/586.4	250	38 42

11.1.2 结果与讨论

11.1.2.1 提取条件的选择

血液样品含有蛋白质，直接加入有机提取溶剂会使蛋白沉淀而导致样品结块，提取溶剂

---

[*] 如无特别说明，本篇中的流动相组成百分数、含量均为体积分数。

不易渗透进样品中，不利于提取。而且生物碱一般具有碱性，在碱性环境下可游离出来，易溶于有机溶剂中，故本实验在提取前加入两倍量的碱性缓冲溶液，在稀释样品提高分散程度的同时可使生物碱游离出来，加大在有机相中的分配比例。针对各生物碱的性质，考察了用乙醚、乙醚 - 二氯甲烷(体积比 1∶1)、乙酸乙酯、氯仿、甲醇作为提取溶剂的提取效果，对应的回收率如表 11 - 2 所示。从表中数据可看出用甲醇提取可使 8 种生物碱的提取回收率都能达到 80% 以上，故选择甲醇作为提取溶剂。

表 11 -2 采用不同提取溶剂时 8 种有毒生物碱的回收率

提取溶剂	8 种有毒生物碱的回收率/%							
	麻黄碱	毛果芸香碱	阿托品	士的宁	马钱子碱	钩吻素子	喜树碱	乌头碱
乙醚	63.3	73.9	70.0	54.7	49.7	71.1	41.6	43.6
乙醚 - 二氯甲烷	71.9	93.8	85.7	78.9	80.9	80.3	85.0	57.5
乙酸乙酯	72.5	83.8	86.6	69.7	71.2	82.4	44.4	53.8
氯仿	67.1	95.5	88.2	77.7	79.4	82.4	78.6	46.9
甲醇	85.5	103.0	97.3	86.7	98.3	89.9	96.9	81.0

11.1.2.2 色谱条件的优化

本实验对于色谱条件的优化主要为对流动相的优化。流动相中，对 A 考察了 0.2% 甲酸水溶液、10 mmol/L 乙酸铵水溶液和 20 mmol/L 乙酸铵 + 1% 乙酸水溶液，对 B 考察了甲醇和乙腈，结果发现采用 10 mmol/L 乙酸铵水溶液(A) + 甲醇(B)作为流动相可使各组分得到较好的分离和较好的响应。A 采用 0.2% 甲酸水溶液与采用 10 mmol/L 乙酸铵水溶液时各组分出峰的顺序发生改变，采用前者时(pH = 3.0)出峰顺序为毛果芸香碱、麻黄碱、士的宁、阿托品、钩吻素子、马钱子碱、乌头碱、喜树碱，采用后者时(pH = 7.0)出峰顺序为麻黄碱、毛果芸香碱、阿托品、士的宁、马钱子碱、钩吻素子、喜树碱、乌头碱，说明改变流动相组成和 pH 值会影响溶质分子与流动相的相互作用，从而改变它们的滞留行为。其原因有两方面：一方面，这 8 种生物碱都具有不同程度的碱性，在 pH 值较高的流动相中会更多地以游离的形式存在，疏水缔合作用更强；另一方面，喜树碱、毛果芸香碱含有内酯环结构，马钱子碱和士的宁含有杂环酰胺结构，在 pH 值较高的环境中易开环形成羧酸盐，降低与键合相的疏水作用，改变保留状况，两方面的综合作用使不同组分的保留值随 pH 值的改变产生不同程度的改变，从而改变其出峰顺序。

11.1.2.3 溶剂效应的影响

样品吹干后用纯甲醇溶解做进样分析，进样 2 μL 以上时，峰展宽现象很严重，峰形不佳；改用梯度洗脱中间段的流动相(40% A + 60% B)溶解，效果有改善；用起始梯度的流动相(80% A + 20% B)溶解，效果明显好转，进样 10 μL 仍能得到较好峰形。3 种情况下进样 5 μL 的 MRM 色谱图如图 11 - 1 所示。从图中可见，用不同溶剂溶解对先出峰组分的峰形影响较大，后出峰的组分几乎不受影响，这种情况是溶剂效应的影响所致。样品溶液在从进样至到达色谱柱这段管路中存在扩散效应，溶质分子的扩散速率低于溶剂分子。可把这种扩散效应分成两部分来理解，即作为溶剂的甲醇分子在流动相中的扩散，以及溶质分子在浓度不断变化的甲醇溶液中的扩散。若把样品溶液当作一个整体看待，当溶解样品的溶剂与流动相不一致时，溶剂分子（在本实验中为甲醇分子）在浓度差的驱动下扩散，根据菲克扩散定律：

$$J_A = -D_{AB}(dc_A/dz) \qquad (11-1)$$

式中，J_A 为扩散速率；D_{AB} 为组分 A 在 B 中的扩散系数；(dc_A/dz) 为浓度梯度；负号表示扩散的方向与浓度梯度的方向相反。可以看出，当其他条件不变的时候，扩散速率与浓度梯度成正比。与其他两种情况相比，用纯甲醇溶解样品时，甲醇的浓度梯度最大，扩散速率最大；时间一定的情况下，扩散距离最大。所以在进入色谱柱之前，样品形成的带宽最大，导致样品分子进入色谱柱的时间宽度最大，峰展宽现象严重。由于甲醇分子的扩散使得样品溶液内部不同位置溶剂的组成不一样，中心部分甲醇浓度较高，外沿部分甲醇浓度较低。溶质中各组分分子在这样一个环境中扩散，其扩散的速率各不相同。先出峰的组分向外沿扩散的倾向较大，故其扩散的距离较大，表现在 MRM 色谱图上则随溶解溶剂的不同，峰展宽的现象更为严重；后出峰的组分向外沿扩散的倾向较小，故其扩散的距离较小，溶剂对峰的影响较小。

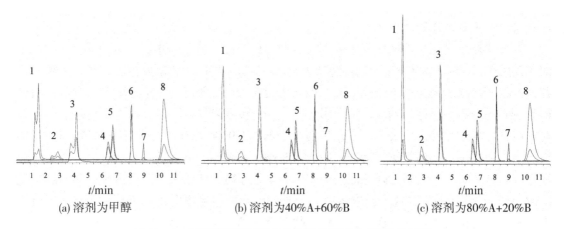

图 11-1　不同溶剂溶解时 8 种有毒生物碱的 MRM 色谱图

注：各色谱峰号对应的生物碱见表 11-1

11.1.2.4　线性方程、线性范围、相关系数、检出限和定量限

取空白血液 0.5 mL，加入 8 种生物碱标准液混合，配制成血液中麻黄碱、毛果芸香碱、阿托品和士的宁浓度为 0.01，0.05，0.1，0.5，1.0，2.0，5.0，10，20，50，100 μg/L，钩吻素子、马钱子碱、喜树碱、乌头碱的浓度为 0.05，0.25，0.5，2.5，5.0，10，25，50，100，250，500 μg/L，在优化条件下测定其线性方程、线性范围、相关系数、检出限（LOD，以 $S/N \geq 3$ 计）、定量限（LOQ，以 $S/N \geq 10$ 计），结果如表 11-3 所示。

表 11 -3　8 种有毒生物碱的线性方程、线性范围、相关系数、LOQ 和 LOD

化合物	线性方程	线性范围/ (μg/L)	相关系数	LOD/ (μg/L)	LOQ/ (μg/L)
麻黄碱	$y = -3844.12 + 1903.71x$	1～100	0.9991	0.1	0.5
毛果芸香碱	$y = -119.92 + 240.32x$	1～100	0.9991	0.1	0.5
阿托品	$y = -1132.94 + 1217.20x$	0.1～100	0.9994	0.05	0.1
士的宁	$y = -506.51 + 304.18x$	0.1～100	0.9981	0.05	0.1
马钱子碱	$y = -46.80 + 96.62x$	0.25～500	0.9997	0.05	0.1
钩吻素子	$y = -673.45 + 105.41x$	0.25～500	0.9984	0.05	0.1
喜树碱	$y = 386.98 + 34.05x$	2.5～500	0.9972	0.1	0.5
乌头碱	$y = 3509.22 + 164.13x$	0.5～500	0.9935	0.05	0.1

11.1.2.5　方法的回收率和精密度

在空白血液中添加高、中、低 3 个不同浓度的混合标准溶液，按样品前处理方法提取并分析，8 种有毒生物碱的回收率和日内、日间精密度如表 11 - 4 所示。从表中可见，3 个不同添加浓度的样品中，8 种有毒生物碱的回收率范围均在 83.1%～104.0%，日内 RSD <9%，日间 RSD <10%（n =6），满足定量分析的要求。

表 11 -4　8 种有毒生物碱的回收率和日内、日间精密度（n=6）

化合物	添加浓度/（μg/L）	提取回收率/%	日内 RSD/%	日间 RSD/%
麻黄碱	1	98.2	7.6	9.6
	10	98.3	3.8	4.4
	100	92.4	5.4	7.6
毛果芸香碱	1	94.9	8.7	9.0
	10	95.0	4.8	5.1
	100	88.9	5.3	6.2
阿托品	1	94.3	7.5	8.7
	10	95.5	2.2	4.6
	100	95.9	4.9	7.3
士的宁	1	86.2	3.9	6.1
	10	88.4	4.5	6.1
	100	94.5	6.8	6.5
马钱子碱	5	96.7	4.5	7.4
	50	97.6	3.0	7.4
	500	102.4	2.9	6.3
钩吻素子	5	104.0	6.7	9.4
	50	96.9	3.3	7.7
	500	94.5	8.5	8.7

化合物	添加浓度/(μg/L)	提取回收率/%	日内 RSD/%	日间 RSD/%
喜树碱	5	86.3	7.3	9.8
	50	84.0	7.8	6.7
	500	92.1	8.3	8.8
乌头碱	5	83.1	8.8	9.0
	50	86.9	7.4	9.2
	500	83.6	4.0	8.7

11.1.2.6　　方法稳定性

在空白血液中加入 8 种生物碱标准溶液混合，分别放置 0,4,12,24,48,72 h 后按样品前处理方法提取并分析，测得 RSD < 13%，说明方法稳定。

11.2　　LC-MS/MS 检测血液和胃液中 17 种有毒生物碱

能引起中毒的有毒生物碱种类很多，在前一节方法的基础上，本方法增加了东莨菪碱、草乌甲素、山梗菜碱、麦角新碱、八角枫碱、氧化苦参碱、茶碱、秋水仙碱、延胡索乙素、毒扁豆碱为目标生物碱，将目标生物碱扩展为 17 种；同时，样品类别也增加了胃液。采用传统液液溶剂萃取方法提取目标生物碱，优化了提取条件，同时也优化了分离以及检测条件。最终建立在样品中加入 pH = 9.0 硼酸缓冲液后，氯仿和氯仿 - 乙醚(体积比 2∶1)涡流混合方式进行分步提取，以 Ultimate XB-C$_{18}$(4.6 mm×250 mm，5 μm)反相柱作为分离柱，在 ESI$^+$、MRM 模式下快速定性定量分析血液和胃液中 17 种有毒生物碱的方法。各生物碱的检出限(LOD)为 0.1～0.5 μg/L，定量限(LOQ)为 0.5～1.0 μg/L。

11.2.1　实验方法

11.2.1.1　仪器与试剂

Agilent 1200 RRLC 高分离度快速液相色谱仪、Agilent 6410 Triple Quad 三重四极杆质谱仪(美国 Agilent 公司)；XK96-A 快速混匀器(姜堰市新康医疗器械有限公司)；Anke TDL-40B 离心机(ANKE 公司)；HGC-12 氮吹仪(上海欢奥科贸有限公司)。

生物碱标准品：秋水仙碱、山梗菜碱、毒扁豆碱、八角枫碱(Sigma 公司)，马钱子碱、士的宁、硫酸阿托品、硝酸毛果芸香碱、草乌甲素、延胡索乙素(中国药品生物制品检定所)，乌头碱、钩吻素子、盐酸麻黄碱、氢溴酸东莨菪碱、茶碱、马来酸麦角新碱(天津一方科技有限公司)，氧化苦参碱(上海博蕴生物科技有限公司)，纯度均大于 90%，均用分析纯甲醇配成 100 mg/L 标准储备液，储存于 4℃ 冰箱中。

甲醇(色谱纯，Merck KGaA 公司)，水(二次蒸馏水)，分析纯的氯仿、乙醚、甲醇、甲酸(广州化学试剂厂)。

空白血液由志愿者提供。

人工胃液的配制：参照《中国药典》四部通则"0921 崩解时限检查法"附注中人工胃液的配制方法配制，即取稀盐酸 16.4 mL(质量分数为 9.5% ~ 10.5%)，加水约 800 mL 与胃蛋白酶 10 g，摇匀后，加水稀释至 1000 mL 即得。

11.2.1.2　样品前处理

血液：取血液 0.5 mL 于 25 mL 试管中，加入 1 mL pH≈9 的硼酸缓冲液，充分混匀，加入 6 mL 氯仿，涡流 5 min，4500 r/min 离心 10 min，取有机层；向水层中加入 6 mL 氯仿-乙醚(体积比 2 : 1)混合溶剂；重复提取两次，合并有机层，55 ℃水浴下用氮气吹至干，甲醇定容至 1 mL，过 0.22 μm 微孔滤膜，待分析。

胃液：取人工胃液 0.5 mL 于 25 mL 试管中，加入 30 μL 1 mol/L NaOH 水溶液，充分混匀，参照血液样品项处理。

11.2.1.3　色谱与质谱条件

色谱柱：Ultimate XB-C$_{18}$(4.6 mm × 250 mm，5 μm)。流动相：0.2% 甲酸水溶液(A) + 甲醇(B)。流速：0.6 mL/min。梯度：0 ~ 1 min，28% ~ 34% B；1 ~ 6 min，34% ~ 35% B；6 ~ 7 min，35% ~ 62% B；7 ~ 10 min，62% ~ 70% B。柱温：30 ℃。进样量：10 μL。

电喷雾离子源(ESI)，正离子扫描，多反应监测模式(MRM)。干燥气温度：350 ℃；干燥气流速：10 L/min；雾化气压力：275.8 kPa；毛细管电压：4000 V。

17 种有毒生物碱的质谱 MRM 监测参数见表 11 - 5。

表 11 - 5　17 种有毒生物碱的质谱 MRM 监测参数

序号	化合物	保留时间/min	定性离子对(m/z)	定量离子对(m/z)	碎裂电压/V	碰撞能量/V
1	八角枫碱	4.89	163.1/120.1 163.1/80.1	163.1/80.1	135	14 24
2	毛果芸香碱	5.54	209.2/163.2 209.2/95.0	209.2/95.0	150	17 45
3	氧化苦参碱	6.01	265.2/247.2 265.2/205.1	265.2/205.1	150	30 30
4	麦角新碱	7.92	326.4/223.2 326.4/208.2	326.4/223.2	150	24 34
5	东莨菪碱	8.10	304.3/156.3 304.3/138.2	304.3/138.2	100	14 22
6	毒扁豆碱	8.62	276.2/219.2 276.2/162.2	276.2/162.2	100	6 18
7	麻黄碱	8.96	166.2/148.2 166.2/133.1	166.2/148.2	70	8 17
8	马钱子碱	9.47	395.0/324.3 395.0/244.2	395.0/324.3	100	34 38

序号	化合物	保留时间/ min	定性离子对 （m/z）	定量离子对 （m/z）	碎裂电压/V	碰撞能量/V
9	士的宁	9.83	335.3/184.2 335.3/156.1	335.3/184.2	140	40 52
10	茶碱	10.37	181.2/124.1 181.2/96.0	181.2/124.1	100	18 24
11	阿托品	11.08	290.2/124.2 290.2/93.1	290.2/124.2	100	23 37
12	钩吻素子	11.79	307.2/204.3 307.2/180.2	307.2/180.2	110	52 50
13	延胡索乙素	12.86	356.0/192.0 356.0/165.0	356.0/192.0	150	26 26
14	山梗菜碱	13.47	338.3/216.0 338.3/96.2	338.3/96.2	140	18 28
15	乌头碱	14.19	646.5/586.4 646.5/526.4	646.5/586.4	250	38 42
16	草乌甲素	14.73	644.4/584.3 644.4/552.3	644.4/583.4	200	34 40
17	秋水仙碱	15.43	400.2/310.0 400.2/282.0	400.2/330.0	150	26 26

11.2.2 结果与讨论

11.2.2.1 提取条件的选择

1. 调节酸碱性对胃液中有毒生物碱提取效率的影响

生物碱一般呈碱性，在碱性环境中可游离出来，更好地溶于有机溶剂中，故提取前应将样品置于一个 pH = 9.0 的缓冲体系中。对于胃液来说，其本身 pH 值通常为 1.5～2.0，在这种酸性环境下生物碱多以盐的形式存在，所以在进行样品前处理之前用氢氧化钠溶液将其调至近中性，再加入 pH = 9.0 缓冲溶液，使生物碱以游离形式存在，更容易转移到有机溶剂中。本书作者团队曾尝试在不预先用 NaOH 调节胃液的情况下进行提取，结果表明各组分的提取回收率均低于 55%。

2. 提取溶剂的选择

要同时检测的 17 种生物碱结构类型多样，如氧化苦参碱、毛果芸香碱和山梗菜碱是吡啶烷类，阿托品和东莨菪碱是莨菪烷类，延胡索乙素是异喹啉类，马钱子碱、士的宁、毒扁豆碱、钩吻素子是吲哚类，麻黄碱和秋水仙碱是有机胺类，乌头碱和草乌甲素是萜类，茶碱是嘌呤类。

为了能同时使结构各异的目标物都达到一定的提取回收率，作者团队考察了用甲醇、1% 三氯乙酸 - 乙腈溶液进行超声波提取，用氯仿、乙醚、乙酸乙酯、氯仿 - 乙醚（体积比 1：1）、氯仿 - 乙醚（体积比 2：1）进行液液萃取以及涡流混合提取的提取效果。结果表明，用甲醇、1% 三氯乙酸 - 乙腈溶液提取时，氧化苦参碱和茶碱提取回收率低于 50%，而用氯仿、乙醚、乙酸乙酯萃取时，虽然都能将各个组分提取出来，但回收率均不高。其中，用氯仿萃取时，氧化苦参碱提取回收率相对较高，但是用氯仿－乙醚(体积比2∶1)萃取时，其他各组分的回收率相对较高，故考虑分两步提取：先用氯仿萃取，然后再用氯仿－乙醚(体积比2∶1)萃取一次。此外，在实验过程中还进行了提取方法的比较，对比液液萃取和涡流混合提取的结果表明，两种方法的提取回收率相近，但涡流混合提取更为简便易行并且节省劳力，故选其作为提取方法。综合以上实验结果，选用氯仿和氯仿－乙醚(体积比2∶1)作为提取溶剂，采用涡流混合的提取方式可使各组分都得到相对较高的提取回收率。

11.2.2.2　色谱条件的优化

在对色谱条件的优化中，考察了各组分在流动相 A 为 0.2% 甲酸水溶液、水和 10 mmol/L乙酸铵 +0.1% 氨水水溶液(流动相 B 均为甲醇)时的分离与响应状况。结果表明各组分在不同的流动相中响应各异。在进一步优化分离条件后，在 17 种被分析物中，钩吻素子等 10 种有毒生物碱在 10 mmol/L 乙酸铵 +0.1% 氨水(pH =9.0)作为流动相 A 时有最好的响应，乌头碱等 7 种有毒生物碱在纯水作为流动相 A 时的响应最好。但是各组分在使用纯水作为流动相 A 时峰形较差，峰拖尾现象严重，峰太宽，不利于分离。近年来使用乙酸铵 + 氨水作为分离生物碱的流动相的报道较多，使用该流动相虽然能得到较好的响应，但是需要甲醇的比例较高，对环境不利，并且本实验的 17 种组分中个别组分的峰仍然较宽。各组分在 0.2% 甲酸水溶液中均能得到较好的分离，峰形较窄，并且使用有机相比例最小，对环境的危害小。综合考虑各因素，本实验选择 0.2% 甲酸水溶液作为流动相 A。经优化梯度洗脱程序后，得到的 MRM 色谱图如图 11 -2 所示。

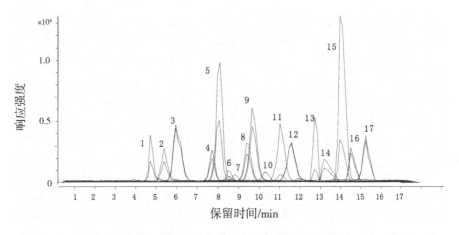

图 11 -2　17 种有毒生物碱的 MRM 色谱图(各色谱峰号对应的生物碱见表 11 -5)

11.2.2.3　基质效应的影响

在用 LC-ESI-MS/MS 检测生物碱的过程中，基质效应是一个很重要的影响因素，特别是当样品是复杂的生物样品时，基质效应的影响更为明显。通常可采用经过处理的空白样品溶液配制标准溶液来消除基质效应的影响。

本实验对比了用纯甲醇和用空白样品溶液配制标准溶液测得的回收率。用甲醇配制的标准溶液测得的回收率为 R_M，用空白样品溶液配制的标准溶液测得的回收率为 R_B。在上述优化的条件下，各组分的 R_M 和 R_B 值如表 11-6 所示。从表中可看出，在血液样品中，八角枫碱、氧化苦参碱、麦角新碱、麻黄碱、士的宁、乌头碱的 R_M 小于 R_B，而东莨菪碱、毒扁豆碱、马钱子碱、茶碱、阿托品、钩吻素子、延胡索乙素、山梗菜碱、草乌甲素的 R_M 大于 R_B；在胃液样品中，毛果芸香碱的 R_M 大于 R_B，而东莨菪碱、毒扁豆碱、马钱子碱、茶碱、阿托品、钩吻素子、延胡索乙素、山梗菜碱、草乌甲素、草乌甲素、秋水仙碱的 R_M 小于 R_B。综上可推断，基质效应会影响被测组分的电离效率，从而降低或提高被测组分的响应值，这种影响因基质和目标组分本身的性质而异。

表 11-6　17 种有毒生物碱的回收率和精密度($n=5$)

化合物	添加浓度/(μg/L)	血液				胃液			
		回收率/%		RSD/%		回收率/%		RSD/%	
		R_M	R_B	日内	日间	R_M	R_B	日内	日间
八角枫碱	5	87.4	93.4	6.9	7.7	82.3	82.8	8.5	12.4
	50	88.2	94.1	5.7	8.1	92.4	86.9	6.1	9.8
	500	93.5	95.4	4.3	7.7	89.4	86.8	4.8	10.6
毛果芸香碱	5	90.3	89.7	8.0	9.3	94.2	91.5	7.2	9.3
	50	91.4	90.3	5.3	10.1	93.1	92.5	6.5	6.9
	500	94.5	95.9	4.9	7.1	99.7	96.0	4.7	8.3
氧化苦参碱	5	81.0	87.2	8.1	13.2	75.4	83.5	9.0	11.9
	50	85.9	88.4	3.9	9.1	75.2	82.1	7.5	8.7
	500	80.5	87.3	2.4	7.6	78.3	82.5	3.7	6.5
麦角新碱	1	86.5	89.0	7.2	14.1	75.2	82.3	9.4	10.6
	10	90.3	90.6	4.9	10,7	76.8	81.7	7.3	7.7
	100	87.6	89.9	5.3	11.0	78.7	84.4	5.8	11.7
东莨菪碱	5	97.0	92.1	6.8	14.3	96.7	96.1	6.0	11.7
	50	96.2	91.0	5.5	11.0	92.7	97.1	4.3	9.2
	500	105.3	98.3	3.7	7.1	93.9	98.7	4.8	10.1
毒扁豆碱	0.5	87.7	82.0	9.4	14.0	85.7	86.2	9.7	10.2
	5	83.1	81.9	8.9	12.6	80.8	85.0	8.3	9.6
	50	88.3	84.7	9.6	10.1	84.8	86.1	7.8	9.5
麻黄碱	1	81.3	84.1	9.5	9.6	80.5	85.7	8.5	10.1
	10	76.9	82.0	6.8	12.7	78.1	88.4	6.3	6.9
	100	78.6	82.4	7.3	11.4	85.6	88.1	6.8	10.5
马钱子碱	5	100.1	90.3	7.4	11.4	96.3	96.0	6.4	12.6
	50	102.9	93.7	4.1	13.2	95.0	94.7	4.7	8.5
	500	104.0	93.5	4.9	9.0	89.4	98.0	3.5	9.9
士的宁	5	91.3	94.7	7.9	9.9	88.6	88.8	7.0	10.6
	50	92.6	93.9	6.0	10.5	89.8	83.3	5.3	11.0
	500	93.7	94.8	8.5	8.7	94.1	92.9	3.7	3.7

化合物	添加浓度/（μg/L）	血液				胃液			
		回收率/%		RSD/%		回收率/%		RSD/%	
		R_M	R_B	日内	日间	R_M	R_B	日内	日间
茶碱	5	90.2	90.1	9.3	11.9	80.4	84.5	8.9	10.2
	50	93.6	90.5	6.7	8.9	77.2	84.2	9.1	12.4
	500	95.8	92.2	3.6	6.8	86.5	87.8	7.4	10.4
阿托品	1	98.2	92.7	9.8	12.3	88.7	93.0	8.8	7.0
	10	102.8	95.6	6.9	12.7	90.8	93.0	3.8	4.3
	100	104.1	96.1	6.2	9.6	98.7	102.3	3.5	5.8
钩吻素子	5	96.0	90.8	9.6	12.3	84.5	87.6	5.9	10.5
	50	101.5	91.7	6.4	10.4	90.7	92.4	6.3	5.6
	500	107.3	95.0	8.3	12.0	86.5	87.0	5.1	4.7
延胡索乙素	0.5	92.0	88.0	8.0	11.9	88.9	92.8	6.3	6.3
	5	93.6	92.3	5.7	13.1	85.1	91.1	5.1	5.1
	50	95.2	92.1	2.9	7.2	89.4	92.1	6.5	6.5
山梗菜碱	0.5	100.8	92.9	9.6	13.1	89.6	89.5	7.3	7.3
	5	102.7	94.4	5.1	11.0	84.2	90.5	5.7	5.7
	50	95.4	94.8	9.1	10.9	91.1	92.8	3.5	3.5
乌头碱	5	89.9	97.1	8.3	12.6	80.9	82.1	8.3	8.3
	50	90.6	95.4	4.9	8.4	81.2	82.7	8.0	8.0
	500	92.3	96.0	5.7	9.1	81.9	81.8	5.9	5.9
草乌甲素	0.5	102.7	96.1	8.3	10.3	84.8	89.2	5.7	5.7
	5	97.8	93.2	6.6	11.5	88.0	90.0	6.8	6.8
	50	100.5	94.4	9.0	8.8	93.4	94.4	3.0	3.0
秋水仙碱	5	83.5	82.7	6.8	11.9	80.4	82.9	8.3	9.0
	50	81.2	87.6	3.9	7.9	76.9	85.2	6.4	9.5
	500	88.5	88.0	4.2	6.4	82.8	89.9	5.9	11.1

此外，在实验中，由于组分种类较多、结构类型多样、性质各异，用同一种提取方法无法很好地兼顾各组分的提取效率，回收率范围较大（81.7%～102.3%）。在使用外标法进行实际样品定量分析时，为了降低回收率以及基质效应的影响，使测定结果更准确，工作曲线采用空白样品溶液加标提取后的结果计算获得。

11.2.2.4　线性方程、线性范围、相关系数、定量限与检出限

取空白体液 0.5 mL，加入 100 μL 相应浓度的混合标准溶液，在优化的条件下测定，以峰面积（y）为纵坐标，以质量浓度（x）为横坐标作回归曲线，得到 17 种生物碱的线性方程、线性范围、相关系数、定量限（LOQ，以 $S/N \geqslant 10$ 计）、检出限（LOD，以 $S/N \geqslant 3$ 计），结果如表 11 - 7 所示。

表 11-7　17 种有毒生物碱的线性方程、线性范围、相关系数、LOQ 和 LOD

化合物	血液			胃液				
	线性方程	线性范围/(μg/L)	相关系数	线性方程	线性范围/(μg/L)	相关系数	LOQ/(μg/L)	LOD/(μg/L)
八角枫碱	$y=126.71x-123.44$	1～500	0.9962	$y=115.92x-112.83$	1～500	0.9993	1.0	0.5
毛果芸香碱	$y=120.00x+1349.25$	0.5～500	0.9972	$y=122.66x+1379.16$	0.5～500	0.9992	0.5	0.1
氧化苦参碱	$y=222.37x+550.40$	0.5～500	0.9994	$y=197.10x+487.80$	0.5～500	0.9989	0.5	0.1
麦角新碱	$y=521.75x-76.76$	0.5～50	0.9999	$y=456.18x+66.40$	0.5～50	0.9999	0.5	0.1
东莨菪碱	$y=430.96x+1524.07$	0.5～500	0.9988	$y=454.39x+1607.36$	0.5～500	0.9993	0.5	0.1
毒扁豆碱	$y=435.23x+243.97$	0.5～50	0.9985	$y=456.47x+255.73$	0.5～50	0.9967	0.5	0.1
麻黄碱	$y=133.61x+399.11$	1～100	0.9974	$y=154.72x+461.61$	1～100	0.9952	1.0	0.5
马钱子碱	$y=141.88x+93.02$	0.5～500	0.9990	$y=146.46x+96.32$	0.5～500	0.9998	0.5	0.1
土的宁	$y=300.54x-35.86$	0.5～500	0.9995	$y=281.36x-33.87$	0.5～500	0.9994	0.5	0.1
荼碱	$y=34.94x+199.18$	1～500	0.9994	$y=37.43x+213.80$	1～500	0.9992	1.0	0.5
阿托品	$y=1218.75x-525.63$	0.5～50	0.9997	$y=1193.09x-514.79$	0.5～50	0.9998	0.5	0.1
钩吻素子	$y=185.32x+63.70$	0.5～500	0.9997	$y=195.90x+67.33$	0.5～500	0.9975	0.5	0.1
延胡索乙素	$y=1451.79x+680.79$	0.5～50	0.9985	$y=1420.23x+666.47$	0.5～50	0.9998	0.5	0.1
山梗菜碱	$y=1218.67x+193.07$	0.5～50	0.9998	$y=1166.8x-184.8$	0.5～50	0.9984	0.5	0.1
乌头碱	$y=645.33x+449.17$	0.5～500	0.9999	$y=537.77x+374.58$	0.5～500	0.9999	0.5	0.1
草乌甲素	$y=1167.50x+158.75$	0.5～50	0.9999	$y=1117.8x+151.67$	0.5～50	0.9997	0.5	0.1
秋水仙碱	$y=179.79x+677.44$	1～500	0.9998	$y=175.66x+661.60$	1～500	0.9979	1.0	0.5

11.2.2.5 回收率与精密度

在空白血液和人工胃液中添加高、中、低 3 个不同浓度的混合标准溶液，按样品前处理方法提取并分析，样品中 17 种有毒生物碱的回收率和精密度结果如表 11 - 6 所示。从表中可看出，血液中 3 个不同添加浓度生物碱的提取回收率为 81.9% ~ 98.3%，胃液中为 81.7% ~ 102.3%，可满足痕量测定的要求。两种样品中各组分日内 RSD < 10%，日间 RSD < 15% ($n = 5$)。

11.2.2.6 稳定性

在空白血液和人工胃液中分别添加 17 种组分的混合标准溶液，分别在 4 ℃冰箱中放置 0,8,16,24,48,72 h 后按样品前处理方法提取并分析，测得各组分 RSD < 14%，说明方法稳定。

11.3 LC-MS/MS 检测尿液与胃液中 12 种有毒生物碱

本方法针对前述方法未涉及的，但也有发生中毒案例的有毒生物碱，建立了胃液和尿液中有毒生物碱检测的新方法。本方法涉及 12 种有毒生物碱：黄华碱、倒千里光碱、山莨菪碱、钩吻碱、芦竹碱、哈尔碱、吐根碱、血根碱、吴茱萸碱、吴茱萸次碱、雷公藤吉碱、雷公藤次碱。本书作者团队研究了尿液与胃液的样品前处理方法，建立了以 Thermo Scientific BDS HYPERSIL-C$_{18}$（150 mm × 2.1 mm × 2.4 μm）反相柱作为分离柱，在 ESI$^+$、MRM 模式下快速测定尿液和胃液中 12 种有毒生物碱的方法。各生物碱的 LOD 为 0.1 ~ 0.5 μg/L，LOQ 为 0.5 ~ 5 μg/L。

11.3.1 实验方法

11.3.1.1 仪器与试剂

Agilent 1200 RRLC 高分离度快速液相色谱仪、Agilent 6410 Triple Quad 三重四极杆质谱仪（美国 Agilent 公司）；XK96-A 快速混匀器（姜堰市新康医疗器械有限公司）；TDZ5-WS 离心机（湖南赛特湘仪离心机仪器有限公司）；HGC-12 氮吹仪（上海欢奥科贸有限公司）。

生物碱标准品：吐根碱（Sigma 公司），消旋山莨菪碱（中国药品生物制品检定所），倒千里光碱、血根碱（天津一方科技有限公司），钩吻碱（上海展舒科技有限公司），芦竹碱、吴茱萸碱、吴茱萸次碱、哈尔碱（阿拉丁试剂公司），雷公藤吉碱、雷公藤次碱、黄华碱（上海同田生物科技有限公司）。除雷公藤吉碱纯度为 90% 外，其余生物碱纯度均在 97% 以上，均用色谱纯甲醇配成 100 mg/L 标准储备液，储存于 4 ℃冰箱中。色谱纯的甲醇、乙腈（Merck 公司），二次蒸馏水（自制），分析纯的氯仿、乙醚、甲醇、二氯甲烷、乙酸乙酯、异丙醇、乙酸铵（广州化学试剂厂）。

空白尿液由志愿者提供。

人工胃液的配制：参照《中国药典》四部通则"0921 崩解时限检查法"附注中人工胃液

的配制方法配制，即取稀盐酸 16.4 mL（质量分数为 9.5%~10.5%），加水约 800 mL 与胃蛋白酶 10 g，摇匀后，加水稀释至 1000 mL 即得。

11.3.1.2　样品前处理

尿液：取尿液 1 mL 于 15 mL 离心管中，加入 2 mL pH = 9.6 的硼砂-氢氧化钠缓冲液，充分混匀，加入 5 mL 乙酸乙酯，振摇 10 min，4000 r/min 离心 5 min，取有机层；重复提取一次，合并有机层，在 45 ℃ 水浴中用氮气吹至干，加入 1 mL 甲醇溶解，过 0.22 μm 微孔滤膜，待 LC-MS/MS 分析。

胃液：取人工胃液 1 mL 于 15 mL 离心管中，加入 50 μL 1 mol/L NaOH 水溶液，充分混匀，同尿液方法处理。

11.3.1.3　色谱与质谱条件

Thermo Scientific BDS HYPERSIL-C$_{18}$ 色谱柱（150 mm × 2.1 mm × 2.4 μm）。流动相：0.2% 甲酸水溶液（A）+ 乙腈（B）。流速：0.3 mL/min。梯度：0~2 min，45% B；2~4.5 min，45%~80% B；4.5~7.5 min，80% B。柱温：30 ℃。进样量：5 μL。

电喷雾离子源（ESI），正离子扫描，多反应监测模式（MRM）。各生物碱的 MRM 监测参数见表 11-8。干燥气温度：350 ℃；干燥气流速：10 L/min；雾化气压力：275.8 kPa；毛细管电压：4 kV。

表 11-8　12 种有毒生物碱的保留时间及质谱 MRM 监测参数

序号	化合物	保留时间/min	定性离子对（m/z）	定量离子对（m/z）	碎裂电压/V	碰撞能量/eV
1	黄华碱	1.71	245.2/98.1 245.2/70.1	245.2/98.1	165	25 32
2	倒千里光碱	1.90	352.2/138.1 352.2/120.1	352.2/120.1	175	30 30
3	山莨菪碱	1.95	306.2/140.0 306.2/122.0	306.2/140.0	150	24 40
4	钩吻碱	2.14	323.2/236.2 323.2/195.1	323.2/236.2	157	28 44
5	芦竹碱	2.25	175.1/130.0 175.1/103.0	175.1/130.0	70	6 38
6	哈尔碱	2.72	213.1/198.1 213.1/169.1	213.1/169.1	143	22 44
7	吐根碱	3.66	481.3/274.2 481.3/246.2	481.3/246.2	190	38 38
8	血根碱	4.68	332.1/317.1 332.1/274.1	332.1/274.1	185	32 36
9	吴茱萸碱	5.90	304.1/161.0 304.1/134.0	304.1/134.0	113	20 20

序号	化合物	保留时间/ min	定性离子对 （m/z）	定量离子对 （m/z）	碎裂电压/ V	碰撞能量/ eV
10	吴茱萸次碱	6.19	288.1/273.1 288.1/115.0	288.1/273.1	152	35 50
11	雷公藤吉碱	6.52	858.3/206.1 858.3/178.1	858.3/178.1	210	48 70
12	雷公藤次碱	7.02	868.3/206.1 868.3/178.1	868.3/178.1	220	51 44

11.3.2　结果与讨论

11.3.2.1　提取条件的选择

　　生物碱呈碱性，在酸性条件下，能形成盐而易溶于水，不易溶于有机溶剂。所以在用有机溶剂提取前，要先将样品调至碱性，使其转化为游离态生物碱，从而易溶于有机溶剂。经实验，提取胃液（pH = 1 ~ 2）中生物碱时，应先加入 50 μL 1 mol/L NaOH 水溶液，调节样品 pH 值至 7.0，再加入 pH 9.6 的硼砂 - 氢氧化钠缓冲液；而对于尿液则直接加入 pH 9.6 的硼砂 - 氢氧化钠缓冲液。

　　12 种目标生物碱的结构多样，极性相差较大，如黄华碱极性较大，能溶于水，而雷公藤次碱、雷公藤吉碱极性相对较小。为了使 12 种生物碱均能从生物体液中提取出来，达到满意的回收率，考察了胃液为基质时，用氯仿 - 异丙醇（体积比 95 : 5）、二氯甲烷、乙醚、乙酸乙酯进行液液萃取的提取效果，结果见表 11 - 9。4 种提取溶剂均能不同程度地提取出胃液中的生物碱，其中钩吻碱、哈尔碱和芦竹碱平均回收率均能达到 90% 以上；用乙醚萃取时，黄华碱、山莨菪碱、血根碱和吴茱萸次碱的平均回收率较低，为 20.2% ~ 50.8%，其余为 61.1% ~ 97.1%；用二氯甲烷萃取时，血根碱和吴茱萸次碱的平均回收率为 32.8% ~ 37.2%，其余为 63.0% ~ 104.3%；用乙酸乙酯提取时，各生物碱平均回收率为 67.3% ~ 108.2%；用氯仿 - 异丙醇（体积比 95 : 5）提取时，血根碱的平均回收率为 30.5%，其余各生物碱的平均回收率为 61.5% ~ 113.3%。其中，吐根碱、雷公藤次碱、雷公藤吉碱、吴茱萸碱和吴茱萸次碱用乙酸乙酯提取的平均回收率略大于氯仿 - 异丙醇（体积比 95 : 5），山莨菪碱、哈尔碱、倒千里光碱用氯仿 - 异丙醇（体积比 95 : 5）提取优于乙酸乙酯。综合以上提取效果，并考虑到氯仿毒性较大，选择用乙酸乙酯作为萃取溶剂较为理想。

表 11 - 9　不同溶剂提取胃液中 12 种有毒生物碱的提取回收率

化合物	平均回收率（n = 2）/%			
	氯仿 - 异丙醇（95 : 5）	二氯甲烷	乙醚	乙酸乙酯
黄华碱	61.5	64.5	30.7	67.3
倒千里光碱	104.3	79.6	72.7	82.7
山莨菪碱	84.5	89.7	20.2	74.4

化合物	平均回收率（$n=2$）/%			
	氯仿 - 异丙醇(95 : 5)	二氯甲烷	乙醚	乙酸乙酯
钩吻碱	91.4	90.1	91.7	101.3
芦竹碱	90.0	104.3	92.2	108.2
哈尔碱	113.3	96.1	97.1	105.6
吐根碱	85.3	82.6	61.1	88.6
血根碱	30.5	32.8	50.5	72.1
吴茱萸碱	79.4	77.5	81.9	84.2
吴茱萸次碱	68.8	37.2	50.8	71.2
雷公藤吉碱	77.4	86.2	64.5	97.4
雷公藤次碱	73.2	63.0	58.8	92.2

注：各生物碱的浓度为 50 μg/L。

11.3.2.2　色谱条件的优化

作者团队考察了在流动相 A 为 0.2% 甲酸水溶液、10 mmol/L 乙酸铵(流动相 B 均为乙腈)时各组分的分离效果。当流动相 A 为 10 mmol/L 乙酸铵时，吐根碱响应差，色谱峰扁而宽，且血根碱拖尾严重；当流动相 A 为 0.2% 甲酸水溶液时，各生物碱响应较好，主要是因为各生物碱在酸性条件下，有利于电喷雾正离子模式下电离。流动相 A 的起始比例从 30% 上升到 45% 时，吐根碱的保留时间增大，而哈尔碱和血根碱的出峰时间前移，且血根碱的峰形有所改善。故流动相 A 选择 0.2% 甲酸水溶液，起始比例为 45%。经优化梯度洗脱程序后，得到的 12 种生物碱的 MRM 色谱图如图 11 - 3 所示，各生物碱对应的保留时间见表 11 - 8。色谱峰 2(倒千里光碱)和色谱峰 3(山莨菪碱)没有很好地分离，但是在 MRM 的模式下不影响这两种生物碱的定性定量分析。

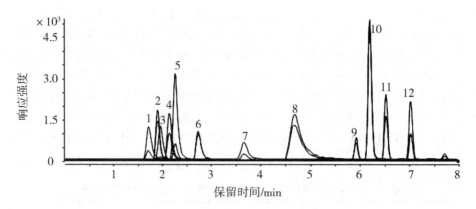

图 11 - 3　12 种有毒生物碱的 MRM 色谱图

注：1. 峰 1、3、5 和 9 浓度为 10 μg/L，其余浓度为 50 μg/L；2. 各色谱峰号对应的生物碱见表 11 - 8

11.3.2.3　质谱条件的优化

配制 1 mg/L 的各生物碱的单标溶液，在不安装色谱柱的条件下，分别由色谱进样，优化质谱监测参数。血根碱为季铵盐生物碱，在 ESI 源正离子模式下易形成 $[M-Cl]^+$ 准分子离子峰，其余 11 种生物碱均易得到一个质子形成 $[M+H]^+$ 准分子离子峰。在选定的质谱条件下，优化碎裂电压，使准分子离子响应达最佳；以准分子离子为母离子，进行二级质谱分析，优化碰撞能量，选择碎片离子中丰度较大的 2 个子离子为定性离子对，其中响应值较高的离子对作为定量离子对。优化后各生物碱的定性及定量离子对、碎裂电压和碰撞能量如表 11-8 所示。

11.3.2.4 线性方程、线性范围、相关系数、LOQ 和 LOD

取空白尿液及胃液 1.0 mL，加入 12 种生物碱标准液混合，分别配制一系列尿液和胃液样品，使样品中各生物碱的浓度为 0.100，0.200，0.500，1.00，5.00，10.0，50.0，100，200 μg/L。再按样品前处理方法提取，在优化色谱质谱条件下，测定各生物碱，得到总离子流色谱图，进而得到每一种生物碱的提取离子色谱图。分析每一种生物碱的两对定性离子对，以信噪比 $S/N \geq 3$ 的最低浓度为 LOD，以信噪比 $S/N \geq 10$ 的最低浓度为 LOQ。12 种生物碱的 LOD 为 $0.1 \sim 0.5$ μg/L，LOQ 为 $0.5 \sim 5$ μg/L。分别以各生物碱定量离子对的峰面积 (y) 对浓度 (x，μg/L)，以 $1/x$ 为权重进行线性拟合。各生物碱的线性方程、线性范围、相关系数、LOQ 和 LOD 如表 11-10 和表 11-11 所示。12 种生物碱在 $0.5 \sim 200$ μg/L、$1 \sim 200$ μg/L、$5 \sim 200$ μg/L 浓度范围内均线性良好，相关系数为 $0.9900 \sim 0.9993$。

表 11-10　尿液中 12 种有毒生物碱的线性方程、线性范围、相关系数、LOQ 和 LOD

化合物	线性方程	线性范围/ (μg/L)	相关系数	LOQ/ (μg/L)	LOD / (μg/L)
黄华碱	$y = 1241.40x - 33.60$	$1 \sim 200$	0.9900	1	0.2
倒千里光碱	$y = 46.84x - 13.24$	$1 \sim 200$	0.9968	1	0.5
山莨菪碱	$y = 489.79x - 236.34$	$1 \sim 200$	0.9953	1	0.2
钩吻碱	$y = 215.65x + 140.96$	$1 \sim 200$	0.9928	1	0.2
芦竹碱	$y = 2197.46x - 1195.85$	$1 \sim 200$	0.9932	1	0.1
哈尔碱	$y = 3462.91x + 1238.27$	$0.5 \sim 200$	0.9944	0.5	0.1
吐根碱	$y = 44.99x + 7.99$	$5 \sim 200$	0.9922	5	0.5
血根碱	$y = 913.36x - 78.69$	$5 \sim 200$	0.9966	5	0.5
吴茱萸碱	$y = 499.30x + 404.29$	$1 \sim 200$	0.9959	1	0.2
吴茱萸次碱	$y = 543.06x + 2421.36$	$1 \sim 200$	0.9966	1	0.2
雷公藤吉碱	$y = 120.80x + 29.89$	$1 \sim 200$	0.9918	1	0.2
雷公藤次碱	$y = 130.44x + 5.16$	$1 \sim 200$	0.9958	1	0.2

表 11 -11　胃液中 12 种有毒生物碱的线性方程、线性范围、相关系数、LOQ 和 LOD

化合物	线性方程	线性范围/（μg/L）	相关系数	LOQ/（μg/L）	LOD /（μg/L）
黄华碱	$y = 1797.66x + 539.09$	1～200	0.9979	1	0.2
倒千里光碱	$y = 85.17x + 71.23$	1～200	0.9984	1	0.5
山莨菪碱	$y = 787.16x + 368.29$	1～200	0.9981	1	0.2
钩吻碱	$y = 280.07x + 106.89$	1～200	0.9984	1	0.2
芦竹碱	$y = 2704.88x + 475.71$	1～200	0.9986	1	0.1
哈尔碱	$y = 3674.64x + 405.10$	0.5～200	0.9993	0.5	0.1
吐根碱	$y = 49.16x + 1.09$	5～200	0.9901	5	0.5
血根碱	$y = 1399.24x - 156.13$	5～200	0.9929	5	0.5
吴茱萸碱	$y = 552.13x + 574.96$	1～200	0.9946	1	0.2
吴茱萸次碱	$y = 644.73x + 1390.82$	1～200	0.9967	1	0.2
雷公藤吉碱	$y = 108.91x + 62.85$	1～200	0.9977	1	0.2
雷公藤次碱	$y = 96.13x + 35.06$	1～200	0.9968	1	0.2

11.3.2.5　基质效应

在 LC-MS/MS 分析过程中，由于共流出物的影响，在电喷雾电离时，目标分析物的离子化效率增大或减小的现象称为基质效应。基质效应的存在会影响定量结果的准确性，所以在 LC-MS/MS 分析时，需要验证方法的基质效应。分别取 3 种不同来源的空白尿液及胃液，每一来源各 6 份，按 3 种不同来源各取 2 份合为 1 组，共 3 组。按样品前处理方法处理，氮气吹干，残渣分别用 1 mL 高、中、低 3 个浓度水平的混合标准溶液（纯甲醇配制）复溶，在优化好的色谱和质谱条件下测定，其色谱峰面积与相应浓度标准溶液（纯甲醇配制）的色谱峰面积的比值为基质效应，色谱峰面积为定量离子对的提取离子色谱图峰面积。经计算，在高、中、低 3 个浓度水平下，各生物碱的平均基质效应（$n = 6$）见表 11 - 12。尿液和胃液为基质时，12 种生物碱的基质效应分别为 50.2%～118.3% 和 81.1%～118.6%。其中，尿液中提取黄华碱和山莨菪碱存在较明显的基质效应，分别为 51.9%～54.3% 和 50.2%～62.8%，可能是这 2 种生物碱极性相对大，保留时间小，在电喷雾电离过程中，与共提取物中极性大的组分存在电荷竞争，使这 2 种生物碱的电离受到抑制，而产生基质效应。不同来源的尿液（或胃液）中同一生物碱的 RSD < 15%（$n = 6$），表明该生物碱以不同来源的尿液（或胃液）为基质时，基质效应相差不大。同时，表 11 - 12 也表明分别在尿液和胃液中提取同一生物碱，其基质效应可能不同。

11.3.2.6　方法回收率和精密度

分别取不同来源的空白尿液及胃液，添加高、中、低 3 种不同浓度的混合标准溶液，按样品前处理方法提取并分析，得到平均回收率（6 个平行样品的峰面积与以纯甲醇配制的标准溶液的峰面积相比的平均值）、精密度和基质效应如表 11 - 12 所示。从表中可见，

在高、中、低 3 个不同浓度添加水平下，尿液中黄华碱和山莨菪碱的平均回收率为 40.1%
～ 48.1%，其余生物碱的平均回收率为 61.9% ～ 119.1%；胃液中各生物碱的平均回收率
为 61.0% ～ 110.2%。两种基质中 12 种生物碱的精密度 RSD < 15%（$n = 6$）。尿液中黄华
碱和山莨菪碱的平均回收率不高，主要是因为其在电喷雾电离过程中存在基质抑制效应，
但是其精密度能满足方法的要求（RSD < 15%）。在定量检测时，可以通过空白基质配制标
样的方式，使检测结果准确。

表 11 - 12　方法的平均回收率、精密度和基质效应（$n = 6$）

化合物	添加浓度/ （μg/L）	尿液			胃液		
		基质效应/ %	平均回收率/ %	RSD/ %	基质效应/ %	平均回收率/ %	RSD/ %
黄华碱	5	53.8	41.7	14.9	91.8	65.1	15.0
	50	54.3	48.1	15.0	92.1	64.1	13.4
	200	51.9	42.0	10.9	94.8	80.4	11.2
倒千里光碱	5	88.0	75.2	13.3	84.9	89.5	13.5
	50	78.5	86.2	12.0	89.9	86.2	6.3
	200	82.9	79.5	4.0	87.2	82.7	13.5
山莨菪碱	5	62.8	43.9	14.3	97.2	61.5	11.1
	50	50.2	40.1	10.7	85.5	61.0	14.7
	200	55.7	44.9	10.5	83.8	61.9	14.3
钩吻碱	5	84.0	83.3	5.8	113.8	106.9	9.1
	50	91.1	83.6	9.5	116.2	103.4	7.2
	200	86.1	84.1	5.9	105.3	96.0	2.1
芦竹碱	5	95.9	111.3	7.7	118.6	96.9	4.1
	50	106.6	92.1	10.3	111.9	107.6	10.6
	200	100.9	87.7	9.9	103.7	92.1	5.3
哈尔碱	5	100.0	102.3	3.7	112.5	107.7	3.8
	50	111.7	99.7	9.1	111.1	110.2	4.4
	200	104.2	93.2	7.7	109.8	101.9	0.7
吐根碱	5	71.5	71.0	9.2	104.4	68.1	8.1
	50	61.9	66.4	14.2	82.1	85.2	14.9
	200	61.0	68.1	12.7	81.1	75.5	15.0
血根碱	5	97.3	69.3	12.8	98.0	62.8	12.3
	50	108.5	64.1	4.1	115.9	75.0	6.8
	200	89.3	61.9	11.7	114.2	82.7	5.7
吴茱萸碱	5	97.2	78.7	11.3	87.9	71.9	7.6
	50	97.8	84.0	11.4	89.4	86.4	5.3
	200	96.8	81.9	12.9	93.5	93.3	1.3
吴茱萸次碱	5	85.6	72.9	7.7	95.8	74.5	5.7
	50	98.7	72.7	8.1	97.2	70.5	8.4
	200	85.3	75.9	8.4	93.1	76.4	2.7

化合物	添加浓度/ （μg/L）	尿液			胃液		
		基质效应/ %	平均回收率/ %	RSD/ %	基质效应/ %	平均回收率/ %	RSD/ %
雷公藤吉碱	5	112.5	118.4	14.1	95.45	85.3	14.8
	50	112.4	100.2	14.3	101.0	93.4	5.8
	200	90.8	88.9	14.4	116.2	86.2	10.9
雷公藤次碱	5	98.1	105.3	13.3	94.4	90.4	11.6
	50	118.3	119.1	10.2	108.0	93.4	14.2
	200	84.1	80.0	14.8	111.9	77.9	4.4

11.4　LC-MS/MS 快速筛查生物体液中有毒生物碱

在发生生物碱中毒事故，而又对引起中毒的生物碱种类等相关信息不了解的情况下，需要对生物体液中的有毒生物碱进行全面的筛查，这就要求检测方法覆盖多种类的有毒生物碱。因此，为了快速筛查有毒生物碱，作者团队采用常见的生物体液（血液、尿液和胃液）为样品基质，针对金雀花碱、黄华碱、毛果芸香碱、八角枫碱、氧化苦参碱、茶碱、芦竹碱、麻黄碱、山莨菪碱、东莨菪碱、麦角新碱、钩吻碱、倒千里光碱、毒扁豆碱、士的宁、马钱子碱、阿托品、钩吻素子、吐根碱、延胡索乙素、哈尔碱、山梗菜碱、秋水仙碱、血根碱、白屈菜红碱、喜树碱、乌头碱、草乌甲素、雷公藤吉碱、吴茱萸碱、雷公藤次碱等 31 种有毒生物碱，研究了 3 种生物体液中的 31 种有毒生物碱的提取、净化条件，优化了 31 种有毒生物碱的液相色谱分离条件和质谱 MRM 监测离子对，选择了为每种生物碱分配一个扫描窗口的动态多反应监测（dynamic MRM，D-MRM）方式，保证每种生物碱都有足够的扫描时间。同时研究了复溶溶剂对各生物碱色谱峰形、回收率的影响，抗凝剂对血液中各生物碱回收率的影响。最终建立了 LC-MS/MS 在 ESI$^+$、D-MRM 模式下快速筛查血液中 29 种（除血根碱和白屈菜红碱）、尿液和胃液中 31 种有毒生物碱的方法。本方法除血液中血根碱和白屈菜红碱外，在 3 种样品基质中，上述各有毒生物碱在 0.5～400 μg/L、1～400 μg/L 和 4～400 μg/L 浓度范围内均线性良好，检出限（LOD）为 0.2～1.0 μg/L，定量限（LOQ）为 0.5～4 μg/L。

11.4.1　实验方法

11.4.1.1　仪器与试剂

Agilent 1200 RRLC 高分离度快速液相色谱仪、Agilent 6410 Triple Quad 三重四极杆质谱仪（美国 Agilent 公司）。XK96-A 快速混匀器（姜堰市新康医疗器械有限公司）；AS 3120 超声波发生器（Auto Science 公司）；Anke TDL-40B 离心机（ANKE 公司）；HGC-12 氮吹仪

（上海欢奥科贸有限公司）。

生物碱标准品：秋水仙碱、山梗菜碱、毒扁豆碱、八角枫碱、吐根碱（Sigma 公司），马钱子碱、士的宁、硫酸阿托品、硝酸毛果芸香碱、草乌甲素、延胡索乙素、喜树碱、消旋山莨菪碱（中国药品生物制品检定所），乌头碱、钩吻素子、盐酸麻黄碱、氢溴酸东莨菪碱、茶碱、马来酸麦角新碱、倒千里光碱、血根碱、白屈菜红碱（天津一方科技有限公司），钩吻碱（上海展舒科技有限公司），氧化苦参碱（上海博蕴生物科技有限公司），金雀花碱、芦竹碱、吴茱萸碱、哈尔碱（阿拉丁试剂公司），雷公藤吉碱、雷公藤次碱、黄华碱（上海同田生物科技有限公司），除雷公藤吉碱纯度大于 90% 外，其余各生物碱纯度大于 97%。各生物碱用色谱纯甲醇配成 100 mg/L 标准储备液，储存于 4 ℃ 冰箱中，使用时用 10 mmol/L 甲酸铵 +0.1% 甲酸水溶液（流动相 A）与甲醇（流动相 B）（体积比 60∶40）稀释并配成混合标准溶液。

色谱纯甲醇、乙腈（Merck 公司），甲酸铵（纯度 > 99.99%，阿拉丁试剂公司），二次蒸馏水（自制），分析纯甲醇、盐酸（广州化学试剂厂）。

空白血液和尿液由志愿者提供。

人工胃液的配制：参照《中国药典》四部通则 0921 崩解时限检查法附注中人工胃液的配制方法配制，即取稀盐酸 16.4 mL（质量分数为 9.5%～10.5%），加水约 800 mL 与胃蛋白酶 10 g，摇匀后，加水稀释至 1000 mL 即得。

11.4.1.2　样品前处理

取 1 mL 血液、尿液或胃液置于 15 mL 离心管中，加入 4 mL 0.1 mol/L 盐酸水溶液，在快速混匀器上涡流 3 min，以 4000 r/min 离心 5 min，取上层液体，加在已用 3 mL 甲醇、3 mL 0.1 mol/L 盐酸水溶液活化的混合型阳离子交换固相萃取小柱（Cleanert PCX）上，分别用 3 mL 0.1 mol/L 盐酸水溶液、3 mL 0.1 mol/L 盐酸水溶液/甲醇（体积比 70∶30）淋洗，5 mL 5% 氨化甲醇洗脱，收集洗脱液，在 45 ℃ 水浴中用氮气吹干，残渣用 1 mL 10 mmol/L 甲酸铵 +0.1% 甲酸水溶液（A）与甲醇（B）混合溶液（体积比 60∶40）复溶，过 0.22 μm 微孔滤膜，待 LC-MS/MS 分析。

11.4.1.3　色谱与质谱条件

色谱条件：色谱柱为 Thermo Scientific BDS HYPERSIL-C$_{18}$（150 mm ×2.1 mm，2.4 μm）。流动相：A 为 10 mmol/L 甲酸铵 +0.1% 甲酸水溶液，B 为甲醇。流速：0.25 mL/min。梯度：0～4 min，15%～20% B；4～7 min，20%～35% B；7～15 min，35%～80% B；15～20 min，80% B；20.01 min，15% B；柱温：40 ℃；进样量：5 μL。

质谱条件：电喷雾离子源（ESI），正离子扫描，D-MRM 模式。干燥气：氮气；干燥气温度：350 ℃；干燥气流速：10 L/min；雾化气压力：275.8 kPa；毛细管电压：4 kV。31 种有毒生物碱的质谱 D-MRM 监测参数见表 11 – 13。

表 11-13 31 种有毒生物碱的质谱 D-MRM 监测参数

序号	化合物中英文名称	扫描时间(区间)/ min	定性、定量离子对/ (m/z)	碎裂电压/ V	碰撞能量/ eV
1	金雀花碱 cytisine	1.8(2)	191.1/148.2*, 191.1/44.1	140	24, 32
2	黄华碱 thermopsine	2.0(2)	245.2/98.1*, 245.2/70.1	165	50, 32
3	毛果芸香碱 pilocarpine	2.5(2)	209.2/163.2, 209.2/95.0*	150	17, 45
4	八角枫碱 anabasine	2.7(2)	163.1/120.1, 163.1/80.1*	135	14, 24
5	氧化苦参碱 oxymatrine	3.9(2.5)	265.2/247.2, 265.2/205.1*	150	30, 30
6	茶碱 theophylline	4.9(2)	181.2/124.1*, 181.2/96.0	100	18, 24
7	芦竹碱 gramine	5.4(2)	175.1/130.0*, 175.1/103.0	70	6, 38
8	麻黄碱 epherdrine	5.4(2)	166.2/148.2*, 166.2/133.1	70	8, 17
9	山莨菪碱 anisodamine	6.7(4)	306.2/140.0*, 306.2/122.0	150	24, 40
10	东莨菪碱 scopolamine	6.4(2)	304.3/156.3, 304.3/138.2*	100	14, 22
11	麦角新碱 ergometrine	8.5(5)	326.4/223.2*, 326.4/208.2	150	24, 34
12	钩吻碱 gelsemine	7.5(2)	323.2/236.2*, 323.2/195.1	157	28, 44
13	倒千里光碱 retrorsine	7.9(2)	352.2/138.1, 352.2/120.1*	175	30, 30
14	毒扁豆碱 eserine	8.4(2)	276.2/219.2, 276.2/162.2*	100	6, 18
15	士的宁 strychnine	8.8(3)	335.3/184.2*, 335.3/156.1	140	40, 52
16	马钱子碱 brucine	9.5(2)	395.0/324.3*, 395.0/244.2	100	34, 38
17	阿托品 atropine	9.6(2)	290.2/124.2*, 290.2/93.1	100	23, 37
18	钩吻素子 koumine	10.0(3)	307.2/204.3, 307.2/180.2*	110	52, 50
19	吐根碱 emetine	11.0(4)	481.3/274.2, 481.3/246.2*	190	38, 38
20	延胡索乙素 tetrahydropalmatine	11.8(2)	356.0/192.0*, 356.0/165.0	150	26, 26
21	哈尔碱 harmine	12.2(2)	213.1/198.1, 213.1/169.1*	143	22, 44
22	山梗菜碱 lobeline	14.0(4)	338.3/216.2, 338.3/96.2*	140	18, 28
23	秋水仙碱 colchicine	13.6(1)	400.2/310.0*, 400.2/282.0	150	26, 26
24	血根碱 sanguinarine	14.0(3)	332.1/317.1, 332.1/274.1*	185	32, 36
25	白屈菜红碱 chelerthrine	14.5(3)	348.2/332.4, 348.2/304.2*	180	28, 32
26	喜树碱 camptothecin	14.1(2)	349.3/305.4*, 349.3/249.4	120	24, 32
27	乌头碱 aconitine	15.2(1)	646.5/586.4*, 646.5/526.4	250	38, 42
28	草乌甲素 bulleyaconitine A	15.5(1)	644.4/584.3*, 644.4/552.3	200	34, 40
29	雷公藤吉碱 wilforgine	17.0(1)	858.3/206.1, 858.3/178.1*	210	48, 70
30	吴茱萸碱 evodiamine	17.7(2)	304.1/161.0, 304.1/134.0*	113	20, 20
31	雷公藤次碱 wilforine	18.0(1)	868.3/206.1, 868.3/178.1*	220	51, 67

注: * 为定量离子对(m/z)。

11.4.2 结果与讨论

11.4.2.1 质谱条件优化

血根碱、白屈菜红碱为季铵盐生物碱, 在 ESI 源正离子模式下易形成[M - Cl]+准分子离子峰，其余 29 种生物碱均形成[M + H]⁺准分子离子峰。在选定质谱条件下，优化碎裂电压，使准分子离子响应达最佳，再进行二级质谱分析，优化碰撞能量，选择碎片离子中丰度较大的 2 个子离子为定性离子对，其中响应值较高的离子对作为定量离子对。各组分的定性、定量离子对、碎裂电压和碰撞能量如表 11 - 13 所示。

由于同时分析的生物碱数量较多，常规 MRM 模式下，质谱分配给每一对离子的监测时间较少，这样得到的色谱峰形较差，不利于定性及定量分析。所以采用质谱的 D-MRM 模式，每种生物碱都有一个独立的扫描时间窗口，使质谱监测时驻留时间最大化。先在 MRM 模式下，按拟定的色谱条件分离，得到初步的保留时间，再根据保留时间及其色谱峰形确定动态扫描窗口，具体监测参数见表 11 - 13。

11.4.2.2　色谱条件优化

作者团队考察了在流动相 A 为 0.1% 甲酸水溶液、10 mmol/L 甲酸铵 + 0.1% 甲酸水溶液和 0.2% 甲酸水溶液，流动相 B 为甲醇和乙腈时各组分的分离效果。结果表明，当流动相 B 为乙腈，流动相 A 为上述 3 种溶液时，各有毒生物碱色谱峰分布在色谱图的两端，峰重叠较多，不易分离(如图 11 - 4)；而流动相 B 为甲醇时，各色谱峰出峰时间分布较均匀，故选择甲醇为流动相 B。所考察的 3 种流动相 A 与流动相 B(甲醇)组合时，都能较好地将 31 种有毒生物碱分离，考虑到 10 mmol/L 甲酸铵 + 0.1% 甲酸水溶液组成了缓冲体系，更能稳定 pH 值，所以以 10 mmol/L 甲酸铵 + 0.1% 甲酸水溶液为流动相 A。

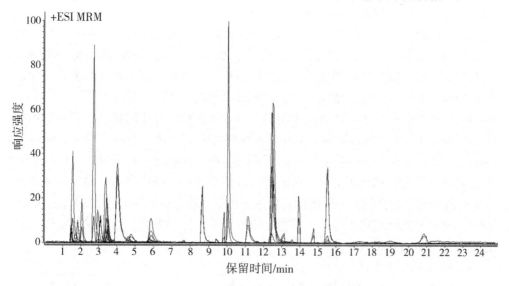

图 11 - 4　31 种有毒生物碱的 MRM 色谱图
注：流动相为 0.2% 甲酸溶液(A) - 乙腈(B)

在上述流动相条件下，在流动相流速为 0.3 mL/min、色谱柱温度为 30 ℃时分离 31 种生物碱，发现色谱系统的压力较大，无法正常进行分析。在选定分离体系下，有 2 种方法降低色谱系统的压力，即降低流动相的流速和提高色谱柱的温度。2 种方法各有弊端，降低流动相流速会增加色谱分离时间，提高色谱柱的温度对降低色谱系统的压力有限。于是在不影响分离的情况下，降低流动相的流速至 0.25 mL/min，并提高色谱柱的温度至 40 ℃。

　　在上述条件下，经优化梯度洗脱程序后，得到的31种生物碱的MRM色谱图如图11-5所示，分离时间为23 min。其中，山莨菪碱(峰9)、麦角新碱(峰11)和山梗菜碱(峰22)均有两个色谱峰，主要是因为三者的异构体在优化的色谱条件下被分离开了。

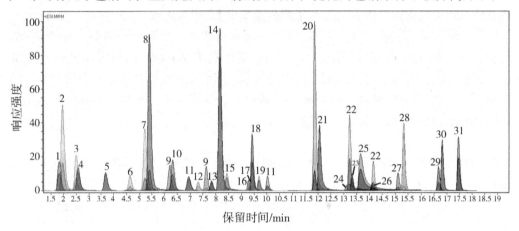

图11-5　31种有毒生物碱的MRM色谱图

注：各生物碱浓度为40 μg/L，各色谱峰号对应的生物碱见表11-13

11.4.2.3　生物碱间的可能干扰分析

　　尽管LC-MS/MS在MRM模式下对目标分析物有较高的选择性，可以降低色谱的分离要求，但是目标分析物间不应有干扰。于是配制40 μg/L的各生物碱单一标准溶液，分别按优化好的LC-MS/MS方法进样分析。当进样分析某一生物碱时，查看其他生物碱在各自保留时间位置是否有色谱峰。结果表明，各生物碱之间不存在干扰。

　　同时，也发现两组要引起注意的生物碱。当进样分析白屈菜红碱时，喜树碱的其中一对监测离子对 m/z 349.3/305.4 在白屈菜红碱出峰位置上出现色谱峰，这主要是白屈菜红碱监测离子对 m/z 348.2/304.2 的同位素离子产生的。当进样草乌甲素时，乌头碱的两对监测离子在草乌甲素出峰位置上出现色谱峰，这是由于两者结构相似、相对分子质量只相差2，同时两者分子量也较大而引起的同位素的影响。在本方法中，喜树碱与白屈菜红碱、乌头碱与草乌甲素均能有效地分离，不存在相互干扰。另一方面，当存在干扰时，也可以通过选取其他的监测离子来解决。

11.4.2.4　SPE条件的优化

　　所选取的31种生物碱的结构和极性相差较大，很难用一种溶剂将所有生物碱从基质中提取出来。利用生物碱在酸性下易形成阳离子的特性，选择混合阳离子型固相萃取小柱作为净化小柱。分别向1 mL水中加入100 μL 400 μg/L的31种生物碱混合标准溶液，先经4 mL 0.1 mol/L HCl酸化，离心后，将上层液体加在已用3 mL甲醇、3 mL 0.1 mol/L的盐酸水溶液活化的混合型阳离子交换固相萃取小柱(Cleanert PCX)上。比较不同比例的甲醇＋0.1 mol/L HCl(体积比为0:100、10:90、20:80、30:70、40:60、60:40、100:0)作淋洗液(3 mL)对各生物碱在固相萃取小柱上的保留影响。结果显示，当甲醇为40%时，约30%的茶碱会随着淋洗液流失；甲醇比例继续增大时，秋水仙碱、喜树碱和吴茱萸碱也会随着淋洗液流失；当甲醇比例为100%时，三者的流失率分别为40%、30%和60%，所以选甲醇+0.1 mol/L HCl（体积比30：70）作淋洗液。在选定的淋洗液条件下，以5 mL 5%氨化甲醇洗脱，血根碱和白屈菜红碱的回收率仅为40%～60%，主要是因为两者均为季铵盐型生物碱，在净化时，与SPE吸附剂吸附得较牢固，不易被洗脱剂洗脱下来。以血液为基质时，血根碱和白屈菜红碱回收率极低，除上面的原因外，可能还因为两者与血液中的蛋白质和DNA结合，所以本方法在血液中没有检测血根碱和白屈菜红碱。

11.4.2.5 溶剂效应对色谱峰形的影响

不同溶剂配制的样品可能因溶剂不同而影响色谱峰的峰形（如分裂），即色谱分离的溶剂效应。作者团队考察了不同比例的10 mmol/L甲酸铵+0.1%甲酸水溶液（A）–甲醇（B）（体积比0：100、50：50、60：40、70：30、80：20、90：10）为溶剂时的色谱峰形。结果表明，当甲醇为溶剂时，保留时间在11 min前的色谱峰均发生分裂（见图11-6a）；随着甲醇比例减小，色谱峰形改善；当甲醇比例为50%时，金雀花碱、八角枫碱和毛果芸香碱有微小分裂（见图11-6b）；甲醇比例小于等于40%时，各色谱峰变形较好（见图11-6c）。减小进样溶液中有机相的比例，能改善色谱的峰形，这与反相色谱中洗脱能力弱的溶剂能改善色谱峰形的结果是相一致的。尽管减少进样量也能改善色谱的峰形，但是会降低方法的检出限，所以从改善色谱峰形上来说，进样溶液中甲醇的比例应该小于40%。

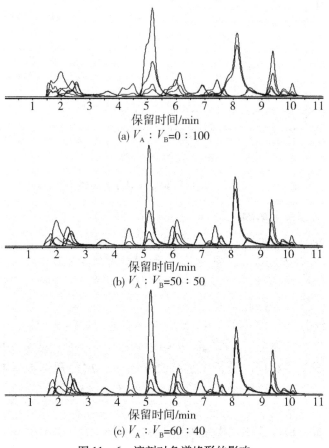

(a) $V_A : V_B = 0 : 100$

(b) $V_A : V_B = 50 : 50$

(c) $V_A : V_B = 60 : 40$

图11-6 溶剂对色谱峰形的影响

11.4.2.6　复溶溶剂对各生物碱复溶的影响

取 100 μL 400 μg/L 混合生物碱于试管中，氮气吹干，用不同比例的 10 mmol/L 甲酸铵 +0.1% 甲酸水溶液（A）–甲醇（B）（体积比 50∶50、60∶40、70∶30、90∶10）作为复溶溶剂，考察其对各生物碱复溶的影响。结果表明，甲醇比例大于 50% 时，各生物碱均能较好地溶于复溶溶剂；而甲醇比例小于 50% 时，不同生物碱的溶解情况相差较大。部分生物碱的复溶回收率如图 11 –7 所示。从图可见甲醇比例为 30% 时，有 6 种生物碱的复溶回收率小于 95%，主要是因为这 6 种生物碱的极性较弱（其色谱出峰时间较晚），在有机相比例低时，溶解性差。其中吴茱萸碱的溶解性最差，即使复溶溶剂中含有 40% 甲醇，其溶解回收率也仅为 87.2%。综合溶剂效应，选取 10 mmol/L 甲酸铵 +0.1% 甲酸水溶液（A）–甲醇（B）（体积比 60∶40）作为复溶溶剂。

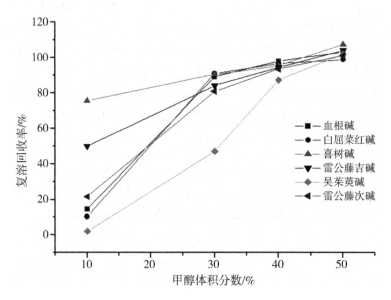

图 11 –7　复溶溶剂中甲醇比例对复溶回收率的影响

11.4.2.7　血液中抗凝剂的影响

血液中的抗凝剂能与阳离子发生螯合作用，而生物碱在酸性条件下为阳离子。为验证抗凝剂对生物碱分析过程的影响，考察了抗凝剂肝素钠、乙二胺四乙酸二钠盐（EDTA-2Na）对各生物碱回收率的影响。根据抗凝剂抗血液凝固的有效浓度配制肝素钠（185 U/mg）和 EDTA-2Na 水溶液，浓度分别为 0.1 g/L 和 2 g/L。取 1 mL 纯水、肝素钠水溶液和 EDTA-2Na 水溶液分别加入 100 μL 400 μg/L 31 种有毒生物混合碱标准溶液，按样品前处理方法处理，LC-MS/MS 分析，计算基质中各生物碱的回收率。结果发现，每种生物碱在 3 种基质中的回收率基本相同。分析未加抗凝剂血液、加肝素钠抗凝剂血液和加 EDTA-2Na 抗凝剂血液，结果与上述结论相一致。综上所述，血液中抗凝剂在有效浓度内对 31 种有毒生物碱的分析无影响。

11.4.2.8　线性方程、线性范围、相关系数、LOQ 与 LOD

取空白血液、尿液和胃液各 1 mL，加入 31 种生物碱混合标准溶液，分别配制一系列血液、尿液和胃液样品，使其中各生物碱的浓度为 0.200,0.500,1.00,4.00,40.0,80.0, 200,400 μg/L，再按上述方法提取，在优化色谱质谱条件下，测定各生物碱。分别以各生物碱的峰面积(y)对浓度(x，μg/L)，以 $1/x$ 为权重进行线性拟合。三种样品中各生物碱的线性方程、线性范围、相关系数、LOQ(以 $S/N \geqslant 10$ 计)、LOD(以 $S/N \geqslant 3$ 计)分别如表 11-14、表 11-15 和表 11-16 所示。除血液中血根碱和白屈菜红碱外，31 种生物碱均在 $0.5 \sim 400$ μg/L、$1 \sim 400$ μg/L、$4 \sim 400$ μg/L 浓度范围内线性良好，相关系数为 0.9943 ~ 0.9998，LOD 为 0.2 ~ 1 μg/L，LOQ 为 0.5 ~ 4 μg/L。

表 11-14　血液中 29 种有毒生物碱的线性方程、线性范围、相关系数、LOD 和 LOQ

化合物	线性方程	线性范围/ (μg/L)	相关系数	LOD/ (μg/L)	LOQ/ (μg/L)
金雀花碱	$y = 468.19x - 97.43$	$1 \sim 400$	0.9984	0.5	1
黄华碱	$y = 1194.98x - 886.78$	$1 \sim 400$	0.9986	0.5	1
毛果芸香碱	$y = 598.60x - 34.55$	$0.5 \sim 400$	0.9977	0.5	1
八角枫碱	$y = 560.20x + 223.92$	$1 \sim 400$	0.9978	0.2	1
氧化苦参碱	$y = 77.94x + 105.22$	$1 \sim 400$	0.9992	0.5	1
茶碱	$y = 225.29x + 16296.17$	$1 \sim 400$	0.9943	0.5	1
芦竹碱	$y = 1336.58x - 335.52$	$0.5 \sim 400$	0.9988	0.2	0.5
麻黄碱	$y = 3138.18x + 1026.24$	$1 \sim 400$	0.9983	0.2	1
山莨菪碱	$y = 656.31x - 67.22$	$1 \sim 400$	0.9973	0.5	1
东莨菪碱	$y = 906.56x + 16.15$	$0.5 \sim 400$	0.9998	0.2	0.5
麦角新碱	$y = 451.13x - 143.75$	$1 \sim 400$	0.9982	0.5	1
钩吻碱	$y = 205.02x - 59.40$	$1 \sim 400$	0.9984	0.5	1
倒千里光碱	$y = 235.57x + 1.09$	$1 \sim 400$	0.9997	0.2	0.5
毒扁豆碱	$y = 1810.55x - 1076.58$	$1 \sim 400$	0.9974	0.2	0.5
士的宁	$y = 466.97x - 164.47$	$1 \sim 400$	0.9994	0.2	1
马钱子碱	$y = 261.54x - 61.68$	$1 \sim 400$	0.9991	0.2	1
阿托品	$y = 1124.43x + 45.04$	$0.5 \sim 400$	0.9998	0.2	0.5
钩吻素子	$y = 278.35x - 95.84$	$1 \sim 400$	0.9988	0.5	1
吐根碱	$y = 257.80x - 543.70$	$4 \sim 400$	0.9961	0.5	1
延胡索乙素	$y = 2924.73x + 10.61$	$0.5 \sim 400$	0.9985	0.2	0.5
哈尔碱	$y = 891.91x - 760.96$	$0.5 \sim 400$	0.9986	0.2	0.5
山梗菜碱	$y = 1338.67x + 5.99$	$0.5 \sim 400$	0.9998	0.2	0.5
秋水仙碱	$y = 286.69x + 39.19$	$0.5 \sim 400$	0.9993	0.2	0.5
喜树碱	$y = 263.61x + 4.67$	$1 \sim 400$	0.9980	0.5	1
乌头碱	$y = 454.01x + 21.59$	$0.5 \sim 400$	0.9998	0.2	0.5
草乌甲素	$y = 975.03x + 15.24$	$0.5 \sim 400$	0.9973	0.2	0.5
雷公藤吉碱	$y = 222.82x - 25.65$	$0.5 \sim 400$	0.9988	0.2	0.5
吴茱萸碱	$y = 183.08x - 26.47$	$1 \sim 400$	0.9945	0.5	1
雷公藤次碱	$y = 397.45x + 176.02$	$0.5 \sim 400$	0.9992	0.2	0.5

表 11 −15　尿液中 31 种有毒生物碱的线性方程、线性范围、相关系数、LOD 和 LOQ

化合物	线性方程	线性范围/ （μg/L）	相关系数	LOD/ （μg/L）	LOQ/ （μg/L）
金雀花碱	$y = 293.49x - 13.18$	1～400	0.9953	0.5	1
黄华碱	$y = 1706.89x + 46.56$	1～400	0.9981	0.5	1
毛果芸香碱	$y = 837.91x + 37.92$	0.5～400	0.9944	0.5	1
八角枫碱	$y = 824.45x + 21.68$	1～400	0.9974	0.2	1
氧化苦参碱	$y = 544.72x - 185.64$	1～400	0.9995	0.5	1
茶碱	$y = 152.94x + 161.91$	1～400	0.9961	0.5	1
芦竹碱	$y = 2170.17x - 193.51$	0.5～400	0.9961	0.2	0.5
麻黄碱	$y = 4737.06x + 461.60$	1～400	0.9960	0.2	1
山莨菪碱	$y = 950.08x + 53.99$	1～400	0.9964	0.5	1
东莨菪碱	$y = 1427.58x + 75.63$	0.5～400	0.9976	0.2	0.5
麦角新碱	$y = 945.23x - 26.05$	1～400	0.9990	0.5	1
钩吻碱	$y = 309.21x + 0.84$	1～400	0.9980	0.5	1
倒千里光碱	$y = 403.62x + 81.10$	1～400	0.9958	0.2	0.5
毒扁豆碱	$y = 4655.63x - 223.36$	1～400	0.9985	0.2	0.5
士的宁	$y = 672.80x - 177.81$	1～400	0.9994	0.2	1
马钱子碱	$y = 368.45x - 93.80$	1～400	0.9987	0.2	1
阿托品	$y = 1668.35x + 74.03$	0.5～400	0.9962	0.2	0.5
钩吻素子	$y = 416.48x - 73.06$	1～400	0.9982	0.5	1
吐根碱	$y = 382.67x - 633.91$	4～400	0.9967	0.5	1
延胡索乙素	$y = 4720.87x + 157.84$	0.5～400	0.9980	0.2	0.5
哈尔碱	$y = 3739.02x + 20.38$	0.5～400	0.9982	0.2	0.5
山梗菜碱	$y = 1988.64x + 154.94$	0.5～400	0.9984	0.2	0.5
秋水仙碱	$y = 434.37x - 99.33$	0.5～400	0.9984	0.2	0.5
血根碱	$y = 361.79x - 487.14$	4～400	0.9982	1	4
白屈菜红碱	$y = 1265.59x - 2027.43$	4～400	0.9995	1	4
喜树碱	$y = 227.33x109.92$	1～400	0.9948	0.5	1
乌头碱	$y = 860.99x + 343.15$	0.5～400	0.9954	0.2	0.5
草乌甲素	$y = 1469.96x + 143.86$	0.5～400	0.9975	0.2	0.5
雷公藤吉碱	$y = 403.84x + 4.16$	0.5～400	0.9993	0.2	0.5
吴茱萸碱	$y = 789.71x - 8.10$	0.5～400	0.9989	0.5	1
雷公藤次碱	$y = 826.97x + 34.53$	0.5～400	0.9957	0.2	0.5

表 11-16　胃液中 31 种有毒生物碱的线性方程、线性范围、相关系数、LOD 和 LOQ

化合物	线性方程	线性范围/（μg/L）	相关系数	LOD/（μg/L）	LOQ/（μg/L）
金雀花碱	$y = 211.05x + 119.34$	1～400	0.9997	0.5	1
黄华碱	$y = 1684.46x + 507.71$	1～400	0.9993	0.5	1
毛果芸香碱	$y = 726.53x + 392.72$	1～400	0.9995	0.5	1
八角枫碱	$y = 304.44x + 474.77$	1～400	0.9984	0.2	1
氧化苦参碱	$y = 507.66x + 371.77$	1～400	0.9964	0.5	1
茶碱	$y = 79.29x + 59.00$	1～400	0.9992	0.5	1
芦竹碱	$y = 947.19x + 480.20$	0.5～400	0.9990	0.2	0.5
麻黄碱	$y = 2191.74x + 1986.23$	0.5～400	0.9964	0.2	0.5
山莨菪碱	$y = 1092.56x + 725.77$	1～400	0.9949	0.5	1
东莨菪碱	$y = 1382.66x + 946.51$	0.5～400	0.9990	0.2	0.5
麦角新碱	$y = 1045.05x + 715.76$	1～400	0.9996	0.5	1
钩吻碱	$y = 318.46x + 170.46$	1～400	0.9997	0.5	1
倒千里光碱	$y = 339.71x + 334.15$	1～400	0.9992	0.2	0.5
毒扁豆碱	$y = 4710.94x + 2752.34$	0.5～400	0.9994	0.2	0.5
士的宁	$y = 503.62x + 156.13$	1～400	0.9990	0.2	1
马钱子碱	$y = 350.97x248.29$	1～400	0.9965	0.2	1
阿托品	$y = 1721.19x + 1086.50$	0.5～400	0.9989	0.2	0.5
钩吻素子	$y = 321.86x + 21.17$	1～400	0.9990	0.5	1
吐根碱	$y = 395.89x + 35.50$	4～400	0.9949	0.5	1
延胡索乙素	$y = 4872.26x + 4487.27$	0.5～400	0.9948	0.2	0.5
哈尔碱	$y = 1874.79x + 891.13$	0.5～400	0.9994	0.2	0.5
山梗菜碱	$y = 2514.60x + 1541.36$	0.5～400	0.9993	0.2	0.5
秋水仙碱	$y = 432.27x + 420.40$	0.5～400	0.9938	0.2	0.5
血根碱	$y = 382.60x - 379.22$	4～400	0.9944	1	4
白屈菜红碱	$y = 1379.87x - 1999.02$	4～400	0.9957	1	4
喜树碱	$y = 519.25x + 418.11$	1～400	0.9989	0.5	1
乌头碱	$y = 839.43x + 675.99$	0.5～400	0.9993	0.2	0.5
草乌甲素	$y = 1971.56x + 1484.07$	0.5～400	0.9985	0.2	0.5
雷公藤吉碱	$y = 481.34x + 365.29$	0.5～400	0.9992	0.2	0.5
吴茱萸碱	$y = 607.19x + 133.44$	0.5～400	0.9997	0.5	1
雷公藤次碱	$y = 1004.31x + 732.17$	0.5～400	0.9989	0.2	0.5

11.4.2.9　方法回收率、精密度和基质效应

分别取不同来源的空白血液、尿液和胃液，添加高、中、低3个不同浓度（4，40，400 μg/L）的混合标准溶液，按样品前处理方法提取并分析，得到各生物碱的平均回收率、日内精密度（$n=6$）和日间精密度（$n=8$）结果如表11-17所示。从表中可看出，对于高、中、低3种不同浓度添加水平，血液中氧化苦参碱和吴茱萸碱的回收率为20.3%～31.4%，八角枫碱为100.9%～132.5%，其余为41.6%～94.5%；尿液中金雀花碱和喜树碱回收率为23.6%～43.2%，八角枫碱回收率为101.8%～135.1%，其余生物碱的回收率为61.0%～108.0%；胃液中各生物碱的平均回收率为40.0%～106.7%。各生物碱在3种不同浓度添加水平的日内和日间精密度RSD <15%。

分别取不同来源的空白血液、尿液和胃液，按样品前处理方法提取、吹干后，分别用1mL高、中、低3种不同浓度（4，40，400 μg/L）的混合标准溶液复溶，部分生物碱的基质效应如表11-18所示。血液中喜树碱和吴茱萸碱的基质效应分别为54.6%～59.7%和40.1%～43.2%，尿液中金雀花碱和喜树碱的基质效应为41.3%～46.2%，胃液中金雀花碱、毛果芸香碱、八角枫碱、茶碱和吴茱萸碱的基质效应为41.9%～69.5%，这是导致上述生物碱在各基质中回收率低的部分原因。八角枫碱在血液和尿液中的基质效应分别为110.2%～138.2%和114.4%～133.8%，这使八角枫碱的回收率较高。此外，尿液和胃液中血根碱和白屈菜红碱、3种基质中吴茱萸碱的回收率低的原因在前面已述。血液中氧化苦参碱回收率低的原因未知。其余生物碱在血液、尿液和胃液中都没有观察到明显的基质效应。

表 11-17　方法的回收率和精密度

化合物	添加浓度/ (μg/L)	血液			尿液			胃液		
		RSD/%		回收率/ %	RSD/%		回收率/ %	RSD/%		回收率/ %
		日内	日间		日内	日间		日内	日间	
金雀花碱	4	4.1	14.0	86.9	4.3	11.7	43.2	8.2	9.1	61.0
	40	4.2	10.0	87.3	1.7	11.9	42.5	9.3	8.9	61.4
	400	11.7	13.2	94.3	2.9	11.8	39.2	5.9	5.3	65.3
黄华碱	4	4.0	7.7	68.8	5.0	14.3	65.5	7.4	6.3	67.3
	40	5.1	6.3	73.2	2.4	4.8	76.0	4.0	4.8	65.1
	400	11.6	5.0	71.5	1.5	4.1	76.4	4.2	3.4	66.3
毛果芸香碱	4	4.1	6.3	80.2	3.3	4.1	85.2	5.0	4.4	56.0
	40	5.3	5.7	75.2	1.4	5.7	77.7	5.1	4.7	56.6
	400	5.0	7.5	76.3	1.3	6.5	79.4	4.0	4.3	61.2
八角枫碱	4	5.0	6.7	125.8	7.2	7.6	133.3	8.7	8.2	75.5
	40	5.9	7.9	132.5	3.6	9.4	135.1	5.5	5.0	84.1
	400	11.3	9.7	100.9	1.6	5.2	101.8	6.5	5.6	70.5
氧化苦参碱	4	7.8	12.2	22.6	3.9	8.9	94.9	4.2	3.8	84.3
	40	4.6	8.7	24.9	4.4	4.8	95.7	6.4	7.5	85.7
	400	5.7	14.5	22.1	2.8	3.1	93.2	6.2	5.2	82.3

化合物	添加浓度/ (μg/L)	血液			尿液			胃液		
		RSD/%		回收率/ %	RSD/%		回收率/ %	RSD/%		回收率/ %
		日内	日间		日内	日间		日内	日间	
茶碱	4	2.1	4.6	83.0	6.3	6.8	60.6	8.3	9.2	44.4
	40	5.1	5.5	73.1	2.9	4.7	67.1	13.4	11.5	43.4
	400	3.3	5.5	76.8	3.7	7.6	64.2	13.6	11.6	46.6
芦竹碱	4	3.2	3.2	82.0	3.5	7.4	94.0	3.8	5.1	95.0
	40	5.7	7.0	77.4	2.1	8.2	85.0	4.5	5.6	87.8
	400	4.7	7.4	77.6	1.6	4.4	84.5	2.4	2.0	86.8
麻黄碱	4	4.3	8.2	94.5	3.3	6.8	108.0	3.0	4.3	80.9
	40	5.0	6.1	86.0	1.1	6.7	88.5	2.4	3.1	76.4
	400	4.3	3.1	82.4	1.4	11.3	95.9	2.6	2.2	76.1
山莨菪碱	4	2.8	2.8	92.9	6.7	10.6	92.0	8.3	8.7	86.7
	40	5.5	6.4	90.4	1.6	6.9	90.7	6.9	7.3	85.2
	400	1.4	6.9	92.2	1.9	5.2	92.7	6..9	7.9	84.3
东莨菪碱	4	3.5	6.0	90.3	3.8	7.4	95.1	3.3	3.7	82.3
	40	5.9	6.8	86.0	1.8	5.1	92.5	2.8	3.0	79.7
	400	10.7	1.7	82.8	1.3	3.7	93.2	3.6	3.0	77.2
麦角新碱	4	4.9	6.3	60.3	8.1	12.0	62.3	3.1	4.1	88.6
	40	3.3	6.1	61.5	3.5	12.2	68.3	1.1	2.4	89.8
	400	2.7	6.4	67.6	11.7	10.6	67.0	3.2	2.7	86.2
钩吻碱	4	4.7	6.5	91.7	4.0	8.8	99.3	1.0	1.3	77.2
	40	5.1	7.4	88.7	2.6	6.4	98.0	2.6	2.9	81.8
	400	3.9	4.4	87.2	2.5	6.0	92.1	3.0	2.6	79.1
倒千里光碱	4	8.1	9.6	90.1	4.6	6.8	103.8	11.9	11.3	92.0
	40	4.1	4.0	89.8	2.5	8.0	95.5	6.7	8.1	87.3
	400	1.6	3.8	88.0	1.0	3.8	94.7	7.9	8.9	86.7
毒扁豆碱	4	1.4	9.7	57.8	5.0	6.3	97.2	2.3	3.4	76.4
	40	4.5	5.5	54.6	1.1	7.4	94.3	2.0	2.9	79.8
	400	9.3	8.1	53.0	2.9	4.7	88.8	2.8	3.3	78.7
士的宁	4	5.8	7.7	88.0	4.2	8.4	82.1	6.8	7.2	74.9
	40	5.0	6.9	83.0	3.5	10.2	87.0	6.1	7.5	80.5
	400	5.7	5.1	87.0	2.4	4.3	91.2	4.3	6.1	82.0
马钱子碱	4	7.6	8.6	75.2	5.1	5.7	76.8	14.4	14.8	84.8
	40	6.4	8.1	77.4	3.7	13.6	78.7	10.1	11.3	74.1
	400	4.5	9.1	77.3	2.2	7.8	76.0	3.8	5.9	71.6
阿托品	4	2.8	5.2	90.3	4.5	5.6	93.9	1.6	1.7	70.4
	40	4.5	6.6	90.5	1.9	3.6	94.0	3.5	3.1	70.8
	400	1.1	2.3	91.5	1.2	5.7	94.7	2.5	3.1	73.2

续表 11 - 17

化合物	添加浓度/(μg/L)	血液			尿液			胃液		
		RSD/%		回收率/%	RSD/%		回收率/%	RSD/%		回收率/%
		日内	日间		日内	日间		日内	日间	
钩吻素子	4	4.3	4.0	81.1	7.4	14.1	85.5	8.0	8.6	83.6
	40	4.0	6.9	84.6	2.1	8.7	88.9	3.5	4.2	85.4
	400	4.2	4.8	83.7	3.3	7.0	88.4	6.2	5.0	87.0
吐根碱	4	7.9	9.6	72.9	9.7	14.2	66.5	10.9	10.2	104.0
	40	4.3	5.6	87.1	2.4	2.3	81.0	6.8	6.1	96.2
	400	0.5	1.3	94.2	2.5	8.1	96.2	7.5	6.3	101.1
延胡索乙素	4	2.2	4.7	78.9	5.2	12.8	89.0	12.0	10.4	90.9
	40	4.4	7.7	79.3	1.8	8.4	87.4	8.4	9.1	86.4
	400	3.7	7.5	77.1	2.0	4.6	80.3	4.6	3.9	83.4
哈尔碱	4	3.0	3.8	41.7	6.6	8.7	93.3	6.8	5.9	74.4
	40	4.5	8.8	41.6	1.4	8.0	90.3	1.0	1.5	75.3
	400	5.5	12.4	52.8	1.3	2.9	84.1	2.2	2.0	78.1
山梗菜碱	4	2.6	4.0	72.8	5.3	8.9	76.2	4.1	3.5	74.5
	40	4.9	6.0	68.8	1.1	5.6	73.8	3.9	3.6	73.8
	400	1.6	1.8	69.4	1.6	4.4	70.2	2.2	1.8	95.4
秋水仙碱	4	1.7	5.7	87.0	7.0	7.2	82.3	6.3	5.9	91.1
	40	5.0	6.7	90.3	1.1	4.5	91.5	4.6	4.5	89.2
	400	1.2	2.0	84.4	2.0	6.7	83.8	4.5	4.0	90.0
血根碱	4	—	—	—	14.0	14.5	50.3	13.2	13.7	52.1
	40	—	—	—	4.4	14.6	42.1	10.1	12.0	49.3
	400	—	—	—	2.6	7.5	43.4	5.8	7.7	48.5
白屈菜红碱	4	—	—	—	10.0	12.7	69.1	11.9	12.5	63.5
	40	—	—	—	1.9	14.4	59.6	9.6	10.1	59.7
	400	—	—	—	3.0	8.0	59.1	5.7	6.6	59.9
喜树碱	4	10.6	10.8	52.8	4.9	13.9	27.0	6.0	5.3	106.7
	40	3.8	9.1	51.9	1.8	9.5	23.6	2.4	2.9	99.7
	400	2.6	5.6	57.3	3.3	7.2	27.3	7.6	6.8	91.6
乌头碱	4	4.8	7.7	77.0	5.3	8.8	87.8	4.2	4.6	104.3
	40	4.7	5.7	77.3	0.4	9.8	87.1	2.6	2.6	100.2
	400	2.1	6.0	68.8	2.4	3.9	77.9	5.2	4.3	97.3
草乌甲素	4	2.2	10.7	76.2	7.2	14.5	87.2	7.1	6.2	106.6
	40	4.0	6.7	75.0	1.2	9.5	84.0	5.3	4.6	103.0
	400	1.3	3.8	76.9	2.1	4.0	88.4	3.8	4.1	99.1
雷公藤吉碱	4	2.2	4.0	62.0	7.1	6.3	60.4	13.7	10.1	68.2
	40	6.6	12.7	71.5	6.0	14.5	65.5	9.3	5.2	67.3
	400	8.4	11.6	66.3	3.5	12.3	63.3	7.5	14.0	65.5

化合物	添加浓度/ (μg/L)	血液			尿液			胃液		
		RSD/%		回收率/ %	RSD/%		回收率/ %	RSD/%		回收率/ %
		日内	日间		日内	日间		日内	日间	
吴茱萸碱	4	7.0	14.8	20.3	4.1	7.4	64.5	13.8	11.8	47.3
	40	5.8	13.2	23.8	2.2	5.6	68.6	5.4	6.4	40.0
	400	8.3	14.1	31.4	3.5	5.4	62.1	9.9	8.9	46.9
雷公藤次碱	4	2.7	8.4	72.8	10.1	8.6	73.9	14.5	12.9	64.5
	40	4.4	11.8	72.0	7.3	8.1	76.8	13.8	12.3	62.2
	400	6.3	12.4	68.0	3.8	12.8	66.4	11.8	10.2	60.7

表 11 -18 部分生物碱的基质效应

化合物	添加浓度/ (μg/L)	基质效应/%		
		血液	尿液	胃液
金雀花碱	4	87.6	41.3	61.4
	40	90.3	41.7	67.1
	400	86.9	44.8	58.9
毛果芸香碱	4	88.6	94.2	57.8
	40	90.3	93.0	56.6
	400	94.5	88.3	59.1
八角枫碱	4	138.2	133.8	61.6
	40	129.0	122.9	69.5
	400	110.2	114.4	62.9
茶碱	4	97.0	88.4	42.6
	40	99.2	89.1	44.1
	400	100.2	92.7	46.7
喜树碱	4	57.2	42.1	90.6
	40	54.6	45.0	89.2
	400	59.7	46.2	89.4
吴茱萸碱	4	40.1	85.7	56.5
	40	43.2	87.9	48.1
	400	43.0	87.7	41.9

11.4.2.10 方法稳定性

在空白血液、尿液和胃液中分别添加31种生物碱的混合标准溶液，分别在4 ℃冰箱中放置0,8,24,48,72 h后按建立的方法提取并分析，测得生物碱的 RSD <14%，说明方法稳定。

11.5　GC-MS/MS 检测尿液中 15 种有毒生物碱

　　最常见的体液中多种有毒生物碱同时检测方法主要是 LC-MS/MS 法,较少用气相色谱 – 质谱联用法(GC-MS)和气相色谱 – 串联质谱法(GC-MS/MS)。主要是因为 GC 及其相关的联用技术不能分析高沸点、难挥发的物质,而大多数生物碱难挥发的性质限制了其应用。但还是有部分生物碱具有一定的挥发或半挥发性,可用 GC-MS/MS 检测。所以,作者团队选择相对较易挥发的 15 种有毒生物碱:八角枫碱、芦竹碱、毒扁豆碱、毛果芸香碱、哈尔碱、氧化苦参碱、黄华碱、钩吻素子、钩吻碱、延胡索乙素、吴茱萸碱、血根碱、白屈菜红碱、士的宁和马钱子碱作为研究对象,以尿液为基质,研究了同时检测这 15 种有毒生物碱的 GC-MS/MS 方法。各生物碱 LOD 和 LOQ 分别为 4 ~ 20 μg/L 和 10 ~ 40 μg/L。

11.5.1　实验方法

11.5.1.1　仪器与试剂

　　Agilent 7000A GC/MS Triple Quad 气相色谱 – 串联四极杆质谱联用仪(美国 Agilent 公司),XK96-A 快速混匀器(姜堰市新康医疗器械有限公司);TDZ5-WS 离心机(湖南赛特湘仪离心机仪器有限公司)。

　　生物碱标准品:芦竹碱、哈尔碱、吴茱萸碱(阿拉丁试剂公司),毒扁豆碱、八角枫碱(美国 Sigma 公司),硝酸毛果芸香碱、延胡索乙素、士的宁、马钱子碱(中国药品生物制品检定所),钩吻素子、血根碱、白屈菜红碱(天津一方科技有限公司),黄华碱(上海同田生物科技有限公司),钩吻碱(上海展舒科技有限公司),氧化苦参碱(上海博蕴生物科技有限公司),以上生物碱纯度 > 98%(HPLC)。分别称取各生物碱 10 mg(精确到 0.01 mg),以乙腈为溶剂配制浓度为 100 mg/L 的标准溶液,使用时用乙腈稀释。

　　乙腈(分析纯,广州化学试剂厂),无水硫酸镁(化学纯,阿拉丁试剂公司)。

11.5.1.2　样品前处理

　　取尿液 2 mL 于 50 mL 离心管中,准确加入 4 mL 乙腈,涡流混合 1 min 之后,向离心管中加入 1.5 g 无水硫酸镁,迅速用力振摇 1 min,转速离心 5 min。取上清液 2 mL 在 45 ℃水浴中氮吹浓缩至 1 mL,过 0.45 μm 滤膜,待 GC-MS/MS 分析。

11.5.1.3　GC-MS/MS 测定条件

　　色谱柱:HP – 5MS(30 m × 0.25 mm,0.25 μm)弹性石英毛细管柱,进样口温度 270 ℃,起始柱温箱 150 ℃,以 20 ℃/min 程序升温至 290 ℃,保持 9 min。载气为 He(纯度 >99.999%),柱流速 1 mL/min,分流比 5:1,进样体积 2 μL。

　　电子轰击电离源(EI),电子能量 60 eV,四极杆温度为 150 ℃,离子源温度为 230 ℃,GC-MS 接口温度为 280 ℃,碰撞气为高纯氮气(纯度 >99.9992%),以多反应监测模式(MRM)检测,各生物碱的监测离子对及碰撞能量见表 11 – 19。

表 11 - 19　15 种有毒生物碱的质谱 MRM 监测参数

序号	化合物中英文名称	保留时间/min	定性离子对（m/z）	定量离子对（m/z）	碰撞能量/eV
1	八角枫碱 anabasine	2.84	162/84，162/133	162/84	5，10
2	芦竹碱 gramine	3.58	130/77，174/130	130/77	25，15
3	毒扁豆碱 eserine	4.41	218/174，218/160	218/174	15，30
4	毛果芸香碱 pilocarpine	5.73	208/95，208/109	208/95	23，3
5	哈尔碱 harmine	6.50	212/169，212/197	212/169	30，10
6	氧化苦参碱 oxymatrine	6.80	248/205，247/150	248/205	12，15
7	黄华碱 thermopsine	7.05	244/98，244/229	244/98	15，13
8	钩吻素子 koumine	7.86	306/263，306/278	306/263	10，7
9	钩吻碱 gelsemine	8.87	108/93，322/279	108/93	15，7
10	延胡索乙素 tetrahydropalmine	10.76	355/165，355/190	355/165	20，20
11	吴茱萸碱 evodiamine	11.82	303/274，303/288	303/274	10，16
12	血根碱 sanguinarine	12.13	332/274，332/304	332/274	25，15
13	白屈菜红碱 chelerythrine	12.39	348/332，348/304	348/332	20，20
14	士的宁 strychnine	13.03	334/120，334/162	334/120	30，20
15	马钱子碱 bBrucine	21.19	394/379，394/120	394/379	18，33

11.5.2　结果与讨论

11.5.2.1　质谱条件优化

为了减少基质干扰，提高方法的选择性，降低检出限，采用 GC-MS/MS 多反应监测模式（MRM）检测。分别用浓度为 0.7 mg/L 的生物碱标准溶液，首先在 EI 源能量为 70 eV 时，进行质谱全扫描，选择分子离子或/和基峰离子为监测离子。为使所选的监测离子的响应最大，提高灵敏度，各生物碱在 EI 能量为 30,40,50,55,60,65,70 eV 下质谱扫描。结果显示，在能量为 50 ~ 60 eV 时，所选择的监测离子响应较大，确定 EI 源能量为 60 eV。以分子离子或/和基峰离子作为母离子在不同碰撞能量下作二级质谱扫描，优化碰撞能量，选择碎片离子中丰度较大的 2 个子离子为定性离子对，其中响应值较高的离子对作为定量离子对。优化后的各生物碱的母离子、子离子及其碰撞能量见表 11 - 19。

11.5.2.2　色谱条件的优化

为了使各生物碱能够有效分离，选取弱极性 HP - 5MS(30 m × 0.25 mm，0.25 μm) 弹性石英毛细管柱，选择合适的色谱柱温箱的程序升温方式，进一步优化进样口温度、进样体积和分流比等色谱条件，得到 15 种有毒生物碱标准溶液的 GC-MS/MS(MRM) 色谱图（见图 11 - 8）。

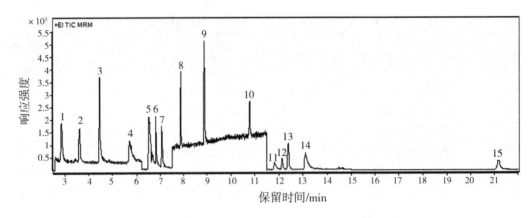

图 11 - 8　优化后的 15 种有毒生物碱标准溶液的色谱图

注：各生物碱浓度为 100μg/L，各色谱峰号对应的生物碱见表 11 - 19

1. 进样口温度的选择

在进样口温度分别为 230,250,270 ℃时，分析 15 种生物碱混合标准溶液(100 μg/L)，比较各生物碱监测离子对的响应情况。结果表明，各生物碱在进样口温度为 230 ℃时，色谱峰响应较差；八角枫碱、芦竹碱、毛果芸香碱、毒扁豆碱、氧化苦参碱、黄华碱、钩吻碱和钩吻素子在进样口温度为 250 ℃和 270 ℃时响应相差较小；其他生物碱的响应随温度升高而增加。所以，确定色谱进样口温度为 270 ℃。

2. 进样方式的选择

以 100 μg/L 的 15 种生物碱混合标准溶液为分析对象，考察了不分流脉冲方式进样(进样体积为 1.0 μL)和分流方式进样，分流比为 2.5∶1、5∶1、10∶1(进样体积为 2.0 μL)。

在不分流脉冲进样时，八角枫碱色谱峰较宽、较胖。八角枫碱色谱峰形变差主要是因为其保留时间较小($t_R = 2.84$ min)，受到进样溶剂的影响。尝试将柱温箱的起始温度从 150 ℃降至 100 ℃来增加八角枫碱的保留时间，但是保留时间较大的吴茱萸碱、马钱子碱的色谱峰变宽。以不同分流比分流进样时，随着分流比增大，各生物碱的响应下降。分流比为 2.5∶1 时，八角枫碱色谱峰较宽，而分流比为 5∶1 时，八角枫碱色谱峰形正常。所以，选择分流进样，分流比为 5∶1。

11.5.2.3　样品前处理方法优化

为了更有效地将有毒生物碱从尿液中提取出来，利用空白尿液加标的方式，作者团队制备了含 15 种有毒生物碱的尿液，各生物碱的浓度为 200 μg/L，用于考察两种提取方法：①2 mL 尿液直接用 4 mL 乙腈提取，②1 mL 尿液加入 1 mL pH = 9.6 的硼砂 - 氢氧化钠缓冲溶液后再用 4 mL 乙腈提取；加入的无水硫酸镁质量为 1.0,1.5,2.0,2.5 g。两种提取方法都能提取出尿液中的生物碱，但是前者操作更简单、快捷。当无水硫酸镁的加入量为 1.0 g 时，氧化苦参碱、黄华碱、血根碱、士的宁和马钱子碱的提取回收率为 70%～80%，比无水硫酸镁的加入量为 1.5 g 时低。主要是因为 1.0 g 的无水硫酸镁无法完全吸干体系中的水分，使得部分生物碱不能转移到乙腈层。而当加入无水硫酸镁的质量为 1.5,2.0,

2.5 g 时，各生物碱的提取回收率相近。所以，确定样品的处理方法为 2 mL 尿液直接用 4 mL 乙腈提取，之后用 1.5 g 的无水硫酸镁除水。

11.5.2.4 线性方程、线性范围、相关系数、LOQ 和 LOD

以外标法定量，用乙腈配制 15 种生物碱的混合标准溶液，浓度为 4，10，20，40，80，100，200，400，800 μg/L，在优化的色谱质谱条件下，测定各生物碱。分别以各生物碱的定量离子对的色谱峰面积(y)对浓度(x，μg/L)、以 $1/x$ 为权重进行线性拟合，得到 15 种生物碱的线性方程、线性范围、相关系数。对各生物碱分析，以 $S/N \geqslant 10$ 确定方法的 LOQ，以 $S/N \geqslant 3$ 确定方法的 LOD，结果见表 11-20。15 种生物碱均在 20～800 μg/L 和 40～800 μg/L 浓度范围内线性良好，相关系数为 0.9932～0.9995，检出限为 4～20 μg/L，定量限为 10～40 μg/L，能够满足中毒患者尿液中毒生物碱痕量分析要求。

表 11-20　尿液中 15 种有毒生物碱的线性方程、线性范围、相关系数、LOD 和 LOQ

化合物	线性方程	线性范围/（μg/L）	相关系数	LOD/（μg/L）	LOQ/（μg/L）
八角枫碱	$y = 26.34x - 94.29$	40～800	0.9960	10	40
芦竹碱	$y = 43.80x - 73.56$	40～800	0.9943	20	40
毒扁豆碱	$y = 45.33x - 260.43$	20～800	0.9977	4	20
毛果芸香碱	$y = 18.70x - 441.10$	40～800	0.9960	20	40
哈尔碱	$y = 98.69x - 112.19$	20～800	0.9995	10	20
氧化苦参碱	$y = 21.72x - 514.49$	40～800	0.9981	10	40
黄华碱	$y = 34.02x - 461.59$	40～800	0.9987	10	40
钩吻素子	$y = 21.07x - 49.47$	20～800	0.9992	4	10
钩吻碱	$y = 56.53x - 285.66$	40～800	0.9979	4	40
延胡索乙素	$y = 14.13x - 286.82$	40～800	0.9948	10	20
吴茱萸碱	$y = 6.48x - 160.78$	40～800	0.9984	20	40
血根碱	$y = 7.76x - 97.94$	40～800	0.9935	10	20
白屈菜红碱	$y = 18.89x - 341.13$	40～800	0.9932	10	20
士的宁	$y = 8.84x - 51.59$	20～800	0.9989	10	20
马钱子碱	$y = 19.01x - 152.11$	40～800	0.9966	10	40

11.5.2.5 方法的基质效应

在用 GC-MS/MS 分析生物样品时，需要研究基质效应对被分析对象的影响。取空白尿液 6 份，按样品前处理方法提取，得到含有空白基质的乙腈提取液，并用提取液配制高、中、低 3 种不同浓度的混合标准溶液，使各生物碱添加浓度分别为 40，200，800 μg/L（每一浓度水平 2 份），在优化的色谱质谱条件下测定。各生物碱的基质效应为含有空白基质乙腈提取液配制的标准溶液与纯乙腈配制的标准溶液的色谱峰面积之比，结果如表 11-21 所示。从表中可以看到 15 种生物碱在高、中、低 3 个不同浓度水平时的基质效应为 85.2%～114.9%，说明本方法的基质效应较小，可以忽略。

表 11 -21　方法的回收率、精密度和基质效应

化合物	添加浓度/ （μg/L）	平均回收率/% （n = 6）	RSD/ % （n = 6）	基质效应/% （n = 2）
八角枫碱	40	60.0	8.0	111.7
	200	62.3	13.5	114.9
	800	68.3	14.1	109.3
芦竹碱	40	106.5	14.3	103.7
	200	109.1	8.6	97.3
	800	89.5	13.7	95.2
毒扁豆碱	40	81.9	15.3	86.6
	200	94.2	1.7	94.7
	800	114.4	2.8	88.5
毛果芸香碱	40	90.6	17.6	111.0
	200	94.2	5.1	98.7
	800	111.5	7.4	105.5
哈尔碱	40	95.4	6.5	86.5
	200	104.6	2.1	90.0
	800	112.0	2.6	105.7
氧化苦参碱	40	114.2	7.1	108.2
	200	98.7	11.6	97.6
	800	97.8	10.0	109.6
黄华碱	40	88.0	13.4	87.8
	200	111.0	10.0	109.0
	800	91.7	12.4	106.3
钩吻素子	40	91.1	9.7	85.6
	200	94.5	4.2	111.6
	800	107.5	4.7	102.8
钩吻碱	40	92.1	13.0	87.3
	200	92.6	9.2	110.3
	800	94.0	5.7	96.6
延胡索乙素	40	86.1	17.6	85.2
	200	84.2	13.1	110.0
	800	97.2	4.5	87.6
吴茱萸碱	40	86.2	9.2	85.8
	200	82.2	12.2	113.6
	800	83.0	4.7	103.0
血根碱	40	105.7	13.6	99.7
	200	102.4	15.0	105.5
	800	95.7	10.1	90.4

化合物	添加浓度/ （μg/L）	平均回收率/% （n = 6）	RSD/ % （n = 6）	基质效应/% （n = 2）
白屈菜红碱	40	106.0	15.8	93.9
	200	100.5	14.0	110.2
	800	89.3	6.5	95.9
士的宁	40	86.0	11.1	85.3
	200	101.5	12.9	102.9
	800	87.4	14.5	98.8
马钱子碱	40	86.4	15.1	94.7
	200	100.0	14.7	86.7
	800	97.2	9.2	98.3

11.5.2.6   方法的回收率和精密度

取空白尿液，添加高、中、低 3 个不同浓度的混合标准溶液，制备成每一浓度水平6 份、浓度分别为 40,200,800 μg/L 的样品，按样品前处理方法提取并分析。6 个平行样品的平均回收率和精密度结果见表 11 – 21。从表中可看出，高、中、低 3 个不同浓度添加水平，除八角枫碱的回收率为 60.0% ～ 68.3% 外，其余 14 种生物碱的回收率为 81.9% ～114.4% ；在低浓度添加水平，各生物碱精密度（RSD）小于 17.8% ，在高、中浓度添加水平，各生物碱的 RSD 小于 15.0% ，说明方法满足定量分析的要求。

11.5.2.7   与 LC-MS/MS 的比较

对本节分析的 15 种生物碱，用 LC-MRM-MS/MS 检测时，各生物碱的检出限为 0.2 ～1 μg/L，而同样是 MRM 模式下，GC-MS/MS 法的检出限为 4 ～ 20 μg/L，比 LC-MS/MS 法LOD 高一个数量级，主要因为 LC-MS/MS 离子源为电喷雾电离源，是一种软电离源，在离子化过程中绝大部分目标物能形成准分子离子（母离子）；而 GC-MS/MS 离子源为硬电离源 EI 源，在离子化时，目标物形成大量的碎片离子，母离子丰度相应变小。另一方面，LC-MS/MS 在离子化过程中，易受基质效应的影响，而 GC-MS/MS 基质效应影响较小。

11.6   典型案例分析

上述检测方法已应用于广州分析测试中心（以下简称"我中心"）对中毒事故的毒物鉴定工作中，为公安、司法、医院等单位解决了生物碱中毒事故的检测难题。自 2008 年以来，已为广东、江西等省十多个县市的政府、公安、司法鉴定机构、医院等单位完成了100 多例中毒事件的鉴定工作，准确鉴定出了各类中毒人员血液、胃液、尿液等生物检材中的有毒生物碱成分，以及中毒案件相关的中药粉、药渣、药液、疑似中毒食物等涉案检材中的有毒生物碱成分，结果均得到采信。以下列举部分典型应用案例。

【案例一】 2009 年 6 月 16 日，广州市番禺区公安分局送检一份中药粉末和一份死者血液样品至我中心，要求鉴定其毒物成分。这是广州市番禺区公安分局经办的一起案件。

吕某(男性)因为关节疼痛到某私人诊所就诊,服用了诊所医生开出的中药粉末后,出现恶心、呕吐、腹痛等症状,3小时后即不治身亡。其家属控告诊所医生,要求追究其刑事责任并赔偿。

我中心按建立的 HPLC-MS/MS 方法对样品进行检测,其 MRM 色谱图见图11-9。结果显示,送检的中药粉末和血液中均检出乌头碱和阿托品,其中中药粉末中乌头碱和阿托品含量分别为 2.1 mg/kg 和 954 μg/kg;死者血液中乌头碱和阿托品含量分别为 24.2 μg/L 和 0.1 μg/L。以上检测结果为案件的定性提供了重要证据。

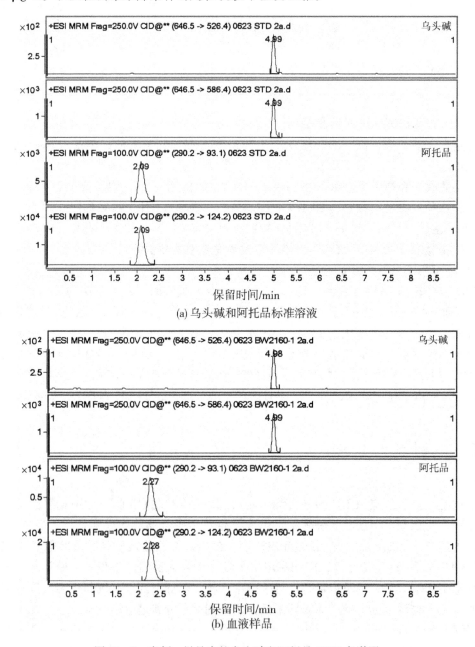

(a) 乌头碱和阿托品标准溶液

(b) 血液样品

图 11-9 案例一样品中的乌头碱和阿托品 MRM 色谱图

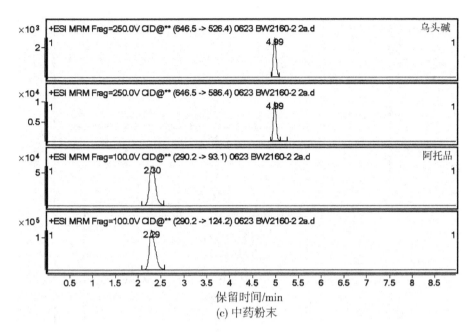

图 11-9 案例一样品中的乌头碱和阿托品 MRM 色谱图（续）

【案例二】 2009 年 10 月 21 日，江西省信丰县公安局刑侦大队送检一疑因饮用药酒而中毒身亡的死者血液及其死前饮用的药酒，要求鉴定其毒物成分。

我中心应用 LC-MS/MS 方法，成功鉴定出血液和药酒中含有乌头碱，其 MRM 色谱图见图 11-10。经计算，血液和药酒样品中乌头碱含量分别为 107 μg/L 和 33.5 mg/L。该检测结果为公安机关对死者的死亡原因分析提供了重要依据。

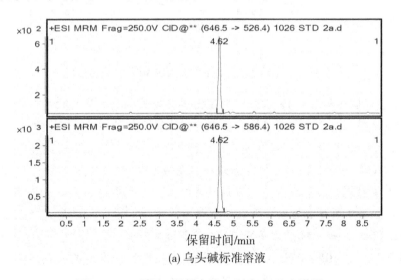

图 11-10 案例二样品中的乌头碱 MRM 色谱图

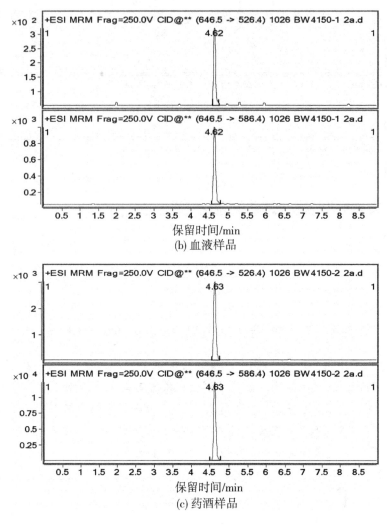

图 11-10　案例二样品中的乌头碱 MRM 色谱图(续)

【案例三】　2010 年 1 月 13 日，广东阳山县公安局刑侦大队技术中队送检一份疑中毒死亡的死者血液样本及可疑中药药粉，要求鉴定有毒生物碱成分。死者唐某，于 2010 年 1 月 5 日死亡，生前 2 周前因为"糖尿病"服用了"中药药粉"后，出现纳差、乏力、消化不良等症状，2010 年 1 月 1 日至 2 日在当地人民医院治疗，症状无改善，于 2010 年 1 月 3 日转到中山大学附属第三医院治疗，但是症状严重，出现昏迷、高热、抽搐等。经过医院病情告知之后，于 1 月 5 日自动出院。出院诊断为：①昏迷、肝功能衰竭，查因。②急性肝功能衰竭。③高血压(3 级，极高危组)。④2 型糖尿病。

实验室按建立的 HPLC-MS/MS 方法对样品进行检测，检测结果色谱图见图 11-11。结果显示，送检的血液和可疑中药药粉中均检出麻黄碱和乌头碱。其中，死者血液中麻黄碱和乌头碱的含量分别为 1.9 μg/L 和 1.3 μg/L，可疑中药药粉中麻黄碱和乌头碱含量分别为 19.5 mg/kg 和 12.6 μg/kg；本检测结果为案件的定性提供了重要证据。

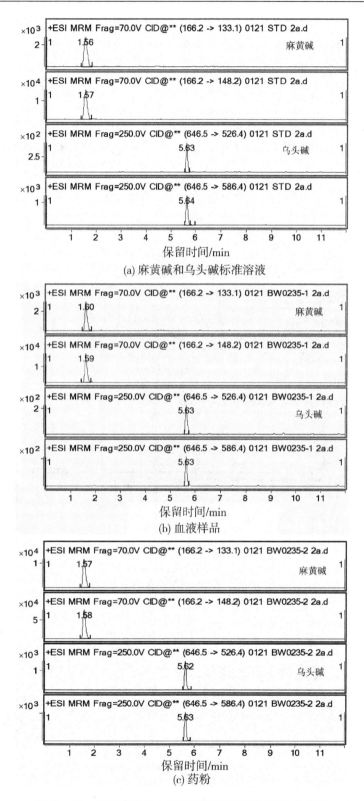

(a) 麻黄碱和乌头碱标准溶液

(b) 血液样品

(c) 药粉

图 11-11 案例三样品中的麻黄碱和乌头碱 MRM 色谱图

【**案例四**】　2010 年 3 月 23 日，江西信丰县公安局刑侦大队送检一份死者徐某心脏血液以及在死亡现场提取的药渣，要求鉴定其毒物成分。死者家属提供的处方中有生川乌 10 g 和熟草乌 10 g，因此检测时重点关注乌头碱。

我中心按建立的 HPLC-MS/MS 方法对样品进行检测，色谱图见图 11-12。结果显示，徐某心血中乌头碱含量为 30.8 μg/L，死亡现场提取的药渣中乌头碱含量为 9.7 mg/kg。生川乌和熟草乌都是含有剧毒生物碱的中药，生川乌内服需慎用；同时，川乌和草乌的炮制品制川乌和熟草乌在《中国药典》(2010 年版、2015 年版)中规定的使用量为 1.5 ～ 3.0 g，本案中使用量高达 20 g。

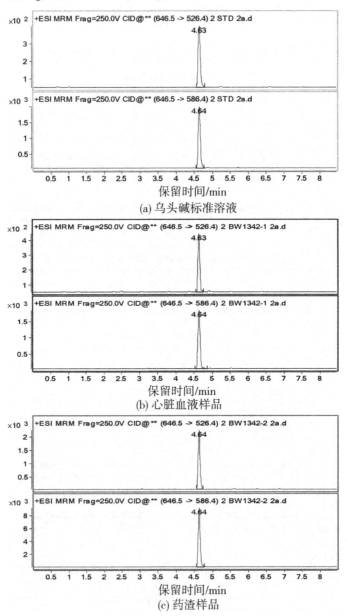

图 11-12　案例四样品中的乌头碱 MRM 色谱图

【案例五】　2010 年 3 月 31 日，武警广东省总队医院送检一中毒病人血液，要求检测秋水仙碱含量。我中心按建立的 HPLC-MS/MS 方法对样品进行检测，色谱图见图 11 – 13。结果显示，送检的血液样品中秋水仙碱含量为 17.4 μg/L，为医院及时抢救病人提供了科学依据。

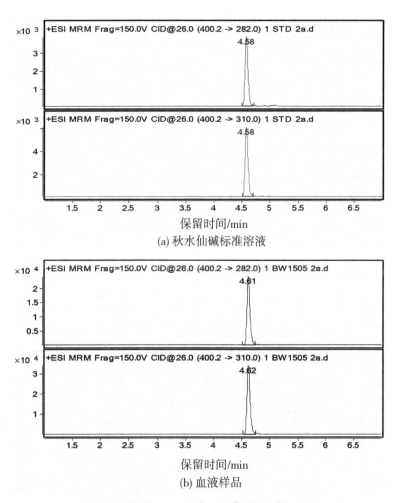

图 11 – 13　案例五样品中的秋水仙碱 MRM 色谱图

【案例六】　2012 年 4 月 21 日，江西赣县公安局刑侦大队送来中毒事故现场提取的衣物残留呕吐物、剩余药粉和血液样本，要求鉴定其有毒生物碱成分，实验室按建立的 HPLC-MS/MS 方法对样品进行检测。结果显示，呕吐物和剩余药粉样本中乌头碱含量分别为 3.0 mg/kg 和 9.8 mg/kg，血液样本中未检出乌头类生物碱，色谱图见 11 – 14。本次中毒事故中，患者发生了较为严重的呕吐，所以乌头类生物碱尚未进入或只有极微量进入血液，没有导致患者死亡。

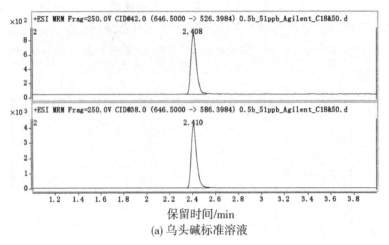

(a) 乌头碱标准溶液

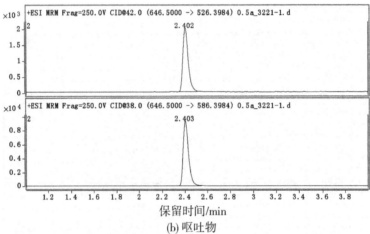

(b) 呕吐物

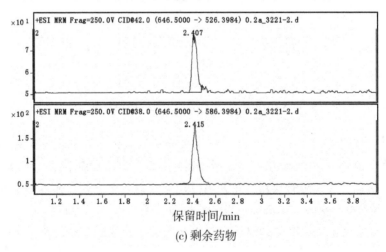

(c) 剩余药物

图 11 - 14　案例六样品中的乌头碱 MRM 色谱图

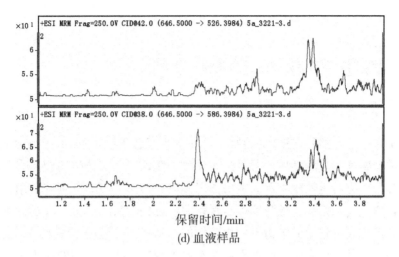

(d) 血液样品

图 11 - 14   案例六样品中的乌头碱 MRM 色谱图(续)

12　食品中有毒生物碱的检测

生物碱是存在于自然界(主要为植物，但有的也存在于动物)中的一类含氮的碱性有机化合物，有类似碱性物质的性质，所以过去又称为赝碱。一部分生物碱是有毒性的，不能食用。关于食品中有毒生物碱中毒，本书作者团队曾遇到的典型案例有食用了蜜蜂采胡蔓藤、乌头、喜树碱、八角枫、曼陀罗等有毒蜜源植物的花粉酿的蜜，以及食用了含有毒生物碱的植物如混有断肠草根的五指毛桃根茎煲的药膳汤而导致的中毒事件。食品中有毒生物碱引发的中毒事件频繁发生，使得人们越来越重视对这些生物碱的认识和了解，同时也推动了对食物中毒样品中生物碱的检测和研究。

蜂蜜是蜜蜂从开花植物的花中采得花蜜或花粉后在蜂巢中酿制的蜜。对蜂蜜中各类物质的检测研究集中在功效成分、各种抗生素残留、农药残留以及重金属检测，而对来源于植物的天然有毒物质的研究较少。事实上，很多植物中含有对人类和蜜蜂都有毒性作用的成分。在我国，引起中毒的有毒蜜粉源植物和辅助有毒蜜源植物主要有 14 种。在这些有毒蜜源植物中，很大一部分的主要毒性成分是有毒生物碱，如：毛茛科的乌头和北乌头，其主要毒性成分分别为乌头碱和草乌甲素；罂粟科的博落回，其主要毒性成分为白屈菜红碱；珙桐科的喜树，其主要毒性成分为喜树碱；八角枫科的八角枫，其主要毒性成分为八角枫碱；马钱科的钩吻，其主要毒性成分为钩吻素子；茄科的洋金花，其主要毒性成分为阿托品和东莨菪碱。采集含有这些有毒成分的毒蜜粉会对蜜蜂造成伤害，严重的时候甚至造成蜂蜜死亡，给蜂农带来巨大的经济损失。蜜蜂采集含有这些有毒成分的花粉或花蜜酿造的蜂蜜一般具有苦涩味。人食用这些含有有毒成分的蜂蜜，特别是未经过过滤或加热等处理的野生蜂蜜导致中毒甚至死亡的例子在全世界范围内均有报道。因此，建立一种针对蜂蜜中有毒生物碱的同时、快速检测技术极具重要意义。

药膳发源于我国传统的饮食和中医食疗文化，其中最具代表性的是广东的"汤"。广东汤饮食传承了华南地区饮食的精华，折射着中华民族的智慧和创造力。民间有采挖五指毛桃根、鸡骨草、龙脷叶、霸王花等药食同源的植物，用来煲猪肉、煲猪骨、煲鸡、煲猪脚等作为保健汤饮用的习惯。其味道鲜美、香气四溢、营养丰富，具有很好的养生作用。但由于有些植物不易识别，许多人又都是自行采挖或者在市场上购买野生植物煲汤，误食案件时有发生，因此建立药膳中有毒生物碱的快速检测技术十分重要，可为公安部门破案和医院中毒患者抢救提供科学依据。

本章将重点介绍液相色谱－串联质谱技术检测蜂蜜中 8 种有毒生物碱，超高效液相色谱－四极杆飞行时间质谱研究野生蜂蜜中有毒生物碱，以及液相色谱－串联质谱技术检测药膳中 33 种有毒生物碱。

12.1　LC-MS/MS 检测蜂蜜中 8 种有毒生物碱

由于蜂蜜中的主要成分是糖类物质，因而在前处理过程中主要是将糖分除去，消除其对检测的影响。蜂蜜中的糖类主要有果糖和葡萄糖，两者均为单糖，易溶于水，难溶于或不溶于有机溶剂，因此可通过液液萃取(LLE)去除。此外，由于单糖在固相萃取柱上的保留性不好，且很容易用水淋洗掉，因此固相萃取(SPE)技术也可用于蜂蜜样品的净化。在对蜂蜜中功效成分、抗生素、农药残留以及重金属等成分进行提取的方法中，文献报道最多的就是这两种方法。相对于 LLE 来说，SPE 具有操作简单、快速、省时省力的优点，并且能大大减少有机溶剂的使用量，近年在蜂蜜的前处理过程中应用越来越多。在分析方法方面，液相色谱－串联质谱(LC-MS/MS)技术越来越广泛地应用于不同样品中生物碱的分析检测中。质谱能提供样品中各组分的相对分子量以及碎片离子等信息，在定性方面十分可靠。在定量方面，多反应监测(MRM)模式能有效地降低背景噪声、提高信噪比，大大提高分析的灵敏度和选择性。

本方法以来源于我国主要蜜粉源植物的 8 种有毒生物碱(乌头碱、草乌甲素、阿托品、东莨菪碱、钩吻素子、喜树碱、八角枫碱、白屈菜红碱)为研究对象，探索对蜂蜜样品中这 8 种有毒生物碱的提取、净化、分离和检测的条件，最终选择了用 Anpelclean™ MCX 混合型阳离子交换固相柱对样品进行固相萃取净化处理，用 Ultimate XB-C$_{18}$(4.6 mm × 250 mm，5 μm)反相柱进行分离，确定 0.2% 甲酸水溶液(A) + 甲醇(B)为流动相，流速为 0.6 mL/min，在电喷雾离子源正离子(ESI$^+$)模式下用 MRM 进行质谱分析。在优化的条件下，8 种组分分别在 0.1 ~ 100 μg/L、0.5 ~ 100 μg/L、1 ~ 100 μg/L 范围内线性关系良好($r \geqslant 0.999\,1$)。各组分的检出限($S/N \geqslant 3$)在 0.05 ~ 0.5 μg/L 范围内，定量限($S/N \geqslant$ 10)在 0.1 ~ 1 μg/L 范围内。在高、中、低 3 个浓度添加水平下，各组分的平均提取回收率为 81.8% ~ 111.6%，日内 RSD < 9.4%，日间 RSD < 12.9%。稳定性实验显示在 72 h 内各组分的 RSD < 13.3%。方法学验证结果表明本方法选择性佳、灵敏度高、稳定可靠，适用于蜂蜜中这 8 种有毒生物碱的快速筛查。

12.1.1　实验方法

12.1.1.1　仪器与试剂

Agilent 1200 RRLC 高分离度快速液相色谱仪、Agilent 6410 Triple Quad 三重四极杆质谱仪。XK96-A 快速混匀器(姜堰市新康医疗器械有限公司)。HGC-12 氮气吹干仪(上海欢奥科贸有限公司)。Anpelclean™ MCX 混合型阳离子交换萃取柱(上海安谱科学仪器有限公司)。

生物碱标准品：八角枫碱(Sigma 公司)，喜树碱、硫酸阿托品、草乌甲素(中国药品生物制品检定所)，乌头碱、钩吻素子、氢溴酸东莨菪碱、白屈菜红碱(天津一方科技有限公司),标准品纯度均在90%以上,均用分析纯甲醇配成100 mg/L标准储备液,于4 ℃冰箱中储存。

分析纯甲醇、氨水(质量分数25%～28%)、乙酸铵、乙酸、甲酸均购自广州化学试剂厂。甲醇(色谱纯,Brudick & Jackson公司),实验用水为二次蒸馏水。

12.1.1.2　色谱与质谱条件

1. 色谱条件

色谱柱:Ultimate XB－C_{18}(4.6 mm×250 mm,5 μm)。流动相:0.2%甲酸水溶液(A)＋甲醇(B)。流速:0.6 mL/min。梯度:0～1 min,45%～55% B;1～4 min,55%～65% B;4～6 min,65%～80% B。柱温:30 ℃。进样量:10 μL。

2. 质谱条件

电喷雾离子源(ESI),正离子扫描,多反应监测模式(MRM)。干燥气温度:350℃;干燥气流速:10 L/min;雾化气压力:275.8 kPa;毛细管电压:4000V。

12.1.1.3　样品前处理

准确称取蜂蜜试样2.00 g(±0.02 g)于25 mL具塞试管中,加入6 mL pH＝4.5的醋酸铵-醋酸缓冲液,在快速混匀器上涡流混合5 min,使样品完全溶解。使溶液以≤1 mL/min的流速通过依次经3 mL甲醇和3 mL水活化后的Anpelclean™ MCX混合型阳离子交换萃取柱,待溶液完全流出后,依次用3 mL水和3 mL甲醇＋pH＝4.5的醋酸铵－醋酸缓冲液($V_{甲醇}$:$V_{缓冲液}$＝4:6)清洗试管并过柱,弃去全部淋洗液,抽干,用5mL甲醇＋10%(质量分数)氨水水溶液($V_{甲醇}$:$V_{10\%氨水水溶液}$＝9:1)洗脱,收集洗脱液在55 ℃水浴下用氮气吹至干,加入1 mL甲醇溶解,过0.22 μm微孔滤膜,待分析。

12.1.2　结果与讨论

12.1.2.1　固相萃取条件的优化

对于生物碱来说,由于其结构中含有N原子,在固相萃取中一般选择混合型阳离子交换柱。为了尽量除去杂质,选择最优的净化条件。作者团队在淋洗中采取加入3 mL不同比例的甲醇和pH＝4.5的醋酸铵－醋酸缓冲液(体积比0:100、20:80、40:60、60:40、80:20、100:0)进行实验。结果发现,当淋洗液中甲醇体积分数≥40%时,不但会将柱上吸附的杂质除掉,而且部分喜树碱(30%左右)也会随着淋洗液流失。在洗脱溶剂的选择上,对比了不同比例的10%氨水水溶液和甲醇(体积比0:100、20:80、40:60、60:40、80:20、90:10),结果表明,洗脱效率随着甲醇比例的增加而升高,甲醇比例达到90%时,各组分的回收率能达到满意的结果,因此选择甲醇＋10%氨水水溶液($V_{甲醇}$:$V_{10\%氨水水溶液}$＝90:10)作为洗脱溶剂。

12.1.2.2　分离条件的优化

作者团队通过实验考察了各组分在流动相A为0.2%甲酸水溶液、纯水和10 mmol/L乙酸铵＋0.1%氨水水溶液(流动相B均为甲醇)的分离与响应状况。结果表明在优化好分离条件的情况下,同一浓度混合标准溶液进样时,采用0.2%甲酸水溶液时各组分峰形较好，峰较窄，得到的信噪比最高。此外，采用 10 mmol/L 乙酸铵 +0.1% 氨水水溶液和纯水时，所需流动相 B(甲醇)的比例较高。例如，采用 10 mmol/L 乙酸铵 +0.1% 氨水水溶液和甲醇的组合进行分离，起始甲醇比例为 83% 时，第一个色谱峰出峰时间为 5.51 min，各组分在 12 min 内实现分离；而采用 0.2% 甲酸水溶液和甲醇的组合进行分离，起始甲醇比例为 45% 时，第一个色谱峰出峰时间为 4.71 min，各组分在 11 min 内实现完全分离。甲醇中流动相比例高会增加成本、加大对环境的伤害，所以流动相中过高的甲醇比例是不可取的。综合考虑各因素，选择 0.2% 甲酸水溶液作为流动相 A。经优化梯度洗脱程序后，得到的 MRM 色谱图如图 12-1 所示。

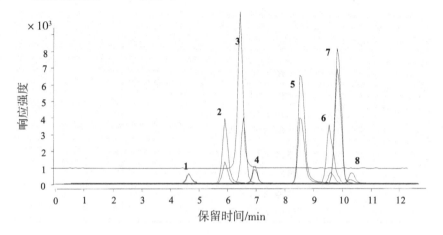

图 12-1 8 种有毒生物碱的 MRM 色谱图

1—八角枫碱；2—东莨菪碱；3—阿托品；4—钩吻素子；
5—白屈菜红碱，6—乌头碱，7—草乌甲素，8—喜树碱

12.1.2.3 定性、定量分析条件的选择

生物碱的结构中含有 N，一般情况下在电喷雾离子源正离子模式下易得到一个质子形成 $[M+H]^+$ 准分子离子，如在本研究中的八角枫碱、东莨菪碱、阿托品、钩吻素子、乌头碱、草乌甲素、喜树碱 7 种化合物。季铵盐或季铵碱中含有叔氮原子，在电喷雾离子源正离子模式下易失去与叔氮结合成盐的阴离子(如溴离子、氯离子等)或基团(一般为 —OH)，如本研究中的白屈菜红碱(其结构如图 12-2 所示)得到 $[M-Cl]^+$ 的准分子离子。

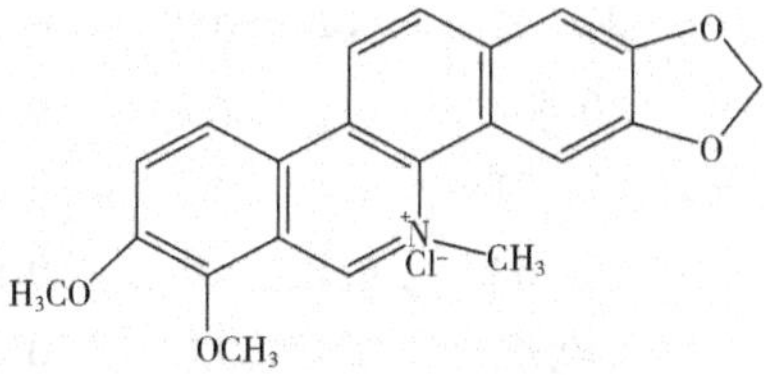

图 12-2 白屈菜红碱的结构式

选择各组分碎片离子中丰度较大的 2 个离子作 MRM 模式，以响应值较高的离子对作为定量离子对。各组分的定性、定量离子对，碎裂电压，碰撞能量和保留时间如表 12-1 所示。

表12-1　8种有毒生物碱的定性离子对、定量离子对、碎裂电压、碰撞能量和保留时间

化合物	保留时间/ min	定性离子对 （m/z）	定量离子对 （m/z）	碎裂电压/ V	碰撞能量/ V
八角枫碱	4.71	163.1/120.1 163.1/80.1	163.1/80.1	135	14 24
东莨菪碱	5.94	304.3/156.3 304.3/138.2	304.3/138.2	100	14 22
阿托品	6.62	290.2/124.2 290.2/93.1	290.2/124.2	100	23 37
钩吻素子	6.98	307.2/204.3 307.2/180.2	307.2/180.2	110	52 50
白屈菜红碱	8.58	348.2/332.2 348.2/304.2	348.2/332.2	180	28 32
乌头碱	9.60	646.5/586.4 646.5/526.4	646.5/586.4	250	38 42
草乌甲素	9.89	644.4/584.3 644.4/552.3	644.4/583.4	200	34 40
喜树碱	10.32	349.3/305.4 349.3/249.4	349.3/305.4	120	22 32

12.1.2.4　线性方程、线性范围、相关系数、检出限和定量限

在优化的条件下获得各组分的线性方程、线性范围、相关系数、检出限（以 $S/N \geq 3$ 计）和定量限（以 $S/N \geq 10$ 计），结果如表12-2所示。

表12-2　8种有毒生物碱的线性方程、线性范围、相关系数、检出限和定量限

化合物	线性方程	线性范围/ （μg/L）	相关系数	定量限/ （μg/L）	检出限/ （μg/L）
八角枫碱	$y = 195.94x - 162.81$	1～100	0.9997	1	0.5
东莨菪碱	$y = 1369.04x - 110.61$	0.5～100	0.9991	0.5	0.1
阿托品	$y = 2351.91x - 262.50$	0.1～100	0.9998	0.1	0.05
钩吻素子	$y = 296.57x + 56.58$	1～100	0.9992	1	0.5
白屈菜红碱	$y = 3737.54x + 571.51$	0.1～100	0.9998	0.1	0.05
乌头碱	$y = 1515.99x + 109.52$	0.5～100	0.9997	0.5	0.1
草乌甲素	$y = 2148.18x + 149.60$	0.1～100	0.9999	0.1	0.05
喜树碱	$y = 168.78x - 46.17$	1～100	0.9996	1	0.5

注：y 为峰面积，x 为质量浓度。

12.1.2.5　回收率和精密度

在空白样品中添加高、中、低3个不同浓度的混合标准溶液，按"12.1.1.3 样品前处

理"方法提取并分析，回收率和精密度结果如表 12 - 3 所示。从表中可看出，3 种不同添加浓度的样品中，8 种有毒生物碱的提取回收率为 81.8%～111.6%，日内 RSD≤9.4%，日间 RSD≤12.9%（$n=5$），完全满足日常分析检验的要求。

表 12 - 3　8 种有毒生物碱的提取回收率和精密度（$n=5$）

化合物	添加浓度/(μg/L)	提取回收率/%	日内 RSD/%	日间 RSD/%
八角枫碱	1	95.6	6.7	4.3
	10	97.3	3.1	6.2
	100	98.5	1.7	2.4
东莨菪碱	1	82.5	3.7	8.9
	10	89.3	4.9	3.5
	100	88.5	2.4	1.0
阿托品	1	91.8	5.0	9.8
	10	96.3	3.2	7.7
	100	98.1	1.3	3.5
钩吻素子	1	89.6	7.7	11.5
	10	92.2	4.0	6.3
	100	93.9	1.7	3.3
白屈菜红碱	1	81.8	9.1	12.9
	10	83.1	8.8	10.5
	100	84.5	6.5	9.2
乌头碱	1	102.7	2.5	5.2
	10	109.0	1.9	4.4
	100	111.6	1.4	3.4
草乌甲素	1	93.4	7.8	9.3
	10	96.4	4.7	7.8
	100	95.7	3.0	4.4
喜树碱	1	85.2	9.4	9.7
	10	82.2	4.4	5.2
	100	89.4	2.2	3.7

12.1.2.6　稳定性

在空白蜂蜜样品中加入 8 种生物碱混合标准溶液，分别在 4 ℃冰箱中放置 0,8,24,36,72 h 后按"12.1.1.3 样品前处理"方法进行处理并分析，测得各组分 RSD<13.3%，说明方法稳定。

12.2　UPLC-Q-TOF-MS 与 UPLC-QQQ-MS 测定野生蜂蜜中有毒生物碱

2016 年 12 月，广东省韶关市浈江区新韶镇钟屋村 13 个村民食用野生蜂蜜约半小时后，出现发困想睡觉、视物模糊、头晕等中毒症状，送到韶关铁路医院救治，1 人抢救无效死亡，疑似中毒致死。为弄清中毒原因，采用超高效液相色谱－四极杆飞行时间质谱（UPLC-Q-TOF-MS）法对蜂蜜样品中痕量化学成分进行深入研究，精确测定各成分的分子量，确定分子式，研究其质谱裂解规律，推断可能的化学结构。然后用相应的对照品，按相同的条件进行 UPLC-Q-TOF-MS 测定，核对样品与对照品的保留时间及质谱特征离子，结果显示样品中成分与对照品的保留时间及质谱数据相同，证实鉴定出的化学结构准确。这是国内首次从蜂蜜中分离鉴定出钩吻碱甲、胡蔓藤碱甲、胡蔓藤碱丙、胡蔓藤碱丁等 4 种剧毒生物碱。同时，对蜂巢皮进行了测定，也检出相同的剧毒生物碱，可见食用野生蜂蜜致人死亡的原因是剧毒钩吻类生物碱中毒。

　　在上述案例的基础上，作者团队进一步采用超高效液相色谱－三重四极杆质谱（UPLC-QQQ-MS），研究建立了同时测定 6 种常见钩吻类生物碱含量的 UPLC-QQQ-MS 方法，并对蜂巢周围的蜜源植物进行了调查，发现有钩吻（*Gelsemium elegans*，别名：毒极大茶叶、断肠草、大茶药、大茶藤，马钱科、钩吻属植物胡蔓藤，多年生常绿藤本植物）且盛开鲜花。采摘其根、茎、叶、花及花蕾等部位进行测定，发现均含有相同的 6 种生物碱，其中花蕾中钩吻碱甲及胡蔓藤碱甲的含量最高。由此可见，蜂蜜中的生物碱来源于蜜蜂采集的有毒的钩吻鲜花粉。为确认剧毒钩吻碱对蜜蜂的毒性作用，又进行了钩吻碱对中华蜜蜂的急性毒性接触及经口试验，结果未出现中华蜜蜂死亡情况，表明剧毒的钩吻类生物碱对中华蜜蜂是安全的。显而易见，是蜜蜂采了钩吻有毒花粉，酿造出有毒蜂蜜，毒物源头为钩吻。因此，希望蜂农密切关注蜂群周围的蜜源植物，避开有毒蜜源植物，也希望政府部门对蜂蜜产业加强有毒蜜源植物的监管。

12.2.1　实验方法

12.2.1.1　仪器、试剂与材料

　　Agilent 6540 液相色谱－四极杆串联飞行时间质谱仪（美国 Agilent 公司），配有 Dual Agilent Jet Stream Electrospray Ionization（Dual AJS ESI）；Agilent 6470 液相色谱－三重四极杆质谱仪（美国 Agilent 公司），配有 Agilent Jet Stream Electrospray Ionization；H1850 离心机（湖南湘仪实验室仪器开发有限公司）；XW-80A 快速混匀器（海门市麒麟医用仪器厂）。

　　乙腈、甲酸，均为 LC-MS 级（美国 Thermo Fisher Scientific 公司）；氯化钠（NaCl）、丙酮、葡萄糖、乙醇均为分析纯（广州化学试剂厂）；无水硫酸镁（$MgSO_4$），分析纯（上海晶纯生化科技股份有限公司）；十八烷基键合硅胶（Bondesil-C_{18}，美国 Agilent 公司）；实验用水为二次蒸馏水。

　　对照品：钩吻素子及钩吻碱甲，纯度 >98%，均购自上海中药标准化研究中心；胡蔓藤碱甲、胡蔓藤碱乙、胡蔓藤碱丙、胡蔓藤碱丁，纯度均为 98%，购自武汉中标科技有限公司。

　　钩吻植物整株（含根、茎、叶、花及花蕾等部位）：于 2016 年 12 月 11 日采摘自事发地广东省韶关市浈江区新韶镇钟屋村（N24°45′48.1″，E113°37′31.1″）。

12.2.1.2　标准溶液的配制

　　以甲醇为溶剂，将 6 种生物碱对照品分别配制成 200 mg/L 的单标储备溶液，置棕色

瓶中于 -20 ℃储存；吸取适量各单标储备液，用 0.2% 甲酸水溶液 - 乙腈(体积比 1∶1)溶液配制成适当浓度的混合对照品工作溶液，置棕色瓶中于 4 ℃储存。

12.2.1.3　样品处理方法

准确称取均匀试样 6.00 g(精确至 0.01 g)于 50 mL 聚丙烯离心管中，加入 10 mL 水，充分涡旋分散，用氨水调节 pH 值至 11 ~ 12，加入 15 mL 乙腈，涡旋振荡提取 3 min，加入 1.0 g NaCl，振摇 30 s，5000 r/min 离心 10 min；移取上层清液 10 mL 至 15 mL 聚丙烯离心管中，加入净化剂(内含 150 mg Bondesil-C$_{18}$、500 mg MgSO$_4$)，振摇 30 s，5000 r/min 离心 5min，取全部上清液至比色管，在 45 ℃水浴中用氮气吹浓缩至近干，加入 0.5 mL 0.2% 甲酸水溶液 - 乙腈(体积比 1∶1)溶液溶解，过 0.22 μm 滤膜，存放在 4 ℃环境，供 UPLC-QTOF-MS 及 UPLC-QQQ-MS 分析。

12.2.1.4　UPLC-QTOF-MS 条件

1. 色谱条件

色谱柱：Poroshell 120 Phenyl-Hexyl 柱(100 mm × 2.1 mm，2.7 μm，美国 Agilent 公司)。柱温：35 ℃。流动相：A 为 0.2% 甲酸水溶液，B 为乙腈。流速：0.35 mL/min。进样量：5 μL。梯度洗脱程序：0 ~ 0.50 min，5% B；0.50 ~ 2.00 min，5% ~ 8% B；2.00 ~ 12.50 min，8% ~ 25% B；12.50 ~ 15.50 min，25% ~ 35% B；15.50 ~ 16.50 min，35% ~ 50% B；16.50 ~ 16.51 min，50% ~ 90% B；16.51 ~ 17.50 min，90% B；17.51 ~ 20.00 min，5% B。

2. 质谱条件

电喷雾双喷离子源(Dual AJS ESI)：正离子模式(ESI$^+$)；干燥气(N$_2$)温度：350 ℃；干燥气流速：10 L/min；鞘流气(N$_2$)温度：300 ℃；鞘流气流速：11 L/min；雾化气压力：275.8 kPa；毛细管电压：4000 V；锥孔电压：60 V；碎裂电压：135 V；喷嘴电压：500 V；一级质谱全扫描范围：m/z 100 ~ 1000；Targeted MS/MS(目标二级质谱)扫描范围：m/z 50 ~ 1000。所有数据均在 Extended dynamic range with highresolution filter mode 下采集。

采用含有嘌呤(m/z 121.0509)和 HP-0921(m/z 922.0098)的参比内标溶液对质量轴作实时校正，使用软件 Agilent MassHunter Workstation Qualitative Analysis(Version B.06.00，美国 Agilent 公司)处理数据。

12.2.1.5　UPLC-QQQ-MS 条件

1. 色谱条件

色谱柱：ZORBAX RRHD Eclipse Plus C$_{18}$柱(50 mm × 2.1 mm，1.8 μm，美国 Agilent 公司)。柱温：35 ℃。流动相：A 为 0.2% 甲酸水溶液，B 为乙腈。流速：0.30 mL/min。进样量：5 μL。梯度洗脱程序：0 ~ 2.00 min，11% B；2.00 ~ 2.50 min，11% ~ 25% B；2.50 ~ 4.00 min，25% ~ 40% B；4.00 ~ 4.01 min，40% ~ 90% B；4.01 ~ 5.00 min，90% B；5.00 ~ 5.01 min，11% B；5.01 ~ 6.50 min，11% B。

2. 质谱条件

电喷雾离子源(AJS ESI)：正离子模式(ESI$^+$)；干燥气(N$_2$)温度：350 ℃；干燥气流

速：10 L/min；鞘流气（N₂）温度：350 ℃；鞘流气流速：11 L/min；雾化气压力：275.8 kPa；毛细管电压：4000 V；喷嘴电压：500 V。

所有化合物的质谱采集参数见表 12 - 4。采用 Agilent Masshunter Workstation Software（Version B.07.00，美国 Agilent 公司）采集和处理数据。

表 12 - 4　6 种生物碱的多反应监测（MRM）质谱参数

序号	化合物名称	保留时间/min	母离子（m/z）	子离子（m/z）	碎裂电压/V	碰撞能量/V
1	钩吻碱甲	1.88	323.1	236.1*，195.1	157	28，44
2	胡蔓藤碱丙	1.96	343.1	312.1*，108.1	120	10，30
3	钩吻素子	3.18	307.1	204.1，180.1*	110	52，50
4	胡蔓藤碱甲	3.50	327.1	296.1*，108.1	120	10，35
5	胡蔓藤碱乙	3.95	355.1	309.1，122.1*	135	10，30
6	胡蔓藤碱丁	4.13	371.1	340.1，164.1*	135	10，30

注：* 为定量离子对。

12.2.1.6　蜜蜂毒性试验方法

参照《GB/T 31270.10—2014 化学农药环境安全评价试验准则第 10 部分：蜜蜂急性毒性试验》进行试验。

1. 钩吻花的乙醇提取物对中华蜜蜂的急性毒性试验

提取物对中华蜜蜂的急性毒性接触试验：从蜂群取 15～20 日龄的工蜂，分为空白组、丙酮组、1.5 μL 提取物组、0.5 μL 提取物组共计 4 组，每隔 24 h 观察一次，连续观察 2 次。

提取物对中华蜜蜂的急性毒性经口试验：从蜂群取 15～20 日龄的工蜂，分为空白组、丙酮组、1.5 μL 提取物组、0.5 μL 提取物组共计 4 组，每隔 24 h 观察一次，连续观察 2 次。

2. 生物碱对中华蜜蜂的急性毒性试验

生物碱对照品对中华蜜蜂的急性毒性接触试验：从蜂群取 15～20 日龄的工蜂，分为空白组、50% 葡萄糖组、钩吻素子组、钩吻素甲组、钩吻素子 + 钩吻素甲组共计 5 组，每隔 24 h 观察一次，连续观察 2 次。

生物碱对照品对中华蜜蜂的急性毒性经口试验：从蜂群取 15～20 日龄的工蜂，分为空白组、50% 葡萄糖组、钩吻素子组、钩吻素甲组、钩吻素子 + 钩吻素甲组共计 5 组，每隔 24 h 观察一次，连续观察 2 次。

12.2.2　结果与讨论

12.2.2.1　有毒蜂蜜样品的 UPLC-QTOF-MS 分析

蜂蜜样品基质复杂，为准确高效地鉴定出有毒蜂蜜样品中的未知有毒成分，实验采用无毒蜂蜜样品作比对分析。考虑到野生蜂蜜中毒由生物碱引起的可能性最大,而生物碱在电喷雾离子源的正离子模式会有更高的质谱响应值,因此选用该模式分别对有毒和无毒两组蜂蜜样品作一级全扫描测定。每组样品平行测定 6 次,得到如图 12-3 所示的一级质谱全扫描总离子流图。从图中可看出蜂蜜样品的成分非常复杂,为了快速找出有毒成分,采用差异分析软件找出差异峰。

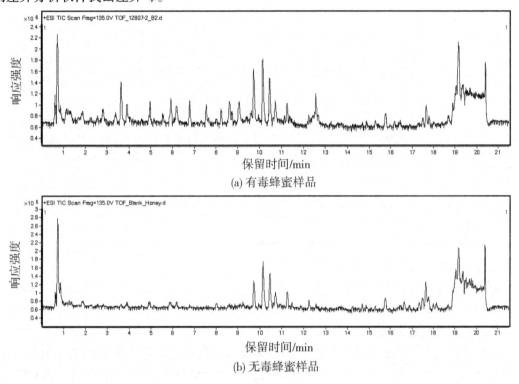

图 12-3　有毒蜂蜜样品及无毒蜂蜜样品的总离子流色谱图

将两组原始数据全部导入 Agilent MassHunter Workstation Profinder 软件,通过设定相同的离子类型(ion species)、质量偏差(massdefect)、峰强度等参数,采用相同的算法——递归特征提取(recursive feature extract)对其进行批量处理,获得具有高分辨精确质量数($<5 \times 10^{-6}$)特征离子的一系列化合物,将其导出为化合物交换文件(CEF)格式,然后将 CEF 格式文件导入 Agilent MassHunter Workstation Mass Profiler Professional 软件作差异统计分析。先采用韦尔奇未配对 t-检验比较两组数据是否存在显著性差异,再通过设置临界值($p < 0.01$)、FC 值(>10)和 Benjamini-Hochberg 阴性发现率(5%)等参数对两组数据进行分析,从有毒蜂蜜样品中找到与无毒蜂蜜样品存在显著差异(置信概率 >0.99)的成分有131 个,将其精确质量数及相应的保留时间等信息导入 MassHunter Workstation Data Acquisition,在相同色谱条件下做目标二级质谱(Targeted MS/MS)分析。

在这基础上,采用 Generate Formulas 功能对一级和二级质谱图的精确特征离子进行处理,生成得分最高的可能化学组成,并选择分子式含 N 原子的 4 个化合物总结相关信息,如表 12-5 所示。

表 12 -5　　有毒与无毒蜂蜜样品差异大的峰信息(p < 0.01, FC > 10)

序号	保留时间/min	测定值(m/z)	离子模式	分子式	理论值(m/z)	误差/(×10⁻⁶)	二级碎片离子 (m/z)
1	5.03	323.1758	$[M+H]^+$	$C_{20}H_{22}N_2O_2$	323.1754	-1.31	293.1666, 236.1070, 218.0963, 210.0909, 158.0592
2	8.49	327.1697	$[M+H]^+$	$C_{19}H_{20}NO_3$	327.1703	0.61	296.1509, 279.1504, 265.1330, 239.1172
3	5.32	343.1652	$[M+H]^+$	$C_{19}H_{22}N_2O_4$	343.1652	-0.46	312.1469, 295.1444, 281.1282, 263.1172, 237.1009
4	12.49	371.1973	$[M+H]^+$	$C_{21}H_{26}N_2O_4$	371.1965	-1.46	340.1779, 325.1547, 311.1400

12.2.2.2　有毒成分化学结构推断及确认

　　针对以上 4 个显著差异化合物的一级和二级质谱信息,进行网络和文献检索,排查常见有毒蜜源植物的毒性成分,同时根据经验,怀疑是有毒生物碱,并推断出其成分为钩吻类生物碱。其推断过程如下:

　　保留时间为 5.03 min 的 1 号特征峰,其一级质谱测得的准分子离子峰 $[M+H]^+$ 的精确质量数为 323.1758,分子式为 $C_{20}H_{22}N_2O_2$,在其二级质谱图中,存在 m/z 293.1666、236.1070、218.0963、210.0909、158.0592 等特征碎片离子,其可能的碎裂机理如图 12 -4a 所示,怀疑该化合物为钩吻碱甲。

　　保留时间为 8.49 min 的 2 号特征峰,其一级质谱测得的准分子离子峰 $[M+H]^+$ 的精确质量数为 327.1697,分子式为 $C_{19}H_{20}NO_3$,在其二级质谱图中,存在 m/z 296.1509、279.1504、265.1330、239.1172 等特征碎片离子,其可能的碎裂机理如图 12 -4b 所示,怀疑该化合物为胡蔓藤碱甲。

　　保留时间为 5.32 min 的 3 号特征峰,其一级质谱测得的准分子离子峰 $[M+H]^+$ 的精确质量数为 343.1652,分子式为 $C_{19}H_{22}N_2O_4$,在其二级质谱图中,存在 m/z 312.1469、295.1444、281.1282、263.1172、237.1009 等特征碎片离子,其可能的碎裂机理如图 12 -4c所示,怀疑该化合物为胡蔓藤碱丙。

　　保留时间为 12.49 min 的 4 号特征峰,其一级质谱测得的准分子离子峰 $[M+H]^+$ 的精确质量数为 371.1973,分子式为 $C_{21}H_{26}N_2O_4$,在其二级质谱图中,存在 m/z 340.1779、325.1547、311.1400 等特征碎片离子,其可能的碎裂机理如图 12 -4d 所示,怀疑该化合物为胡蔓藤碱丁。

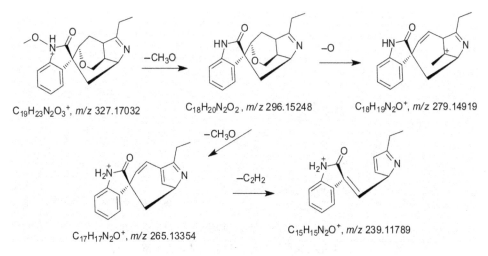

（a）钩吻碱甲可能的质谱裂解机理及特征碎片结构

（b）胡蔓藤碱甲可能的质谱裂解机理及特征碎片结构

图 12-4 四类生物碱可能的质谱裂解机理及特征碎片结构

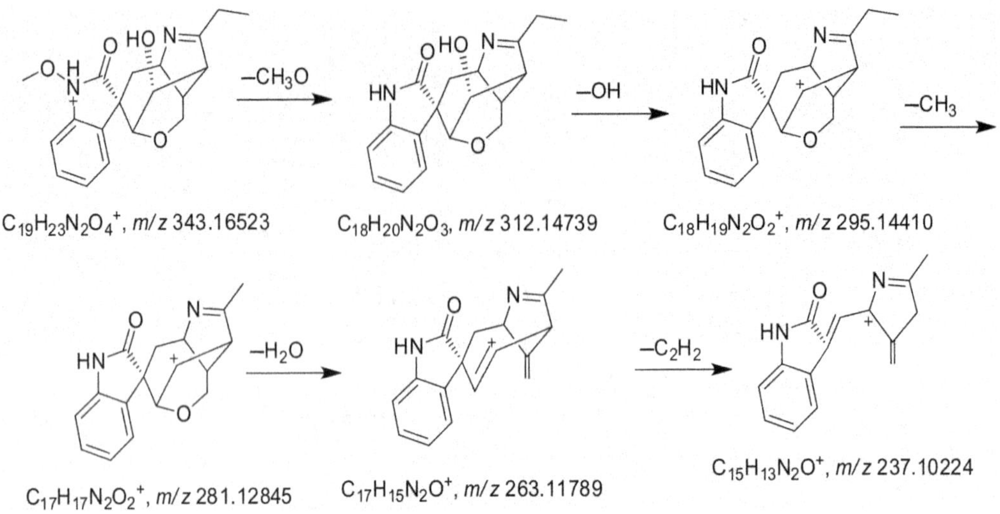
−CH3O
−OH
−CH3
C19H23N2O4+, m/z 343.16523
C18H20N2O3, m/z 312.14739
C18H19N2O2+, m/z 295.14410
−H2O
−C2H2
C17H17N2O2+, m/z 281.12845
C17H15N2O+, m/z 263.11789
C15H13N2O+, m/z 237.10224

(c)胡蔓藤碱丙可能的质谱裂解机理及特征碎片结构

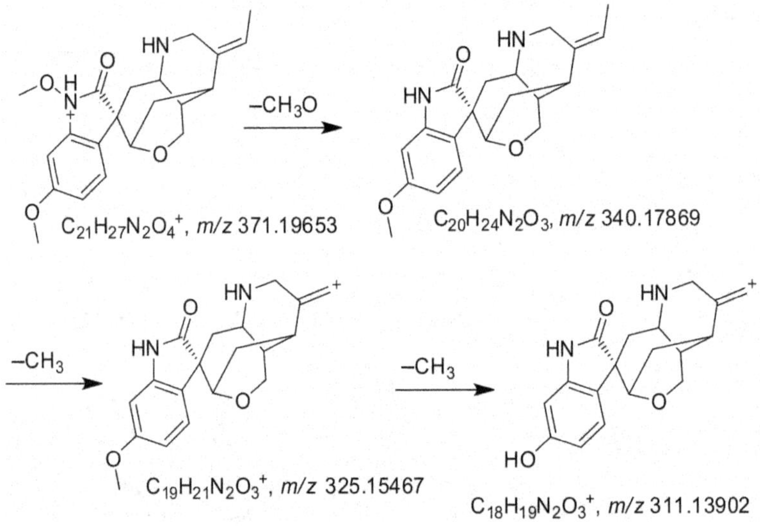
−CH3O
C21H27N2O4+, m/z 371.19653
C20H24N2O3, m/z 340.17869
−CH3
−CH3
C19H21N2O3+, m/z 325.15467
C18H19N2O3+, m/z 311.13902

(d)胡蔓藤碱丁可能的质谱裂解机理及特征碎片结构

图 12－4　四类生物碱可能的质谱裂解机理及特征碎片结构(续)

根据上述鉴定出的化合物，找到相应对照品，在相同条件下测定，其保留时间及质谱图数据均相同，证明所鉴定的化合物准确。图 12－5 为四种化合物的二级质谱图。

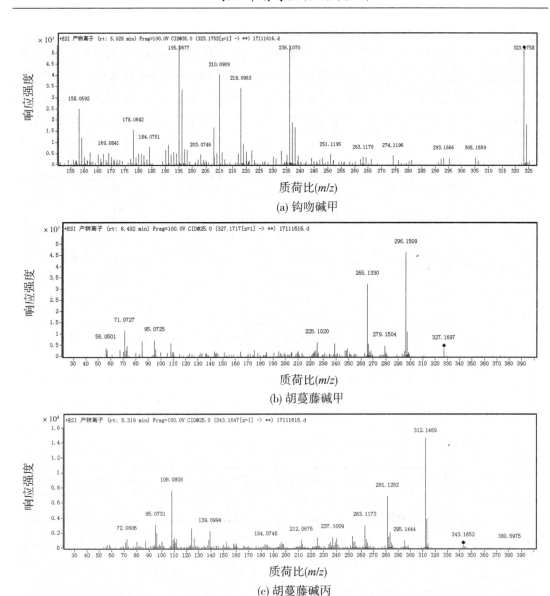

图 12-5　四种钩吻类生物碱的二级质谱图

12.2.2.3　UPLC‑QQQ‑MS 定量分析方法及其方法验证

　　根据上文的定性结果，购买了 6 种在售的钩吻类生物碱对照品，采用 UPLC-QQQ-MS 建立了定量分析方法，发现样品也含有钩吻素子及胡蔓藤碱乙这两种生物碱，但其含量太低，以至于在 UPLC-QTOF-MS 方法中未能发现，故蜂蜜样品共检出 6 种钩吻类生物碱。图 12 −6 及图 12 −7 分别为 6 种生物碱混合对照溶液及有毒蜂蜜样品溶液的多反应监测（MRM）色谱图。

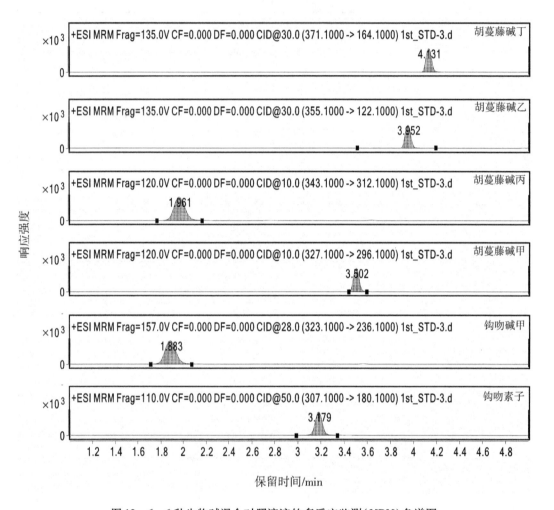

图 12 − 6　6 种生物碱混合对照溶液的多反应监测（MRM）色谱图

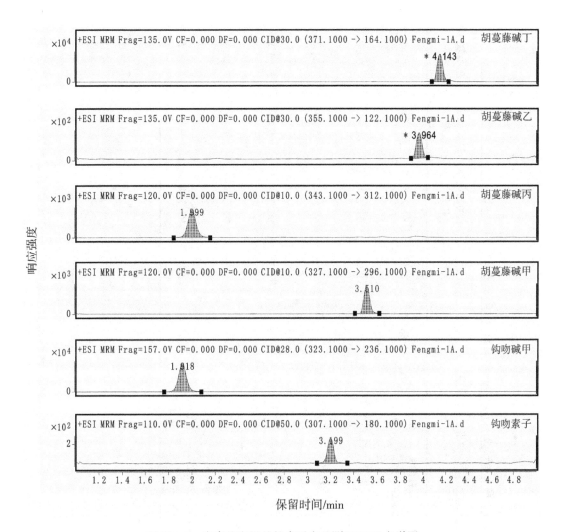

图 12-7　有毒蜂蜜样品的多反应监测(MRM)色谱图

　　为了考察所建方法的线性范围，配制 6 个浓度水平的系列混合标准工作溶液上机测定，所有化合物均以其母离子峰面积(y)为纵坐标，以浓度(x, ng/mL)为横坐标绘制定量工作曲线，各目标物在相应浓度范围内线性关系良好，相关系数(R^2)均大于 0.999。以信噪比(S/N)≥3 确定方法的检出限(LOD)为 0.005～0.030 ng/g，S/N≥10 确定方法的定量限(LOQ)为 0.020～0.10 ng/g。采用加标回收试验考察方法准确度，方法的平均加标回收率为 89.2%～97.2%，RSD 为 3.39%～5.21%。方法的基质效应介于 91.1%～98.9% 之间，属可接受的弱基质效应。样品溶液的 24 h 稳定性测试结果为 2.96%～6.78%。所有的方法验证结果详见表 12-6。以上结果表明，采用 UPLC-QQQ-MS 可以准确可靠地定量测定蜂蜜中 6 种钩吻类生物碱。

表12-6　蜂蜜中6种生物碱的 UPLC-QQQ-MS 定量分析方法验证结果 ($n=6$)

化合物	线性范围/ (ng/mL)	线性方程	检出限,定量限/ (ng/g)	日间 精密度/ %	重复性/ %	平均回收率, RSD/%	24 h 稳定性 (RSD)/%	基质效应/ %
钩吻素子	0.1049～52.45	$y=2918.11x-31.849$ ($R^2=0.9999$)	0.030, 0.10	3.88	2.53	89.2,5.16	6.78	91.1
钩吻碱甲	0.1029～51.45	$y=5292.37x-578.41$ ($R^2=0.9998$)	0.015, 0.050	2.35	1.96	93.7,4.26	2.96	93.2
胡蔓藤碱甲	0.0980～49.00	$y=4606.69x+564.98$ ($R^2=0.9999$)	0.010, 0.050	4.62	2.78	92.6,4.32	4.89	94.3
胡蔓藤碱乙	0.0980～49.00	$y=1762.18x-170.95$ ($R^2=0.9999$)	0.030, 0.10	4.26	2.32	96.2,3.39	5.06	95.8
胡蔓藤碱丙	0.0980～49.00	$y=10023.9x+1138.2$ ($R^2=0.9998$)	0.0050, 0.020	3.80	4.69	97.2,5.21	4.36	98.9
胡蔓藤碱丁	0.0980～49.00	$y=5670.89x-240.22$ ($R^2=0.9999$)	0.010, 0.050	2.68	3.86	95.7,4.63	3.77	97.5

注:R^2 为相关系数。

12.2.2.4　生物碱来源调查

1. 有毒蜂蜜、蜜蜂及蜂巢

为弄清有毒生物碱的来源，采用所建的 UPLC-QQQ-MS 定量方法对涉案现场的有毒野生蜂蜜、活蜜蜂（图 12－8）、蜂巢的皮、蜂巢中花粉等样品进行定量测定，结果见表 12－7。从表中可见，上述 4 个现场样品中均检出 6 种生物碱，每个样品生物碱含量高低趋势大体一致，由高到低分别为胡蔓藤碱丙、胡蔓藤碱丁、钩吻碱甲、胡蔓藤碱甲、胡蔓藤碱乙及钩吻素子。

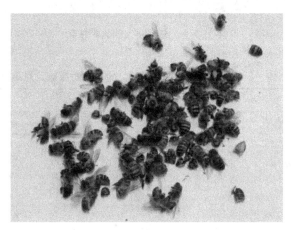

图 12－8　有毒蜂蜜蜂巢的中华蜜蜂

表 12－7　涉案现场样品的 6 种生物碱定量结果

样品	测定结果/(ng/g)					
	钩吻素子	钩吻碱甲	胡蔓藤碱甲	胡蔓藤碱乙	胡蔓藤碱丙	胡蔓藤碱丁
有毒野生蜂蜜	0.7542	205.5	22.48	7.027	554.8	205.8
现场活蜜蜂	0.194	70.95	0.4252	0.2513	552.3	308.1
现场蜂巢的皮	0.4386	235.3	9.624	5.885	2817	769.5
现场蜂巢中花粉	4.986	202.3	22.24	11.07	1845	468.5

据文献报道，钩吻的药用部位含有六大类 120 余种吲哚类生物碱，其中含量最高的是钩吻素子，其次是钩吻碱甲。而本文的涉案现场样品中含量最高的并不是钩吻素子，而是胡蔓藤碱丙，与文献报道的不相符。为弄清原因，作者团队考虑对钩吻植物的不同部位进行测定。

2. 有毒蜜源植物——钩吻

如前所述，涉案现场样品均检出钩吻类生物碱，推测其来源于有毒蜜源植物钩吻。为验证这个结论，作者团队于 2016 年 12 月 11 日到事发地点广东省韶关市浈江区新韶镇钟屋村调研，在产蜜蜂窝周围调查，发现有盛开鲜花的钩吻（见图 12－9），采摘整株钩吻，并测定了根、茎、叶、花、花蕾各个部位的 6 种生物碱含量，结果见表 12－8。

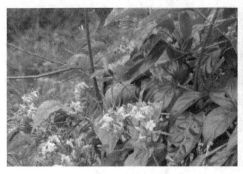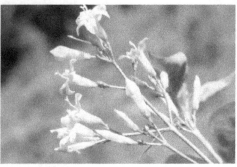

图 12 - 9　蜂巢周边的钩吻植物

表 12 -8　新鲜钩吻植物不同部位的 6 种生物碱定量结果

钩吻样品	测定结果/（ng/g）					
	钩吻素子	钩吻碱甲	胡蔓藤碱甲	胡蔓藤碱乙	胡蔓藤碱丙	胡蔓藤碱丁
根	366.4	713.3	100.2	176.7	247.6	404.5
茎	136.4	431.9	255.4	168.6	206.8	101.9
叶	158.5	677.9	683.5	270.0	268.8	229.1
花	1.395	223.7	21.65	5.622	1116	166.4
花蕾	1.911	337.2	31.24	11.45	769.5	298.1

从表 12 -8 可看出，所采摘的新鲜钩吻不同部位均检出 6 种生物碱，区别在于生物碱的含量不同。其根、茎、叶均以钩吻碱甲的含量为最高，分别达到 713.3, 431.9, 677.9 ng/g，与其他 5 种生物碱含量不存在数量级的差异；而花及花蕾则以胡蔓藤碱丙的含量为最高，分别达到 1116, 769.5 ng/g，远高于含量仅分别为 1.395、1.911 ng/g 的钩吻素子。花和花蕾中 6 种生物碱的含量高低趋势大体一致，由高到低分别为胡蔓藤碱丙、胡蔓藤碱丁、钩吻碱甲、胡蔓藤碱甲、胡蔓藤碱乙及钩吻素子，这与表 12 -7 中 4 个涉案现场样品的生物碱含量高低顺序以及比例都基本一致。一般文献中所说的钩吻素子是钩吻中含量最高的生物碱，是指其根、茎、叶等药用部位。但从实验结果来看，花及花蕾毒性更大，含有比钩吻素子含量多几倍的胡蔓藤碱丙。

3. 综合分析

经 UPLC-QQQ-MS 测定，有毒野生蜂蜜中含有 6 种钩吻类生物碱，而蜜蜂、蜂巢及蜂巢花粉也含有这 6 种生物碱，并且这 6 种生物碱含量的高低顺序及比例与其蜂巢周边有毒蜜源植物钩吻的花和花蕾相当。显而易见，这可能是蜜蜂采了含有剧毒生物碱的钩吻花粉，酿造出含有剧毒钩吻类生物碱的野生蜂蜜，毒物源头为钩吻植物。希望蜂农关注蜂场周围是否存在钩吻等有毒植物，政府有关监管部门应对蜂蜜产品增加有毒生物碱成分相关管控，以保障人民生命安全。

12.2.2.5　钩吻花及钩吻生物碱对中华蜜蜂的急性毒性试验结果

参照《GB/T 31270.10—2014 化学农药环境安全评价试验准则第 10 部分：蜜蜂急性毒

性试验》，采用钩吻花的乙醇提取物及钩吻类生物碱对中华蜜蜂进行急性毒性接触试验及急性毒性经口试验。结果发现，所有急性毒性试验均未造成中华蜜蜂死亡。这表明，钩吻花的乙醇提取物、钩吻类生物碱（钩吻素子和钩吻素甲）对中华蜜蜂均安全且无影响。

12.3　LC-MS/MS 检测药膳中 33 种有毒生物碱

药膳是在中医学、烹饪学和营养学理论指导下，严格按药膳配方，将中药与某些具有药用价值的食物相配，采用我国独特的饮食烹调技术和现代科学方法制作而成的具有一定色、香、味、形的美味食品。简而言之，药膳即药材与食材相配而做成的美食，是中国传统的医学知识与烹调经验相结合的产物。它"寓医于食"，既将药物作为食物，又将食物赋以药用，药借食力，食助药威，二者相辅相成，相得益彰；既具有较高的营养价值，又可防病治病、保健强身、延年益寿。而近年来由于误采、误食以及投毒引起的药膳中有毒生物碱中毒的案件时有发生，且药膳营养成分复杂，基质干扰大，有毒生物碱种类多、含量低，给检测带来极大的困难和挑战。

本实验采用高效液相色谱 – 三重四极杆串联质谱，建立了药膳中钩吻碱、钩吻素子、高三尖杉酯碱、那可丁、秋水仙素、马钱子碱、罗通定、原阿片碱、黄藤素、罂粟碱、洛贝林、药根碱、千里光宁、小檗碱、士的宁、草乌甲素、钩吻素己、麦角新碱、藜芦碱、东莨菪碱、可卡因、阿托品、苯甲酰爱康宁、胡椒碱、毒扁豆碱、后马托品、氧化苦参碱、苯甲酰次乌头碱、苯甲酰乌头原碱、苯甲酰中乌头原碱、次乌头碱、新乌头碱和乌头碱等 33 种有毒生物碱的检测方法。采用酸性溶液提取目标生物碱，经 MCX 固相萃取小柱净化，以 Agilent Poroshell 120 HPH-C$_{18}$（2.1 mm × 100 mm，2.7 μm）低压高柱效的核壳型色谱柱作为分离柱，在 ESI$^+$、MRM 模式下快速定性定量分析药膳中 33 种有毒生物碱。各生物碱的检出限（LOD）为 0.1～1.0 μg/kg，定量限（LOQ）为 0.5～2.0 μg/kg。

12.3.1　实验方法

12.3.1.1　仪器与试剂

Agilent 1200 RRLC 高分离度快速液相色谱仪、Agilent 6410 Triple Quad 三重四极杆质谱仪（美国 Agilent 公司）。XK96-A 快速混匀器（姜堰市新康医疗器械有限公司）；Anke TDL-40B 离心机（ANKE 公司）；HGC-12 氮吹仪（上海欢奥科贸有限公司）。

33 种生物碱对照品：纯度均在 90% 以上，分别购自 Sigma 公司、中国食品药品检定研究院、上海博蕴生物科技有限公司和天津一方科技有限公司，均用色谱纯甲醇配成 100 mg/L 标准储备液，于 4 ℃冰箱中储存。

甲醇及乙腈（色谱纯，购自德国 Merck 公司）、甲酸（LC-MS 级，购自美国 Sigma 公司）、分析纯甲醇、盐酸、氨水（购自广州化学试剂厂），实验用水为二次蒸馏水。

MCX 混合型阳离子交换固相萃取小柱（购自美国 Waters 公司），基质为苯磺酸化的聚苯乙烯-二乙烯基苯高聚物，规格为 60 mg/3 mL，使用前依次用甲醇、5 mL 水活化。Agilent Poroshell 120 HPH-C$_{18}$（2.1 mm × 100 mm，2.7 μm）色谱柱（美国 Agilent 公司）。

12.3.1.2　样品前处理

1. 提取

精密称取样品 5 g，置于 50 mL 聚丙烯塑料离心管中，加入 25 mL 0.1 mol/L 盐酸溶液，涡旋混匀，超声提取 20 min，以 5000 r/min 离心 10 min，将有机相全部转移至另一个 50 mL 聚丙烯离心管中，待净化。

2. 净化

将待净化液全部转移至已活化好的 MCX 固相萃取小柱，保持重力自流，待其完全流出后，依次用 3 mL 水和 3 mL 甲醇淋洗，弃去流出液，抽至近干后，用 5 mL 氨化甲醇（5 mL 氨水溶于 95 mL 甲醇后混匀）洗脱，洗脱液置于 40 ℃ 水浴中，用氮气吹至近干，残留物用 1 mL 流动相定容，超声 30 s 溶解残渣，涡旋混匀，过 0.22 μm 滤膜，待 LC-MS/MS 测定。

12.3.1.3　色谱与质谱条件

1. 色谱条件

色谱柱：Poroshell 120 HPH-C$_{18}$（2.1 mm × 100 mm，2.7 μm）。流动相：0.2% 甲酸水溶液（A）+ 乙腈（B）。流速：0.35 mL/min。梯度：0 ～ 2 min，5% B；2 ～ 3 min，5% ～ 10% B；3 ～ 6 min，10% ～ 15% B；6 ～ 8 min，15% ～ 40% B；8 ～ 10 min，40% ～ 60% B；10 ～ 12 min，60% ～ 80% B；12 ～ 12.1 min，80% ～ 95% B；12.1 ～ 13 min，95% B；13 ～ 13.1 min，95% ～ 5% B；13.1 ～ 18 min，5% B。柱温：30 ℃；进样量：10 μL。

2. 质谱条件

电喷雾离子源（ESI），正离子扫描，多反应监测模式（MRM）。干燥气温度：350 ℃；干燥气流速：10 L/min；雾化气压力：275.8 kPa；毛细管电压：4000 V。33 种有毒生物碱的 MRM 质谱参数见表 12 - 9。33 种有毒生物碱的 MRM 色谱图见图 12 - 10。

表 12 - 9　33 种有毒生物碱的 MRM 质谱参数

序号	化合物中英文名称	保留时间/min	定性离子对（m/z）	定量离子对（m/z）	碎裂电压/V	碰撞能量/V
1	苯甲酰次乌头碱 benzoylhypaconitine	11.10	574.3/542.3 574.3/105.1	574.3/542.3	175	36 50
2	高三尖杉酯碱 homoharringtonine	10.41	546.4/298.3 546.4/266.2	546.4/298.3	100	40 45
3	那可丁 narcotine	10.79	414.2/353.1 414.2/205.1	414.2/353.1	132	20 48
4	秋水仙素 colchicine	11.21	400.2/310.0 400.2/282.0	400.2/310	150	26 26
5	马钱子碱 brucine	9.34	395/324.3 395/244.2	395/324.3	100	34 38

序号	化合物中英文名称	保留时间/min	定性离子对（m/z）	定量离子对（m/z）	碎裂电压/V	碰撞能量/V
6	罗通定 tetrahydropalmatine	10.78	356.0/192.0 356.0/165.0	356.0/192.0	150	26 26
7	原阿片碱 protopine	10.65	354.1/188.1 354.1/149.0	354.1/188.1	140	28 24
8	黄藤素 palmatine	11.11	352.2/336.1 352.2/308.1	352.2/336.1	140	28 28
9	乌头碱 aconitine	11.66	646.5/586.4 646.5/526.4	646.5/586.4	250	38 42
10	罂粟碱 papaverine	10.73	340.2/324.1 340.2/202.1	340.2/324.1	130	32 24
11	洛贝林 lobeline	11.31	338.2/216.2 338.2/96.2	338.2/96.2	140	18 28
12	药根碱 neprotine	10.85	338.1/294.1 338.1/279.1	338.1/294.1	140	28 40
13	千里光宁 senecionine	9.48	336.2/138.1 336.2/120.1	336.2/120.1	135	28 28
14	小檗碱 berberine	11.18	336.1/292.1 336.1/278.1	336.1/292.1	125	32 44
15	士的宁 strychnine	8.52	335.3/184.2 335.3/156.1	335.3/184.2	140	40 52
16	草乌甲素 bulleyaconitine	11.87	644.4/584.3 644.4/552.3	644.4/584.3	200	34 40
17	钩吻素己 gelsenicine	10.05	327.2/265.1 327.2/108.0	327.2/265.1	80	28 40
18	麦角新碱 ergometrine	9.52	326.4/223.2 326.4/208.2	326.4/208.2	150	24 30
19	钩吻碱 gelsemine	7.50	323.2/236.2 323.2/195.1	323.2/236.2	157	28 44
20	钩吻素子 koumine	8.89	307.2/204.3 307.2/180.2	307.2/180.2	110	52 50
21	东莨菪碱 scopolamine	6.45	304.3/156.3 304.3/138.2	304.3/156.3	100	14 22
22	可卡因 cocaine	10.43	304.2/105.1 304.2/82.2	304.2/82.2	119	32 32
23	阿托品 atropine	8.82	290.2/124.2 290.2/93.1	290.2/124.2	100	23 37
24	新乌头碱 mesaconitine	11.42	632.3/572.3 632.3/105.1	632.3/572.3	180	36 50
25	苯甲酰爱康宁 benzoylecgonine	9.25	290.1/168.1 290.1/105.0	290.1/168.1	104	16 32
26	胡椒碱 piperine	13.33	286.2/143.1 286.2/115.1	286.2/115.1	130	30 30

序号	化合物中英文名称	保留时间/min	定性离子对（m/z）	定量离子对（m/z）	碎裂电压/V	碰撞能量/V
27	毒扁豆碱 eserine	8.06	276.2/219.2 276.2/162.2	276.2/162.2	100	6 18
28	后马托品 homatropine	6.64	276.2/142.1 276.2/124.1	276.2/124.1	140	28 20
29	氧化苦参碱 oxymatrine	2.84	265.2/247.2 265.2/205.1	265.2/205.1	150	30 30
30	次乌头碱 hypaconitine	11.66	616.3/556.3 616.3/524.3	616.3/556.3	172	36 40
31	苯甲酰乌头原碱 benzoylaconitine	10.99	604.3/554.3 604.3/105.1	604.3/105.1	155	40 50
32	藜芦碱 cevadine	11.45	592.4/474.3 592.4/456.2	592.4/456.2	250	50 56
33	苯甲酰中乌头原碱 benzoylmesaconitine	10.83	590.3/540.3 590.3/105.1	590.3/105.1	180	40 50

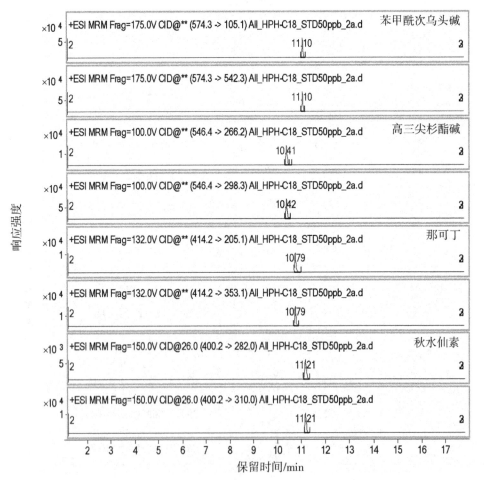

图 12 - 10　33 种有毒生物碱的 MRM 色谱图

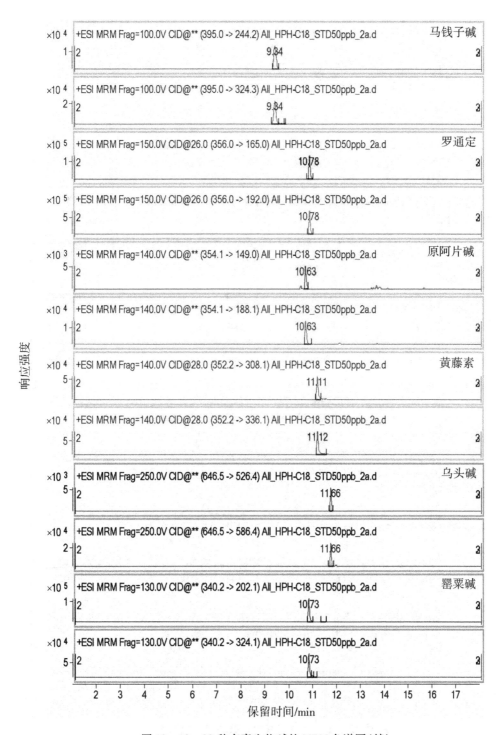

图 12 – 10　33 种有毒生物碱的 MRM 色谱图(续)

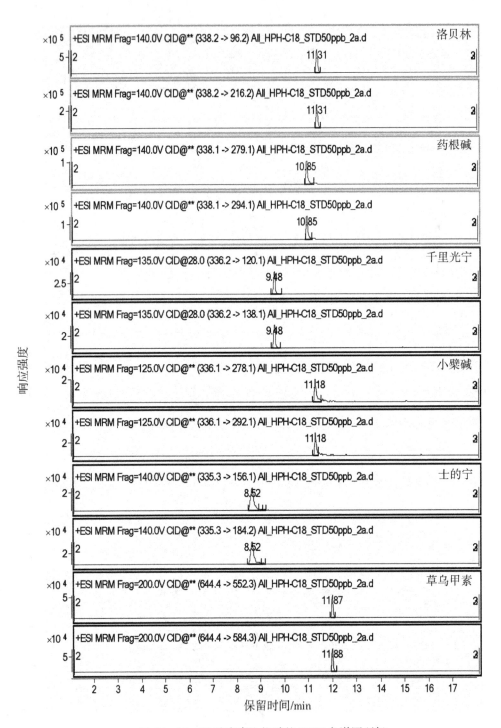

图 12 - 10　33 种有毒生物碱的 MRM 色谱图(续)

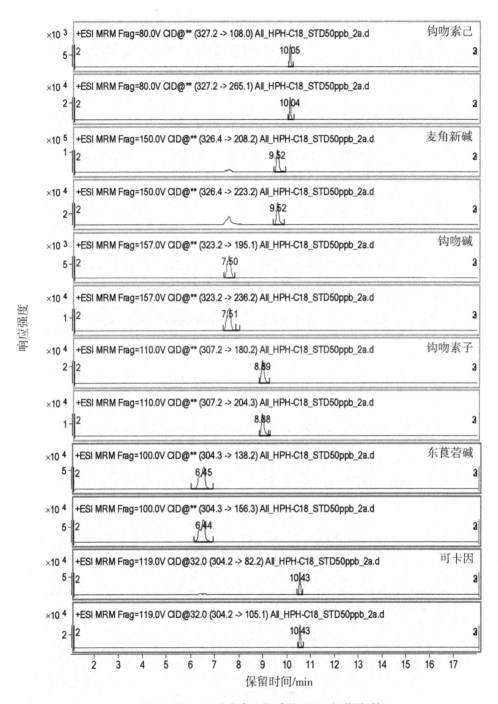

图 12 - 10 33 种有毒生物碱的 MRM 色谱图(续)

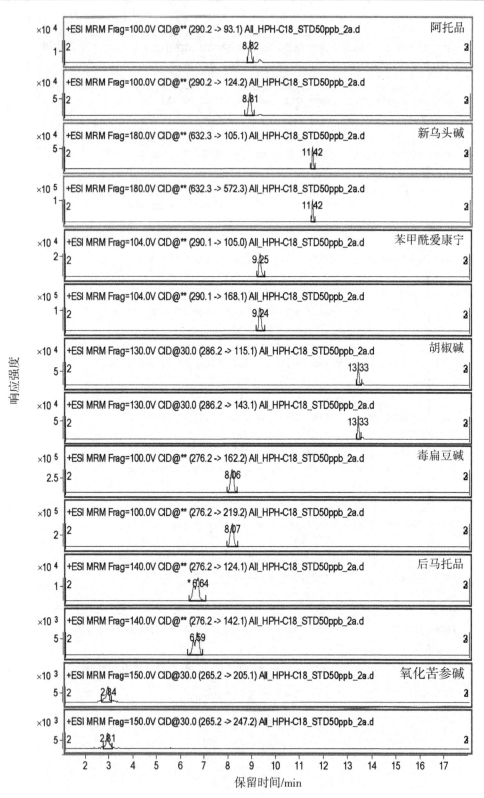

图 12 – 10　33 种有毒生物碱的 MRM 色谱图(续)

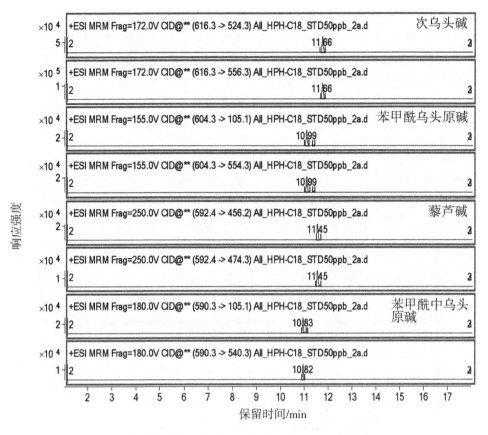

图 12 - 10　33 种有毒生物碱的 MRM 色谱图(续)

12.3.2 实验结果

各生物碱的检出限(LOD)为 0.1～1.0 μg/kg，定量限(LOQ)为 0.5～2.0 μg/kg。本实验为筛查药膳中有毒物质提供了快速、准确的定性定量方法。

12.4　典型案例分析

【案例一】　2010 年春节过后，广东省疾控中心转送惠东县疾控中心收集的五指毛桃猪肉汤样品至广州分析测试中心(以下简称"我中心")，称有 5 名工人在聚餐时饮用了该肉汤，其中 3 人中毒死亡，2 人正在医院抢救，请求我中心鉴定其中的有毒物质。经过详细询问中毒情况后，我中心建议重点筛查有毒生物碱。应用本研究成果的检测方法，从送检的五指毛桃猪肉汤样品中检出了钩吻素子。该物质是存在于马钱科胡蔓藤属植物钩吻中的一种剧毒生物碱。

钩吻又名断肠草、苦吻、大茶药等，是世界著名的剧毒植物，常常因为误食、蓄意投毒以及自杀等引起中毒事故。钩吻碱易由消化道吸收，是一种强烈的神经毒，主要抑制延脑的呼吸中枢，导致呼吸性酸中毒，使呼吸中枢及呼吸肌麻痹，最后因呼吸衰竭而死。另外可作用于迷走神经直接刺激心肌，引起心律失常和心率的改变，其次是抑制脑神经和脊髓运动神经，引起肌麻痹。五指毛桃是食药同源的植物，在广东地区，民间有采挖五指毛桃根用来煲猪肉、煲猪骨、煲鸡、煲猪脚作为保健汤饮用的习惯。其味道鲜美、气味芳香、营养丰富，具有很好的抗菌、抗病毒、抗凝血、抑制肿瘤、免疫调节等作用。而五指毛桃的根与断肠草的根很相似，自行采挖或者在市场上购买的野生五指毛桃根特别容易与断肠草相混淆。由此，推测这次中毒事故是由于食用了混有断肠草根的五指毛桃根茎煲的猪肉汤，从而酿成悲剧。

　　断肠草中毒事件在广东省时有发生，为广东省食物中毒主要致死病因之一。本鉴定结果为医生抢救病人提供了依据，也为公安部门查明案件提供了科学的证据。钩吻素子对照品与五指毛桃猪肉汤样品的 MRM 色谱见图 12-11 和图 12-12。

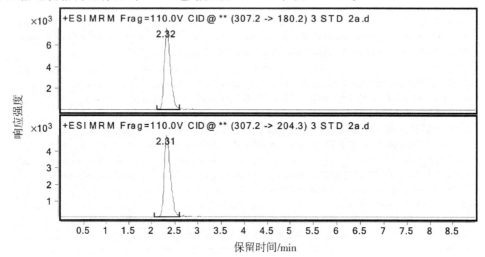

图 12-11　钩吻素子对照品的 MRM 色谱图

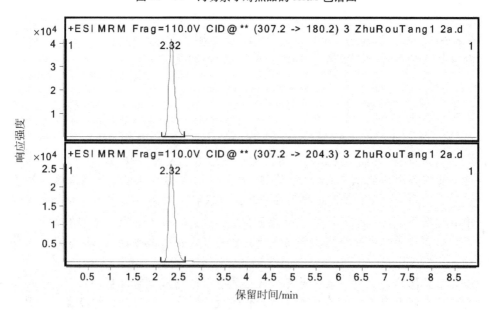

图 12-12　五指毛桃猪肉汤样品中钩吻素子的 MRM 色谱图

【案例二】 2009 年 10 月 21 日，江西省赣州市信丰县公安局刑侦大队送检一疑因饮用药酒而中毒身亡的死者血液及其死前饮用的药酒，要求鉴定其毒物成分。经过详细询问中毒情况后，我中心建议重点筛查有毒生物碱。应用本研究成果的检测方法，从送检的死者血液及其死前饮用的药酒中均检出了乌头碱。经计算，血液和药酒样品中乌头碱含量分别为 107 μg/L 和 33.5 mg/L。该物质是存在于川乌、草乌、附子等植物中的一种剧毒生物碱。

川乌、草乌这两种药材均具有止痛温经、除湿祛风等功效，经常配合使用，用于治疗风湿、中风及关节疼痛等，临床使用率高并且效果显著。民间也流传着用川乌、草乌泡酒外涂来治疗风湿的方法。但该药酒只能外用，不能内服，每年由于误服乌头碱药酒而中毒乃至死亡的案例时有发生。乌头碱主要通过兴奋迷走神经而降低窦房结的自律性，引起易位起搏点的自律性增高而导致心律失常，损害心肌。发病快，多在摄入后 10～30 min 出现中毒症状，中毒症状以神经系统和循环系统的为主，其次是消化系统症状。中毒轻者，症见口唇、四肢麻木，头晕，言语不清，视力模糊；重者心率加速，心律不齐，血压下降，突然抽搐，紫绀，昏迷，甚至死亡。

本鉴定结果为公安部门破案提供了科学的证据，相关图谱见图 12-13～图 12-15。

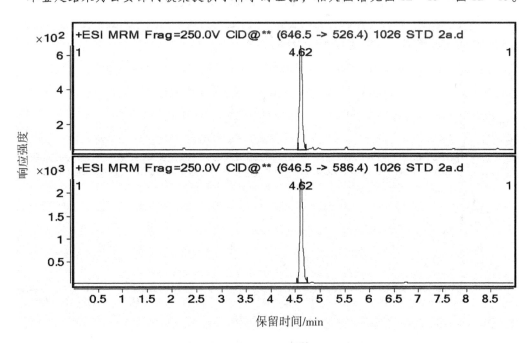

图 12-13 乌头碱对照品的 MRM 色谱图

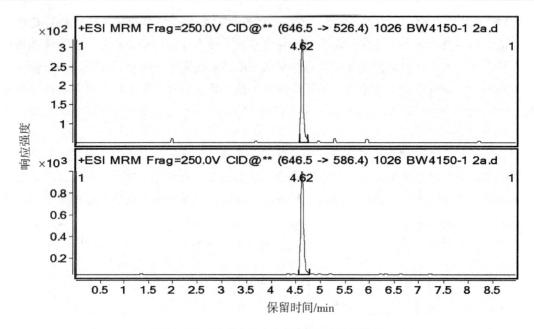

图 12 – 14　死者血液中乌头碱的 MRM 色谱图

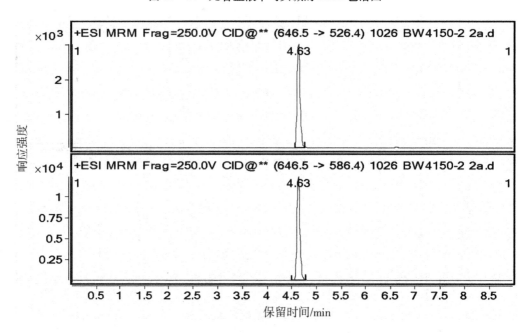

图 12 – 15　药酒中乌头碱的 MRM 色谱图

参考文献

［1］杨达玉 . 蜂蜜中毒三例调查报告［J］. 广东卫生防疫,1995,21(3):93.

［2］RAMIREZ M,RIVERA E,EREU C. Fifteen cases of atropine poisoning after honey ingestion［J］. Vet Hum Toxicol,1999,(41):19 – 20.

［3］ BARRAGFÁN DE DOMNÍGUEZ M C. Contribución al estudio de mieles tóxicas colombianas［J］. Revista Colombiana de Ciéncias Químico-Farmaceúticas,1973,(2): 5 – 31.

［4］ LUTOMSKI J,DEBSKA W,GORECKA M. Przypadek skazenia miodu skopolamina (poisoning honey with scopolamine)［J］. Pszczelarstwo,1972,23(10): 5 – 6.

［5］ GHELDOF N,WANG X H,ENGESETH N J. Identification and quantification of antioxidant components of honeys from various floral sources［J］. Journal of Agricultural and Food Chemistry, 2002, (50): 5870 – 5877.

［6］ HERTOG M G L,FESKENS E J,HOLLMAN P C,et al,Dietary antioxidant flavonoids and risk of coronary heart disease: the zutphen elderly study［J］. Lancet,1993,(342): 1007 – 1011.

［7］ FRANKEL S,ROBINSON G E,BERENHAUM M R. Antioxidant capacity and correlated characteristics of 14 unifloral honeys［J］. J Apic Res,1998,(37):27 – 31.

［8］ BANDYOPADHYAY M,CHAKRABORTY R,RAYCHAUDHURI U. Effect of beet and honey on quality improvement and carotene retention in a carrot fortified milk product［J］. Innovative Food Science and Emerging Technologies,2008,(9):9 – 17.

［9］ WESTON R J. The contribution of catalase and other natural products to the antibacterial activity of honey: a review［J］. Food Chemistry,2000,71: 235 – 239.

［10］ POSTMES T,VAN den BOGAARD A E,HAZEN M. Honey for wounds ulcers and skin graft preservation ［J］. Lancet,1993,(341):756 – 757.

［11］ MEDA A,LAMIEN C E,MILLOGO J,et al. Therapeutic uses of honey and honeybee larvae in central burkina Faso［J］. Journal of Ethnopharmacology,2004,(95): 103 – 107.

［12］ MICHALKIEWICZ A,BIESAGA M,PYRZYNSKA K. Solid-phase extraction procedure for determination of phenolic acids and some flavonols in honey［J］. Journal of Chromatography A,2008,(1187):18 –24.

［13］ GULER A,BAKAN A,NISBET C,et al. Determination of important biochemical properties of honey to discriminate pure and adulterated honey with sucrose (*Saccharum Officinarum* L.) syrup［J］. Food Chemistry,2007,(105): 1119 –1125.

［14］ WANG J,Determination of five macrolide antibiotic residues in honey by LC-ESI-MS and LC-ESI-MS/MS ［J］. J. Agric. Food Chem.,2004,52 (2): 171 –181.

［15］ PIRARD C,WIDART J,NGUYEN B K,et al. Development and validation of a multi-residue method for pesticide determination in honey using on-column liquid-liquid extraction and liquid chromatography-tandem mass spectrometry［J］. Journal of Chromatography A,2007,1152: 116 – 123.

［16］ LEBLEBICI Z,AKSOY A. Determination of heavy metals in honey samples from central anatolia using plasma optical emission spectrofotometry (ICP-OES). Polish Journal of Environmental Studies［J］. 2008,17 (4): 549 –555 .

［17］ BURG G,DUMMER R G. Strategies for immunointerventions in dermatology［M］. Berlin Heidelberg Springer,1997: 131 – 146.

［18］ SCHÄCKE H,DÖCKE W D,ASADULLAH K. Mechanisms ivnolved in the side effects of glucocorticoids ［J］. Pharmacology Therapeutics. 2002,96(1):23 –43.

［19］ Communities E. The rules governing cosmetic products in the European Union［M］. Office for Official Publications of the European Communities,2000.

［20］ WU H Q,XIONG X T,HUANG X L. Simultaneous determination of 17 toxic alkaloids in human fluids by liquid chromatography coupled with electrospray ionization tandem mass spectrometry[J]. Journal of Liquid Chromatography & Related Technologies,2013,36(9)：1149－1162.

［21］ 熊小婷,吴惠勤,黄晓兰. 液相色谱－电喷雾串联质谱同时检测血液中 8 种有毒生物碱[J]. 分析化学,2009,37(10)：1433－1438.

［22］ HU Y,CHEN M H,WANG Z. Development of a validated UPLC-MS/MS method for determination of humantenmine in rat plasma and its application in pharmacokinetics and bioavailability studies［J］. Biomedical Chromatography,2017；e 4017.

［23］ 柳伟明,洪顺飞. 断肠草中毒致死 1 例[J]. 急诊医学,1997,6(4)：227.

13　中药中有毒生物碱的检测

13.1　中药中 33 种生物碱的 UPLC-Q-TOF-MS 快速筛查

本实验采用液相色谱－四极杆飞行时间质谱同时测定了中药粉和中药汤剂中的有毒生物碱。样品采用 SPE 固相萃取小柱提取净化，采用超高效液相色谱－串联四极杆飞行时间质谱（UPLC-Q-TOF-MS）在正离子模式下采集数据进行定性定量分析。色谱柱为 EC RD-C$_{18}$（4.6 mm × 100 mm × 3 μm），流动相为乙腈－0.1% 甲酸水溶液，梯度洗脱，流速为 0.3 mL/min。结果显示，33 种生物碱在 0.02～0.1 μg/mL 浓度范围内具有良好的线性关系，相关系数均大于 0.99，检出限为 0.001～0.01 μg/g，定量限为 0.01～0.05 μg/g，加标回收率为 61.0%～122%，相对标准偏差 < 16%。该方法能快速、准确地对中药粉及中药汤剂中的有毒生物碱成分进行定性定量检测，为筛查中药粉中的有毒物质提供了一种新的方法。

13.1.1　实验部分

13.1.1.1　仪器与试剂

Agilent1290 HPLC-6540-Q-TOF-MS（美国 Agilent 公司），配有双喷射流电喷雾离子源；KQ2200 型台式机械超声波清洗器（东莞市超声波设备有限公司）；赛多利斯 TP-114 电子天平（美国 Sartorious 公司）；Allegra 64R 高速冷冻离心机（Beckman 公司）；MS3 basic 漩涡混合器（德国 IKA 公司），Alltech SPE 500 mg PCX 固相萃取小柱（万普公司）。

甲醇、乙醇、乙腈为色谱纯试剂（德国 Merck 公司）；水为二次蒸馏水；甲酸铵和乙酸铵为试剂制品（阿拉丁试剂公司），其余试剂均为分析纯。33 种标准品均购自中国食品药品检定研究院。

13.1.1.2　实验方法

1. 标准溶液配制

分别准确称取各标准品 5.0 mg，置于 5.0 mL 容量瓶中，用乙腈定容至刻度，超声助溶，储备液于 −18℃ 冰箱保存，临用时以空白药材粉提取液逐级稀释成 0.001，0.005，0.01，0.02，0.04，0.08，0.10 μg/mL 系列的混合工作溶液，并绘制工作曲线。

2. 中药粉供试品溶液的制备

称取中药粉 2.0 g，加入 25 mL 50% 甲醇（含 0.1 mol/L HCl）超声 30 min，5000 r/min

离心，取上清液 10 mL 浓缩至 5 mL。过固相萃取小柱（使用前用 5 mL 甲醇和 5 mL 纯水活化），用 5 mL 0.1 mol/L HCl 淋洗，控制流速 0.5 mL/min，再用含1% 浓氨水的甲醇15 mL 洗脱，收集洗脱液，60℃ 旋转蒸发至近干，用甲醇分 3 次溶解，定容至 2.0 mL，过 0.22 μm滤膜，待测。

3. 中药汤剂供试品溶液的制备

取样品约 5 g，加入 0.5 mol/L HCl 1 mL，涡旋 2 min。过固相萃取小柱（使用前用5 mL 甲醇和 5 mL 纯水活化），用 5 mL 0.1 mol/L HCl 淋洗，控制流速 0.5 mL/min，用含1% 浓氨水的甲醇 15 mL 洗脱，收集洗脱液，60℃ 旋转蒸发至近干，用甲醇分 3 次溶解，定容至 2.0 mL，过 0.22 μm 滤膜，待测。

13.1.1.3　液相色谱条件

色谱柱：EC-RD-C$_{18}$（4.6 mm × 100 mm × 3 μm）。流动相：A 为乙腈，B 为 0.1% 甲酸水溶液。梯度洗脱：0 ～ 3 min，0% A；3 ～ 10 min，0% ～ 10% A；10 ～ 15 min，10% ～ 20% A；15 ～ 20 min，20% ～ 50% A；20 ～ 25 min，50% ～ 65% A；25 ～ 27 min，65% ～ 95% A；27 ～ 28 min，95% ～ 100% A；28 ～ 29 min，100% A；29 ～ 35 min，0% A。流速 0.3 mL/min，柱温 30℃，进样量 5 μL。

13.1.1.4　质谱条件

离子源为 Agilent 双喷 Jet Stream 源（Dual Jet Stream ESI），正离子模式采集；干燥气（N$_2$）温度 350℃，雾化气（N$_2$）压力 275.8 kPa，流速 8 L/min；鞘气温度 350℃，流速 11 L/min；毛细管电压 3000 V，毛细管出口电压 110 V，锥孔电压 65V，八极杆电压 750V。采集模式为自动 MS/MS，扫描范围 m/z 80 ～ 1100；参比离子正离子为 m/z 121.0509、922.0098。

13.1.1.5　成分鉴定

先采用提取离子（EIC）法提取目标物一级母离子，分别对比标样和样品的保留时间，确定是否含有该目标成分，对于阳性成分再采用提取二级碎片离子法确证，33 种生物碱的分子离子如表 13 - 1 所示。

表 13 - 1　33 种生物碱的质谱参数

序号	保留时间/ min	化合物中英文名称	分子式	[M + H]$^+$精确质量数 （m/z）
1	11.56	金雀花碱 cytisine	C$_{11}$H$_{14}$N$_2$O	191.1179
2	11.59	八角枫碱 anabasine	C$_{10}$H$_{14}$N$_2$	163.1230
3	12.17	黄华碱 thermopsine	C$_{15}$H$_{20}$N$_2$O	245.1648
4	14.61	槐定碱 sophoridin	C$_{15}$H$_{24}$N$_2$O	249.1961
5	15.28	毛果芸香碱 pilocarpine	C$_{11}$H$_{16}$N$_2$O$_2$	209.1285
6	15.75	氧化苦参碱 oxymatrine	C$_{15}$H$_{24}$N$_2$O$_2$	265.1911
7	17.56	麻黄碱 ephedrine	C$_{10}$H$_{15}$NO	166.1226

序号	保留时间/min	化合物中英文名称	分子式	$[M+H]^+$ 精确质量数（m/z）
8	18.58	山莨菪碱 anisodamine	$C_{17}H_{23}NO_4$	306.1700
9	19.01	芦竹碱 gramine	$C_{11}H_{14}N_2$	175.1230
10	19.21	东莨菪碱 hyoscine	$C_{17}H_{21}NO_4$	304.1444
11	19.24	倒千里光碱 retrorsine	$C_{18}H_{25}NO_6$	352.1755
12	19.48	钩吻碱 gelsemine	$C_{20}H_{22}N_2O_2$	323.1754
13	19.91	吐根碱 emetine	$C_{29}H_{40}N_2O_4$	481.3061
14	19.91	毒扁豆碱 physostigmine	$C_{15}H_{21}N_3O_2$	276.1707
15	20.00	马钱子碱 brucine	$C_{23}H_{26}N_2O_4$	395.1965
16	20.47	士的宁 strychnine	$C_{21}H_{22}N_2O_2$	335.1754
17	20.70	钩吻素子 koumine	$C_{20}H_{22}N_2O$	307.1798
18	20.80	阿托品 atropine	$C_{17}H_{23}NO_3$	290.1751
19	21.42	高三尖杉酯碱 omacetaxine mepesuccinate	$C_{29}H_{39}NO_9$	546.2698
20	21.63	哈尔碱 harmine	$C_{13}H_{12}N_2O$	213.1022
21	22.27	那可丁 noscapine	$C_{22}H_{23}NO_7$	414.1547
22	22.00	延胡索乙素 tetrahydropalmatine	$C_{21}H_{25}NO_4$	356.1856
23	22.80	血根碱 sanguinarine	$C_{20}H_{14}NO_4^+$	333.0996
24	22.92	胡蔓藤碱甲 humantenmine	$C_{20}H_{22}N_2O_2$	327.1703
25	23.26	西伐丁 veratrine	$C_{32}H_{49}NO_9$	592.3480
26	23.30	秋水仙碱 colchicine	$C_{22}H_{25}NO_6$	400.1755
27	23.31	新乌头碱 mesaconitine	$CH_{45}NO_{11}$	632.3065
28	23.39	白屈菜红碱 chelerythrine	$C_{21}H_{18}NO_4$	349.1309
29	23.74	乌头碱 aconitine	$C_{34}H_{47}NO_{11}$	646.3222
30	23.79	次乌头碱 hypaconitine	$CH_{45}NO_{10}$	616.3116
31	29.46	吴茱萸碱 d-evodiamine	$C_{19}H_{17}N_3O$	304.1444
32	29.71	雷公藤吉碱 wilforgine	$C_{41}H_{47}NO_{19}$	858.2815
33	30.40	雷公藤次碱 wilforine	$C_{43}H_{49}NO_{18}$	868.3022

13.1.2 结果与讨论

13.1.2.1 样品前处理方法的选择

具有碱性的生物碱在植物中多以盐的形式存在，而弱碱性或中性生物碱在植物中多以不稳定盐或游离态的形式存在。从植物中提取生物碱的方法有多种，如以酸水直接提取，或使用氨水碱化后用有机溶剂提取。本方法通过综合分析33种生物碱的理化性质，采用酸性甲醇进行提取，固相萃取小柱净化，可减少杂质的干扰，实现 33 种目标化合物的有效提取。

13.1.2.2　色谱条件的优化

为了更好地分离各种生物碱成分，对色谱柱和流动相体系进行优化。以峰形、峰面积、分离度为指标考察了 3 种不同型号的色谱柱，A：Agilent Poroshell 120 EC-C$_{18}$（3.0 mm ×
100 mm × 2.7 μm）；B：中谱红 EC RD-C$_{18}$（4.6 mm × 100 mm × 3μm）；C：Shim-pack
Scepter C$_{18}$（2.1 mm × 100 mm × 3μm）的分离效果。结果显示，使用 B 柱可以实现 33 种生
物碱的有效分离。对比了 0.1% 甲酸水溶液 – 乙腈（A）、0.25% 甲酸水溶液 – 乙腈（B）、
0.1% 甲酸 + 0.01mol/L 甲酸铵水溶液 – 乙腈（C）3 种流动相体系的效果，结果显示 A 体系
条件下得到的色谱峰峰形较好，各峰间分离较理想。综上得到最佳色谱条件为：

色谱柱：中谱红 EC RD-C$_{18}$（4.6 mm × 100 mm × 3μm）；流动相：A 为乙腈，B 为
0.1% 甲酸水溶液。

上述条件下得到的生物碱的提取离子图见图 13 – 1。

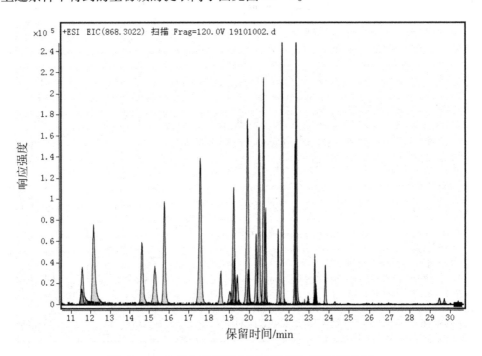

图 13 – 1　33 种生物碱混合溶液的提取离子（EIC）图

13.1.2.3　质谱条件的优化

生物碱类化合物适于在正离子模式下测定，且通常得到的化合物离子形态为：
[M + H]$^+$、[M + Na]$^+$、[M + NH$_3$]$^+$。为了得到各化合物的最大灵敏度，对比了 33 种目
标化合物在电喷雾正模式下的离子特征，经优化得到的各种化合物的提取精确离子色谱图
如图 13 – 2 所示。测定得到的化合物采用目标离子二级质谱确证，通过施加梯度碎裂电压
（10，20，30 V）将母离子打碎，以保留时间，分子离子和一个碎片离子的精确质量数进行定

性确证。

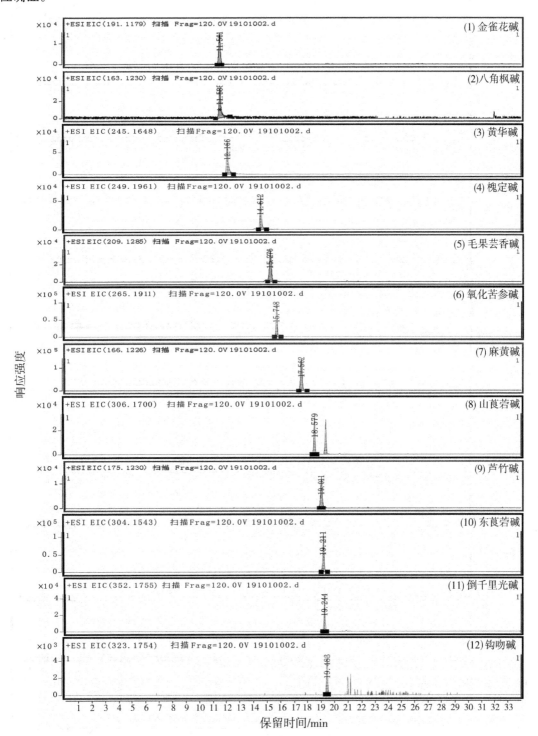

图 13 - 2　33 种生物碱的提取离子(EIC)图

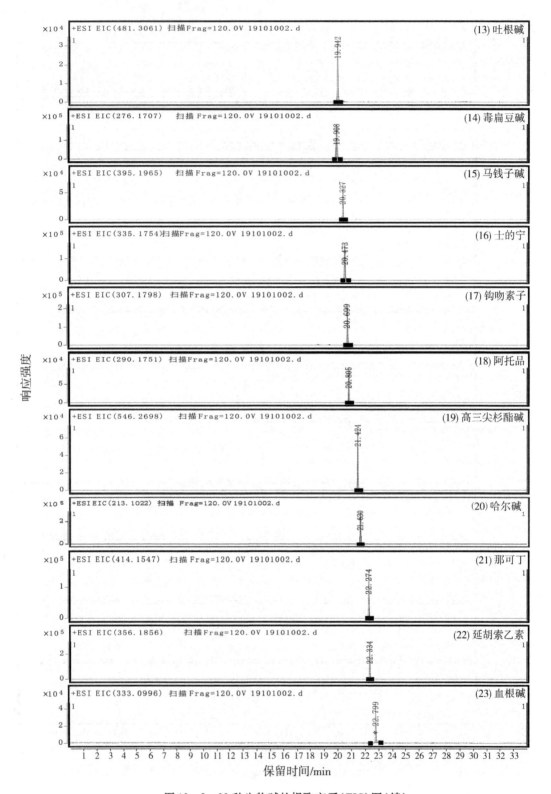

图 13 - 2　33 种生物碱的提取离子(EIC)图(续)

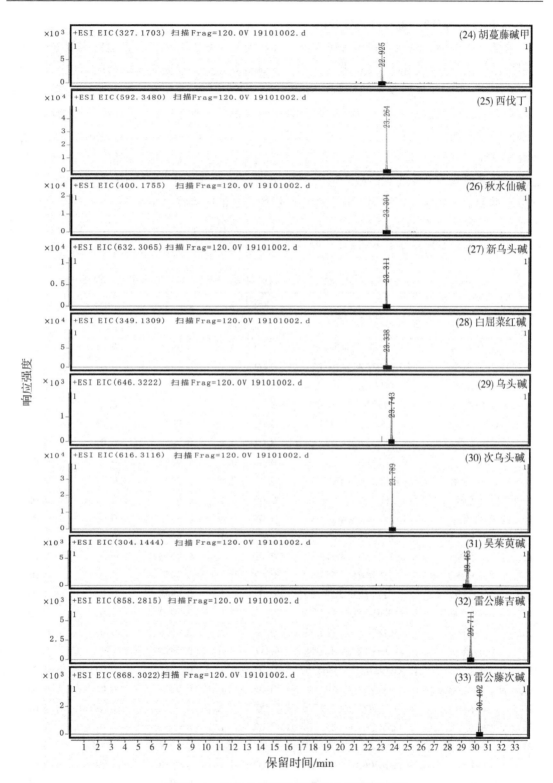

图 13-2 33 种生物碱的提取离子(EIC)图(续)

13.1.2.4　线性范围、检出限与定量限

色谱－质谱测试过程一般都存在基质干扰。为避免基质干扰，本方法使用混合中药粉的甲醇提取液作溶剂以抵消部分基质干扰。溶剂制备方法：根据植物的药用部位（根、茎、叶、花、果），对应选取常见的甘草、铁皮石斛、荷叶、金银花等几种药材，按照质量等比例混合粉碎后，取样 1 g，以甲醇超声萃取 30 min 后，取 100 mL 提取液，过滤后备用。分别配制质量浓度为 0.001，0.005，0.01，0.02，0.04，0.08，0.10 μg/mL 的系列标准工作液，考察 33 种生物碱的线性方程、线性范围、相关系数和检出限。由于各化合物经提取离子后得到的基线噪声几乎为零，故不适合采用传统方法的信噪比（$S/N = 3$）计算检出限。本方法经过考察工作曲线中不同浓度下各化合物的检出情况最终确定其实际检出限，结果见表 13 – 2。表中 33 种生物碱的线性方程中 x 代表质量浓度（μg/mL），y 代表提取离子峰面积，相关系数 r 值均大于 0.99，在 0.02 ～ 0.1 μg/mL 范围内线性关系良好。

表 13 –2　33 种生物碱的线性方程、线性范围、相关系数、检出限及定量限

序号	生物碱	线性方程	线性范围/（μg/mL）	相关系数（r）	检出限/（μg/g）	定量限/（μg/g）
1	金雀花碱	$y = 1247524x + 259658$	0.02 ～ 0.1	0.9925	0.01	0.05
2	八角枫碱	$y = 9158674x + 192254$	0.02 ～ 0.1	0.9957	0.01	0.05
3	黄华碱	$y = 9947540x + 258754$	0.02 ～ 0.1	0.9965	0.01	0.05
4	槐定碱	$y = 10147540x + 219254$	0.02 ～ 0.1	0.9923	0.01	0.05
5	毛果芸香碱	$y = 8380720x + 213234$	0.02 ～ 0.1	0.9934	0.01	0.05
6	氧化苦参碱	$y = 15536240x - 496508$	0.02 ～ 0.1	0.9988	0.01	0.05
7	麻黄碱	$y = 36215140x - 388543$	0.02 ～ 0.1	0.9964	0.01	0.05
8	山莨菪碱	$y = 82150x - 405765$	0.02 ～ 0.1	0.9932	0.01	0.05
9	芦竹碱	$y = 3422820x - 381432$	0.02 ～ 0.1	0.9979	0.01	0.05
10	东莨菪碱	$y = 42160x - 408764$	0.02 ～ 0.1	0.9932	0.01	0.05
11	倒千里光碱	$y = 16895040x - 470786$	0.02 ～ 0.1	0.9968	0.01	0.05
12	钩吻碱	$y = 11461420x + 579491$	0.02 ～ 0.1	0.9956	0.01	0.05
13	吐根碱	$y = 11801840x - 655112$	0.02 ～ 0.1	0.9959	0.01	0.05
14	毒扁豆碱	$y = 45179000x + 478138$	0.02 ～ 0.1	0.9948	0.01	0.05
15	马钱子碱	$y = 19365600x + 119576$	0.02 ～ 0.1	0.9972	0.01	0.05
16	士的宁	$y = 36182900x + 134689$	0.02 ～ 0.1	0.9976	0.01	0.05
17	钩吻素子	$y = 3950462x - 389954$	0.005 ～ 0.1	0.9985	0.001	0.01
18	阿托品	$y = 16192160x - 2365167$	0.02 ～ 0.1	0.9983	0.01	0.05
19	高三尖杉酯碱	$y = 117920x - 659354$	0.02 ～ 0.1	0.9939	0.01	0.05
20	哈尔碱	$y = 45088000x + 219276$	0.005 ～ 0.1	0.9947	0.001	0.01
21	那可丁	$y = 25581200x + 219273$	0.02 ～ 0.1	0.9956	0.01	0.05
22	延胡索乙素	$y = 50872560x - 388459$	0.005 ～ 0.1	0.9928	0.001	0.01
23	血根碱	$y = 8287060x - 408426$	0.02 ～ 0.1	0.9918	0.01	0.05
24	胡蔓藤碱甲	$y = 1353640x - 470782$	0.02 ～ 0.1	0.9984	0.01	0.05
25	西伐丁	$y = 8887840x + 4788$	0.02 ～ 0.1	0.9956	0.01	0.05

序号	生物碱	线性方程	线性范围/ （μg/mL）	相关系数 （r）	检出限/ （μg/g）	定量限/ （μg/g）
26	秋水仙碱	$y = 5751000x - 496598$	0.02～0.1	0.9934	0.01	0.05
27	新乌头碱	$y = 4143260x + 579449$	0.02～0.1	0.9950	0.01	0.05
28	白屈菜红碱	$y = 16657180x + 173689$	0.02～0.1	0.9977	0.01	0.05
29	乌头碱	$y = 684840x + 219747$	0.02～0.1	0.9951	0.01	0.05
30	次乌头碱	$y = 9370620x + 219765$	0.02～0.1	0.9969	0.01	0.05
31	吴茱萸碱	$y = 29413000x + 254868$	0.02～0.1	0.9960	0.01	0.05
32	雷公藤吉碱	$y = 1891040x + 219654$	0.02～0.1	0.9961	0.01	0.05
33	雷公藤次碱	$y = 1358460x + 276947$	0.02～0.1	0.9987	0.01	0.05

13.1.2.5　方法回收率及精密度

取空白基质样品 12 份，分别选取标准曲线中的低浓度和高浓度进行加标实验，每个浓度测定 6 次，得到的平均回收率和精密度 RSD 值见表 13 - 3。33 种生物碱的回收率范围为 56.6%～122%，相对标准偏差≤16%，说明该方法准确度和精密度较好。

表 13 - 3　加标回收率和精密度

序号	生物碱	低浓度组			高浓度组		
		加标浓度/ （μg/mL）	平均回收率/ %	RSD/%	加标浓度/ （μg/mL）	平均回收率/ %	RSD/%
1	金雀花碱	0.025	71.2	8.9	0.075	69.9	8.7
2	八角枫碱	0.025	75.9	7.6	0.075	79.5	6.8
3	黄华碱	0.025	68.9	7.2	0.075	82.6	9.1
4	槐定碱	0.025	74.9	9.2	0.075	68.9	9.6
5	毛果芸香碱	0.025	74.2	9.1	0.075	68.3	9.5
6	氧化苦参碱	0.025	64.1	7.9	0.075	61.2	8.2
7	麻黄碱	0.025	113	14	0.075	104	14
8	山莨菪碱	0.025	121	12	0.072	103	12
9	芦竹碱	0.025	69.5	8.5	0.075	63.9	8.9
10	东莨菪碱	0.025	67.2	8.3	0.075	61.8	8.6
11	倒千里光碱	0.025	64.7	8.0	0.075	59.5	8.3
12	吐根碱	0.025	65.6	8.1	0.075	60.4	8.4
13	钩吻碱	0.025	78.5	9.7	0.075	72.2	10
14	毒扁豆碱	0.025	93.5	12	0.075	86.0	12
15	马钱子碱	0.025	87.1	11	0.075	80.1	11
16	士的宁	0.025	71.1	8.7	0.075	65.4	9.1
17	钩吻素子	0.025	73.2	9.0	0.075	67.3	9.4
18	阿托品	0.025	120	15	0.075	110	15
19	高三尖杉酯碱	0.025	91.3	11	0.075	84.0	12
20	哈尔碱	0.025	93.2	12	0.075	85.7	12

序号	生物碱	低浓度组			高浓度组		
		加标浓度/（μg/mL）	平均回收率/%	RSD/%	加标浓度/（μg/mL）	平均回收率/%	RSD/%
21	那可丁	0.025	87.7	11	0.075	80.7	11
22	延胡索乙素	0.025	98.8	12	0.075	90.9	13
23	血根碱	0.025	71.1	8.7	0.075	65.4	9.1
24	胡蔓藤碱甲	0.025	84.7	10	0.075	77.9	11
25	西伐丁	0.025	81.5	10	0.075	75.0	10
26	秋水仙碱	0.025	122	15	0.075	112	16
27	新乌头碱	0.025	122	15	0.075	112	16
28	白屈菜红碱	0.025	72.5	8.9	0.075	66.7	9.3
29	乌头碱	0.025	61.5	7.6	0.075	56.6	7.9
30	次乌头碱	0.025	120	15	0.075	110	15
31	吴茱萸碱	0.025	93.3	12	0.075	85.8	12
32	雷公藤吉碱	0.025	118	15	0.075	109	15
33	雷公藤次碱	0.025	98.1	12	0.075	90.3	13

13.1.3　结论

　　本方法基于高分辨质谱高质量精度及同时快速采集的特点，实现了对多成分化合物的同时快速定性定量分析。全扫描采集数据丰富，可对所得到的数据多次分析，靶向筛查某种目标物成分，实现对药粉中生物碱的一一排查及定性鉴定，为鉴定及筛查中药粉或中药汤剂中的有毒物质提供了有效的技术支撑。

13.2　典型案例分析

　　【案例一】　广州市某公安分局干警和南方医院工作人员送来一份病人饮剩的中药液和药渣，要求鉴定其中的有毒生物碱。据介绍，病人系服用该中药液后很快身亡。采用我中心所建立的液相色谱－质谱同时筛查多种有毒生物碱的方法，鉴定出药液和药渣含有痕量的莨菪碱。测试样品特征离子图见图 13 - 3 和图 13 - 4。莨菪碱是一种剧毒生物碱，致死量极低，曼陀罗、颠茄、洋金花、天仙子等中草药中都含有这种生物碱。莨菪碱标准溶液药液特征离子图见图 13 - 5。南方医院的医生在处方中开出的是凌霄花，而凌霄花的外观与洋金花极为相似（图 13 - 6、图 13 - 7），故推测是药房误将洋金花当作凌霄花发给了病人，致使病人服用后中毒死亡。经查证，洋金花中的莨菪碱正是致命"杀手"，本结果为公安机关侦破案件提供了重要依据。

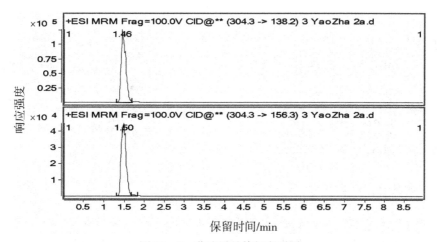

图 13 - 3　药渣样品特征离子图

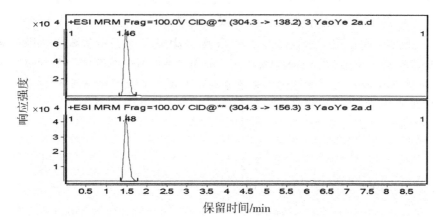

图 13 - 4　药液样品特征离子图

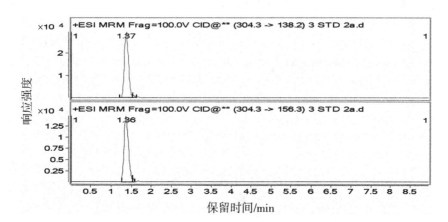

图 13 - 5　莨菪碱标准溶液药液特征离子图

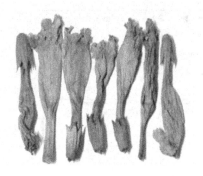

图 13 - 6　凌霄花

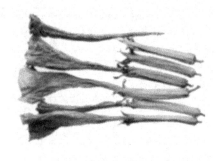

图 13 - 7　洋金花

【案例二】　2015 年 5 月，我中心收到珠海市公安局香洲分局送来的 5 份中药粉末样品，采用已经建立的筛查方法测试，分别在 1 号、2 号、4 号、5 号样品中检出有毒生物碱。中药材粉末 1 号检出苯甲酰乌头原碱 0.0029%、苯甲酰次乌头原碱 0.0050%、苯甲酰新乌头原碱 0.019%；中药材粉末 2 号检出苯甲酰乌头原碱 0.013%、苯甲酰次乌头原碱 0.025%、苯甲酰新乌头原碱 0.074%、次乌头碱 0.010%；中药材粉末 4 号检出苯甲酰新乌头原碱 0.0025%；中药材粉末 5 号检出苯甲酰新乌头原碱 0.0028%。1 号粉末样品质谱图见图 13 - 8，图 13 - 9 为标准溶液中苯甲酰乌头原碱、苯甲酰新乌头原碱、苯甲酰次乌头原碱特征离子图。

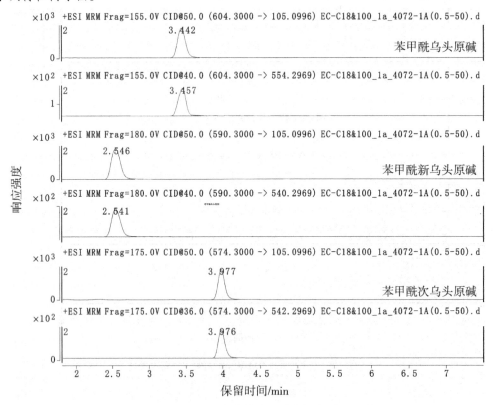

图 13 - 8　1 号中药粉末样品特征离子图

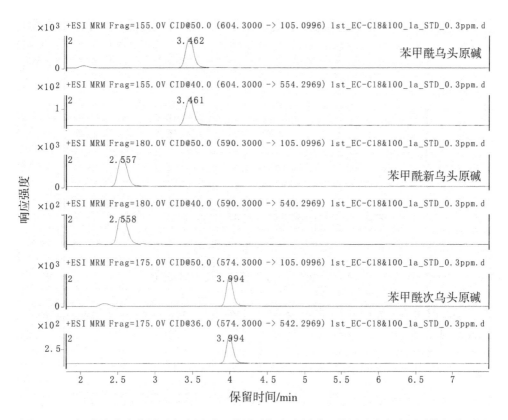

图 13－9　标准溶液中苯甲酰乌头原碱、苯甲酰新乌头原碱、苯甲酰次乌头原碱特征离子图

【案例三】　2015 年 3 月 2 日，我中心接到广东东莞市中堂医院送检样品——名称为"血三七"的中药粉。据介绍，该药为一肝功能衰竭患者曾服用的中药。结果从其中检测出对肝功能有损伤的有毒生物碱千里光宁（见图 13－10 和图 13－11），含量为 0.024%。血三七的来源与别名众多，同名异物的情况普遍存在，易导致混用和中毒。血三七以菊科植物或景天科植物的根或全草为主，又名土三七、景天三七、菊叶三七和费菜等，在不同的省份或地区有着不同的名称。在全国各地分布广泛，多为人工栽培，具有散淤止痛、补气摄血的功效，民间多用于跌打损伤、创伤出血和吐血等。近年来，随着中药食疗和药疗的兴起，有关土三七的中毒事件报告也增多，其含有的毒性成分主要为吡咯烷类生物碱（PAs），其中千里光宁、千里光非灵和全缘千里光碱有较强肝毒性。土三七所造成的肝损害常无法逆转，死亡率很高，须慎用。

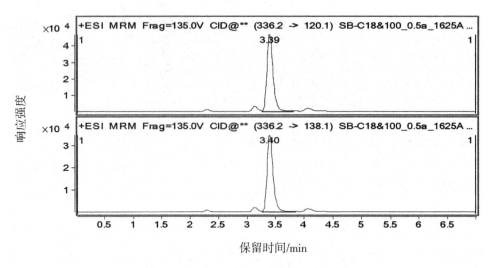

图 13 - 10　样品中千里光宁特征离子图

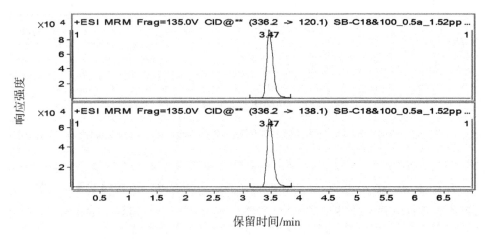

图 13 - 11　千里光宁标准溶液特征离子流图

14 化妆品中有毒生物碱的检测

14.1 LC-MS/MS 测定化妆品中 9 种禁用生物碱

随着经济的日益发展和人们生活水平的不断提高,化妆品市场展现出蓬勃的生机,尤其对女性来说,化妆品已经成为一种不可缺少的日常用品。在需求增加的同时,人们对化妆品质量提出了自然、健康的要求。

近年来,以作用温和、刺激性小、安全性高的植物提取物作为添加剂应用于化妆品中已经成为新产品研发的热点,因为在化妆品中添加植物提取物既有利于持久稳定、安全可靠地保留植物天然药效成分,又具有美容、营养、保健的作用。从化妆品中使用天然植物的剂型来看,一般采用萃取液或浓缩物直接进行调配。这些植物提取物中除了有益于人体的天然成分外,可能还会引入其他物质,例如有毒生物碱。

有毒生物碱是一类主要存在于植物中的含氮的碱性有机化合物,是植物次生代谢产物中较大的一类,具有显著的药理活性和毒性,长期使用含有有毒生物碱类物质的化妆品会给消费者的身心健康带来极大的伤害。欧盟化妆品法规和我国《化妆品安全技术规范》明确将部分有毒生物碱列为禁用组分。原国家食品药品监督管理总局发布的《已使用化妆品原料名称目录(2015 版)》中,允许在化妆品中使用的 8000 多种成分中有 2000 多种属于天然植物提取物。而国内针对化妆品中禁用生物碱的相关检测方法及标准却明显滞后,很多在《化妆品安全技术规范》中规定的禁用生物碱还没有检测方法,即使在最新发布的国家标准方法中也远远没有全部涵盖。因此,建立化妆品中禁用生物碱的检测方法非常必要。

有关生物碱检测的报道主要集中在血液、尿液、天然植物、食物等基质,在化妆品基质中检测生物碱的报道较少。生物碱的检测方法主要有高效液相色谱法(HPLC)、高效液相色谱 - 串联质谱法(HPLC-MS/MS,常写作 LC-MS/MS)和气相色谱 - 质谱联用法(GC-MS)。HPLC 对复杂样品具有高分离能力,但检出限通常在 100 μg/kg 以上,不适合痕量检测,同时存在仅以保留时间进行定性分析的不足,且当目标物浓度低时基质干扰严重、选择性差,易出现假阳性结果;GC-MS 适用于挥发性和半挥发性成分的分析,而生物碱大部分属于难挥发化合物;LC-MS/MS 既具有 HPLC 的高分离能力,又具有质谱的高选择性、高灵敏度、能提供相对分子质量和结构信息等优点。因此化妆品中生物碱的检测主要采用

HPLC 以及 LC-MS/MS 方法，但是目前报道的检测方法所涉及的生物碱种类比较少，而且《化妆品安全技术规范》中明确规定的有毒生物碱大多数都没有检测方法。

本节以《化妆品安全技术规范》中明确规定禁用的有毒生物碱为研究对象，采用 LC-MS/MS 建立了一种同时测定化妆品中 9 种生物碱（士的宁、毛果云香碱、西伐丁、那可丁、山梗菜碱、阿托品、东莨菪碱、麻黄碱、毒扁豆碱）的检测新方法，并且在样品前处理过程中，将除脂与净化同步进行，简化了操作流程，为化妆品中禁用生物碱的检测及监控提供了科学依据和技术支撑。

14.1.1　实验部分

14.1.1.1　仪器与试剂

1200 SL Series HPLC-6410B Triple Quard MS 液相色谱 – 串联四极杆质谱仪（美国 Agilent 公司）；KQ3200 型台式机械超声波清洗器（东莞市科技超声波设备有限公司）；H1850 离心机（湖南湘仪实验室仪器开发有限公司）；XW – 80A 快速混匀器（海门市麒麟医用仪器厂）。甲醇、乙腈（色谱纯，德国 Merck 公司）；甲酸（ LC-MS 级，美国 Sigma 公司）；正己烷（分析纯）；实验用水为二次蒸馏水。

标准品：士的宁、毛果芸香碱、阿托品、西伐丁、那可丁（中国药品生物制品检定所），山梗菜碱、毒扁豆碱（Sigma 公司），东莨菪碱、麻黄碱（天津一方科技有限公司）。各生物碱纯度均大于 98%。

样品：客户送检的植物草本化妆品，取样前混合均匀。

14.1.1.2　标准溶液的配制

准确称取 9 种生物碱的标准品，用甲醇分别溶解，配制成 100 mg/L 的单标准储备液，置于棕色瓶中，在 – 20 ℃保存。根据需要吸取适量的标准储备液，用空白基质提取液稀释定容，得到质量浓度为 0.2,0.5,1、2,10,25,50,100 μg/L 的系列标准工作溶液。

14.1.1.3　样品前处理

1. 水基质类化妆品

称取 1 g（精确至 0.001 g）样品于 25 mL 具塞比色管中，加入 2 mL 水，用氨水 – 甲醇（ 2：98，体积比）定容到 10 mL，涡旋振荡 30 s 使样品混合均匀，超声提取 10 min，过 0.22 μm 有机系滤膜后待测。

2. 乳液、膏霜类基质化妆品

称取 1 g（精确至 0.001 g）样品于 25 mL 具塞比色管中，加入 1 mL 水涡旋，使样品分散，再加入 1mL 正己烷，用氨水 – 甲醇（ 2：98，体积比）定容到 10 mL，涡旋振荡 30 s 使样品混合均匀，超声提取 10 min 后混匀试样，转移到 25 mL 离心管中，将离心管于 4 ℃冰箱中静置 1 h 后取出，在 4000 r/min 转速下离心 10 min，弃去上层正己烷，取下层清液过 0.22 μm 有机系滤膜后待测。

14.1.1.4 实验条件

1. 色谱条件

色谱柱：Poroshell 120 Bonus – RP(3.0mm×100 mm×2.7 μm)。柱温：30 ℃。流动相A：0.2%甲酸水溶液；流动相B：乙腈。流速：0.4 mL/min；进样量：2 μL。梯度洗脱程序见表14 –1。

2. 质谱条件

电喷雾离子源(ESI)；扫描方式：正离子扫描；采集方式：多反应监测(MRM)；雾化气压力：275.8 kPa；干燥气流速：6 L/min；干燥气温度：300 ℃；毛细管电压：4000 V。

表14 –1 梯度洗脱条件

编号	时间/min	流动相A的百分比/%	流动相B的百分比/%
1	0.00	98	2.0
2	1.50	98	2.0
3	2.00	90	10.0
4	5.00	85	15.0
5	8.00	75	25.0
6	10.00	40	60.0
7	12.00	20	80.0
8	12.10	5	95.0
9	13.00	5	95.0
10	13.01	98	2.0

14.1.2 结果与讨论

14.1.2.1 质谱条件的优化

在电喷雾离子源的正离子模式和负离子模式下，对质量浓度为1 mg/L的各待测物单标准溶液进行一级全扫描分析，获得准分子离子。从质谱图中可以得知，9种生物碱全部是在正离子模式下得到最高响应。这主要是由于生物碱为一类含有N原子的杂环化合物，其中氮原子上存在孤电子对容易加合氢离子，因此得到待测物的基峰离子均为$[M+H]^+$。在正离子模式下对碎裂电压和碰撞能量进行优化。为了满足欧盟2002/657/EC关于4个确证点的要求，以响应值最大的碎片离子为定量离子，次级响应最大的碎片离子为定性离子；优化后的定性离子、定量离子、碎裂电压、碰撞能量质谱参数见表14 –2。

表14-2　9种生物碱的质谱参数

生物碱	分子式	相对分子质量	母离子 (m/z)	碎裂电压/V	子离子 (m/z)	碰撞能量/V	碎片离子归属
土的宁 strychnine	$C_{21}H_{22}N_2O_2$	334	335	120	184.1* 156.2	40 52	$[M+H-C_9H_{13}NO]^+$ $[M+H-C_9H_{13}NO-CO]^+$
毛果云香碱 pilocarpine	$C_{11}H_{16}N_2O_2$	208	209	120	95.1* 163.1	32 48	$[M+H-CH_2O-C_5H_8]^+$ $[M+H-CH_2O_2]^+$
西伐丁 veratrine	$C_{32}H_{49}NO_9$	591	592	120	474.4 574.4*	40 52	$[M+H-H_2O-C_5H_8O_2]^+$ $[M+H-H_2O]^+$
那可丁 noscapine	$C_{22}H_{23}NO_7$	413	414	120	220.2* 205.1	20 52	$[M+H-C_{10}H_{10}O_4]^+$ $[M+H-C_{10}H_{10}O_4-CH_3]^+$
山梗莱碱 lobeline	$C_{22}H_{27}NO_2$	337	338	115	216.2 96.2*	16 40	$[M+H-C_8H_{10}O]^+$ $[M+H-C_8H_{10}O-OC_8H_8]^+$
阿托品 atropine	$C_{17}H_{23}NO_3$	289	290	120	124.2 93.2*	24 32	$[M+H-C_9H_{10}O_3]^+$ $[M+H-C_9H_{10}O_3-CH_5N]^+$
东莨菪碱 hyoscine	$C_{17}H_{21}NO_4$	303	304	120	156.2 138.1*	12 20	$[M+H-C_9H_8O_2]^+$ $[M+C_9H_8O_2-H_2O]^+$
麻黄碱 ephedrine	$C_{10}H_{15}NO$	165	166	100	148.2* 91.0	4 24	$[M+H-H_2O]^+$ $[M+H-H_2O-C_3H_7N]^+$
毒扁豆碱 physostigmine	$C_{15}H_{21}N_3O_2$	275	276	110	219.2 162.1*	4 16	$[M+H-C_2H_3NO]^+$ $[M+H-C_2H_3NO-C_3H_7N]^+$

注: * 为定量离子。

14.1.2.2 生物碱的质谱碎裂机理

生物碱的碎裂有以下几个特点：共轭环上的 N 不易发生碎裂，非共轭或不在环上的 N 则容易发生碎裂，如士的宁；部分莨菪烷类生物碱如阿托品、东莨菪碱，由于在四氢吡咯环上没有含氧基团，因此较为稳定，而酯基部分则易发生氢转移，酯键断裂；四氢吡咯吲哚类生物碱如毒扁豆碱，主要先失去部分侧链，其次是四氢吡咯环的裂解，而当结构中含有内酯时，则易开环产生中性碎片 CO_2 或 HCOOH 丢失，如毛果云香碱；含有羟基的组分易以 H_2O 的形式发生中性碎片丢失，产生双键，形成共轭结构，在结构上达到局部稳定，如麻黄碱、西伐丁和山梗菜碱中 H_2O 的丢失；那可丁的特征碎片以失去甲基或甲氧基为主要裂解方式。图 14-1 为 9 种生物碱的质谱碎裂途径。

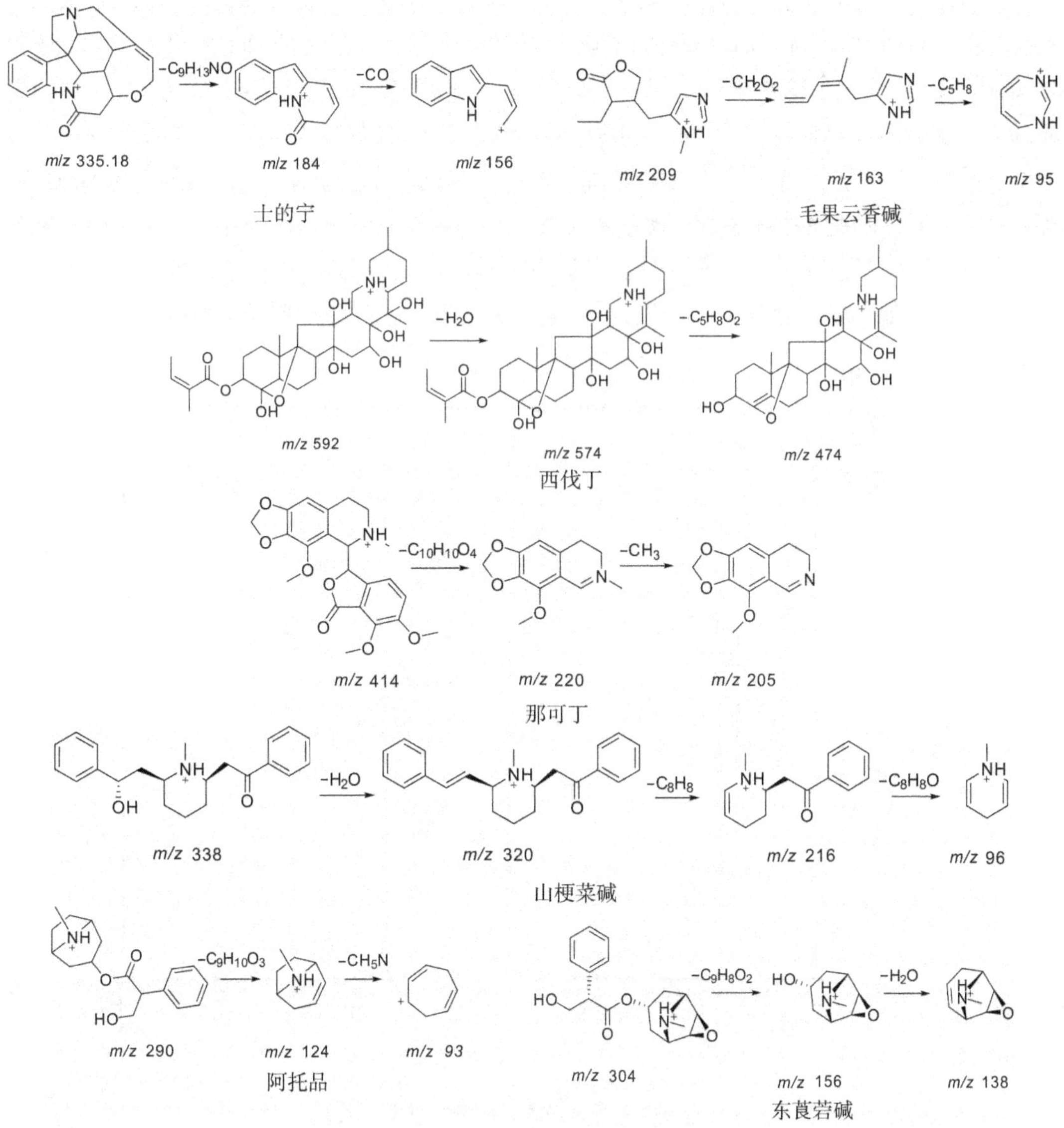

图 14-1 9 种生物碱的质谱碎裂途径

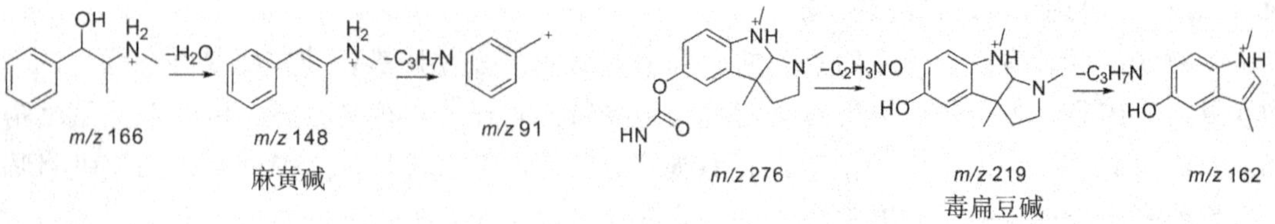

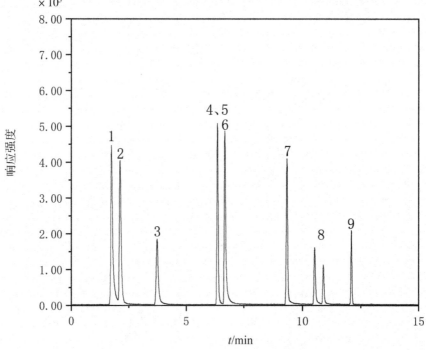

图 14 - 1　9 种生物碱的质谱碎裂途径(续)

14.1.2.3　色谱条件的优化

1. 色谱柱的选择

选择合适的色谱柱是分析方法的关键。Poroshell 120 系列色谱柱由单步多孔壳层工艺制造而成,分离效率高,而且极大地减少了色谱柱批次之间的细微差异,因此选择 Poroshell 120 的 3 款色谱柱 SB-C$_{18}$(2.1 mm × 100 mm × 2.7 μm)、Bonus-RP (3.0 mm × 100 mm × 2.7 μm) 和 HPH-C$_{18}$ (2.1 mm × 100 mm × 2.7 μm) 比较其分离效果。结果发现,在 SB-C$_{18}$色谱柱条件下,西伐丁、山梗菜碱、士的宁和阿托品未达到基线分离;在 HPH-C$_{18}$ 色谱柱条件下,9 种生物碱基本实现基线分离,但是峰形较差;用 Bonus-RP 色谱柱分离所得的峰形较好(见图 14 - 2),虽然未能实现阿托品和毒扁豆碱的选择性分离,但是由于这两种生物碱的分子量差异较大,可以通过质谱进行确定。因此选择 Bonus-RP 色谱柱进行研究。

图 14 - 2　9 种生物碱的总离子流色谱图

1—毛果云香碱;2—麻黄碱;3—东莨菪碱;4—毒扁豆碱;5—阿托品;

6—士的宁;7—那可丁;8—山梗菜碱;9—西伐丁

在使用 Bonus-RP 和 HPH-C$_{18}$色谱柱时，山梗菜碱都出现了 2 个色谱峰，其中一级质谱和二级质谱基本一致，初步考虑是一对同分异构体色谱峰。查阅文献得知，山梗菜碱结构中的酮基氮杂环己烷构型不稳定，在亲水性的溶剂中或有羟基存在时，可通过逆迈克尔加成，生成另一个异构体，即顺式山梗菜碱会转化为反式山梗菜碱，并最终达成平衡。

2. 流动相的选择

由于实验选择电喷雾正离子模式（ESI$^+$）采集质谱数据，故在流动相中加入酸性添加剂有利于被测组分的离子化，从而提高其质谱响应和检测灵敏度。在选定 Bonus-RP 色谱柱的前提下，考察了 5 种常用的流动相体系［0.2% 甲酸水溶液 - 乙腈（或甲醇），0.2% 乙酸水溶液 - 乙腈（或甲醇），以及 0.2% 甲酸水溶液（含 10 mmol/L 的甲酸铵）- 乙腈］对目标物分离效果的影响。结果发现，在甲醇存在的体系下，不能将 9 种生物碱很好地分离，而在 0.2% 甲酸水溶液（含 10 mmol 的甲酸铵）- 乙腈和 0.2% 乙酸水溶液 - 乙腈体系中，目标物的响应明显降低。因此确定以 0.2% 甲酸水溶液 - 乙腈体系作为流动相。9 种生物碱的定量离子对 MRM 色谱图见图 14 - 3。

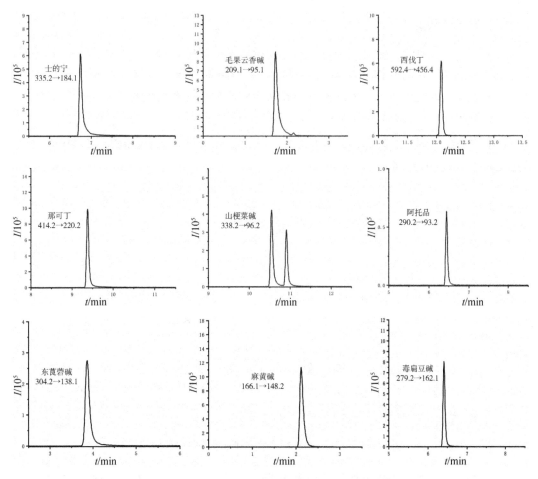

图 14 - 3　9 种生物碱的定量离子对 MRM 色谱图

3. 流速的选择

在对流速的选择中，考察了不同流速下目标物的分离效果，发现：流速对峰形有一定的影响，当流速较小时峰形较差；当流速较大，对毛果云香碱的保留变弱，出峰时间提前。综上，选择 0.4 mL/min 的流速作为本实验的流速。

4. 柱温的选择

在对柱温的选择中，考察了 20,25,30,35 ℃柱温对化合物色谱分离的影响。结果发现：色谱柱的柱温对于目标化合物响应有一定影响。当柱温为 30 ℃时，9 种生物碱的响应最佳，同时保留值和色谱峰形最为理想。

14.1.2.4 样品前处理条件的优化

化妆品由各种加工复杂的混合化学原料(如甘油、硬脂酸和阳离子表面活性剂等)制备而成，这些原料的存在会在色谱分离和检测过程中产生干扰。因此，化妆品的提取和纯化是实验的关键问题。不同类型的化妆品因基质不同而需选用不同的前处理方法，此处主要以基质较为复杂的乳液膏霜类进行论述。

1. 提取方法的优化

首先考察了生物碱提取过程中常用的 3 种提取溶剂甲醇、乙醇、乙腈的效果，结果发现在甲醇和乙腈中可获得较好的回收率。由于生物碱呈碱性，在碱性环境中可以游离出来，更好地溶于有机溶剂中。因此在甲醇和乙腈中添加不同浓度的氨水进行分析，结果发现在 2% 氨水甲醇中可获得很好的回收率。因此最终选择 2% 氨水甲醇作为提取溶剂。

常用的除脂溶剂一般为石油醚和正己烷，通过实验发现，正己烷除脂效果更好，可以得到很好的回收率(图 14 - 4)。

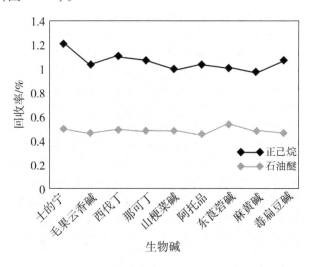

图 14 - 4　9 种生物碱在石油醚和正己烷中的回收率

一般样品前处理方法是在提取后进行除脂。本实验发现，在提取的过程中同时加入 1 mL 正己烷，也可以达到很好的除脂效果，且不会对回收率产生影响，因此可以将提取与净化同时进行，简化操作流程。

乳液膏霜类化妆品一般包含两种类型，脂溶型和水溶型。实验中发现，对于一些水溶性样品，如只用2%氨水甲醇作为提取剂，涡旋时有絮状物出现，提取效果不好。为了兼顾不同类型，在提取过程中加入1 mL水分散样品，可使水溶性样品也得到充分提取。

2. 超声水浴时间的影响

乳液膏霜类化妆品的黏度较大，因此本实验选用涡旋振荡与超声水浴提取相结合的方法提取化妆品中的生物碱。先通过涡旋振荡使样品充分分散，再利用超声水浴提取的空化效应使样品分散均匀，同时与提取溶剂更充分接触。

由于提取时间的长短会对样品的回收效果产生影响，本实验考察了不同超声时间（5，10，15，20，25 min）对化妆品样品中9种生物碱提取效率的影响。结果显示，生物碱的回收率随着超声时间的延长而有所增大，10 min之后回收率增长不明显。为节约时间，本实验的超声时间选用10 min。另外，在提取过程中将样品溶液置于4 ℃冰箱中冷藏1 h，可以减少油脂的抽提量，有利于后续的实验操作。

14.1.2.5 基质效应的评价

化妆品基质较为复杂，基质引入的物质可能会干扰目标物的离子化效果从而影响其质谱响应。一般采用LC-MS/MS进行分析检测时会有较强的基质效应。本研究对3种乳液膏霜（分别为基质A、B、C）的基质效应进行考察，取阴性化妆品样品，按前述方法处理后，加入一定量标准储备液配成1 μg/kg的基质标准溶液进样分析，同时将1 μg/kg的标准溶液直接进样分析。基质效应可通过下式计算：

$$M_i = \left(1 - \frac{A_{mi}}{A_{si}}\right) \times 100\% \qquad (14-1)$$

式中，M_i为基质溶液中生物碱的基质效应；A_{mi}为空白基质溶液中待测物的色谱峰面积，A_{si}为纯溶剂中相应待测物的色谱峰面积。$|M_i| < 20\%$为弱基质效应，可忽略，无需采取补偿措施；$20\% \leqslant |M_i| \leqslant 50\%$为中等程度基质效应；$|M_i| > 50\%$为强基质效应，须采取措施补偿基质效应。当基质效应在中等程度以上、影响定量结果时，需要对基质效应进行校正，通常采用的方法为基质匹配标准溶液校正法。

本实验通过公式（14-1）计算得到3种不同乳液膏霜M_i的范围在22%～43%（见图14-5），为中等程度基质抑制效应，会影响结果定量，因此需要对基质效应进行校正。校正方法为：采用空白乳液膏霜基质提取液配制标准工作液，称取适量空白样品按前述样品处理方法处理，制备空白基质溶液，将标准储备液用空白基质溶液逐级稀释得到系列标准工作溶液，使标准工作溶液和样品溶液均具有相似的离子化环境，从而确保检测方法定性与定量分析的准确性。

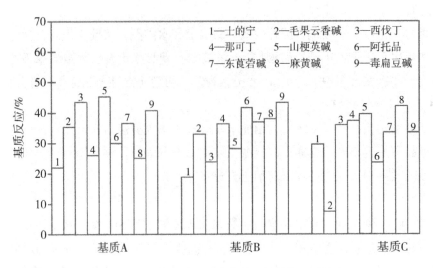

图 14 - 5　三种膏霜基质中 9 种生物碱的基质效应

14.1.2.6　线性关系、检出限与定量限

在最优的色谱和质谱条件下，分别测定 9 种生物碱的质量浓度为 0.20 ～ 600 μg/L 的系列混合标准工作液，以混合标准工作液的质量浓度为横坐标（ x，μg/L），以各生物碱的定量离子对色谱峰面积为纵坐标（y）绘制标准曲线，获得回归方程。其线性相关系数为 0.9934 ～ 0.9998，表明待测物在各自的线性范围内呈良好的线性关系。以 $S/N \geqslant 3$ 和 $S/N \geqslant 10$ 确定 9 种生物碱的 LOD 和 LOQ 分别为 0.03 ～ 0.36 μg/kg 和 0.1 ～ 1.2 μg/kg（见表 14 - 3）。

表 14 - 3　9 种生物碱的线性方程、相关系数、定量限、检出限、线性范围

生物碱	线性方程	相关系数（R^2）	定量限 LOQ/（μg/kg）	检出限 LOD/（μg/kg）	线性范围/（μg/L）
士的宁	$y = 2.819 \times 10^4 x - 6860$	0.9997	1.2	0.36	0.20 ～ 50
毛果云香碱	$y = 1.086 \times 10^5 x + 1.605 \times 10^4$	0.9978	0.5	0.15	0.20 ～ 50
西伐丁	$y = 1.769 \times 10^5 x - 1.499 \times 10^4$	0.9998	0.2	0.06	2.5 ～ 600
那可丁	$y = 6.989 \times 10^4 x + 2649$	0.9983	0.7	0.21	2.5 ～ 600
山梗菜碱	$y = 2.707 \times 10^4 x - 1.070 \times 10^4$	0.9981	0.2	0.06	2.5 ～ 600
阿托品	$y = 1.048 \times 10^4 x - 2715$	0.9997	0.1	0.03	2.5 ～ 600
东莨菪碱	$y = 5.278 \times 10^4 x - 6554$	0.9993	0.1	0.03	2.5 ～ 600
麻黄碱	$y = 9.892 \times 10^4 x + 1075$	0.9997	0.3	0.09	0.50 ～ 150
毒扁豆碱	$y = 7.214 \times 10^4 x - 6566$	0.9992	0.2	0.06	0.50 ～ 150

14.1.2.7　回收率与精密度

由于化妆品的样品基质各不相同，对方法的回收率及精密度影响较大。因此在最优实验条件下，选取 4 种基质较为复杂的乳液膏霜类阴性样品进行加标回收实验。每种基质分别添加 3 个浓度水平的分析物混合标准工作液，制备成 3 个浓度水平（0.20,2.0,25 μg/kg）的样

品。按前述方法进行前处理，每个浓度平行测定 6 次，计算平均回收率和相对标准偏差（RSD），结果见表 14-4。结果表明，3 种加标浓度的 9 种生物碱平均回收率为 85.3 %～146.6 %，RSD 为 1.0 %～13.6 %。表明该方法的回收率和精密度均能满足日常化妆品中 9 种生物碱的检测要求。

表 14-4　9 种生物碱的加标回收率及相对标准偏差

生物碱	浓度/(μg/kg)	美白乳液		保湿乳液		护肤霜		润肤乳	
		平均回收率/%	相对标准偏差/%	平均回收率/%	相对标准偏差/%	平均回收率/%	相对标准偏差/%	平均回收率/%	相对标准偏差/%
士的宁	0.20	105.4	9.3	116.6	2.6	118.6	7.9	88.5	9.9
	2.0	125.4	11.8	113.9	3.3	102.1	6.6	87.5	4.7
	25	112.0	9.2	111.5	3.6	117.0	7.1	109.6	3.7
毛果云香碱	0.20	109.4	8.7	112.5	2.0	113.2	7.6	96.3	10.9
	2.0	126.7	13.6	108.4	3.3	104.6	3.5	103.4	10.9
	25	107.6	9.5	116.8	5.2	114.7	3.5	122.6	11.5
西伐丁	0.20	108.9	5.5	121.4	9.3	117.2	2.8	92.3	7.9
	2.0	125.2	9.3	121.6	5.6	112.4	3.9	89.3	7.4
	25	110.4	5.9	114.4	13.1	117.8	3.2	101.7	7.9
那可丁	0.20	130.7	7.4	116.8	5.4	128.4	11.1	85.8	4.5
	2.0	146.6	13.3	124.5	6.7	125.4	5.1	99.9	4.4
	25	130.1	7.2	123.2	5.3	135.3	5.2	118.7	4.3
山梗菜碱	0.20	120.7	8.6	117.3	4.8	121.9	3.5	85.3	5.2
	2.0	123.1	8.4	100.7	4.6	108.2	1.7	87.0	5.5
	25	110.3	8.0	99.9	4.5	104.7	3.9	86.9	4.9
阿托品	0.20	112.0	7.5	130.0	8.7	113.8	12.9	88.2	9.0
	2.0	128.3	13.2	107.2	12.9	95.7	1.9	102.0	6.4
	25	112.7	8.1	116.8	3.5	114.5	5.5	99.1	5.3
东莨菪碱	0.20	111.8	8.9	121.3	2.7	130.1	2.4	106.1	13.0
	2.0	130.0	13.4	121.4	1.0	116.9	3.5	111.7	12.1
	25	112.8	7.2	124.7	2.7	117.3	2.6	98.5	11.1
麻黄碱	0.20	118.7	6.5	108.0	13.1	127.6	3.3	95.6	5.9
	2.0	129.9	8.6	120.7	12.6	106.0	2.9	102.9	10.2
	25	124.7	5.2	120.4	12.8	114.1	3.2	116.6	6.1
毒扁豆碱	0.20	118.4	3.4	117.0	3.9	130.6	7.3	90.0	5.3
	2.0	122.4	10.6	121.1	3.6	114.7	6.5	94.5	3.3
	25	116.4	2.8	123.2	3.4	122.7	5.8	110.9	2.0

14.1.2.8　实际样品检测

抽取 2 份水剂和 8 份乳液膏霜类草本型化妆品，应用本方法进行检测，在上述样品中均未检出 9 种禁用生物碱，加标回收率在 75.6%～117% 之间，满足质控要求，说明所抽检的草本型化妆品符合《化妆品安全技术规范》的要求。

14.1.3　结论

本研究建立了 LC-MS/MS 同时测定化妆品中 9 种禁用生物碱的新分析方法。样品前处理过程中，将除脂与净化同步进行，简化了操作流程，通过 Poroshell 120 Bonus-RP 色谱柱实现了 9 种组分的分离，同时探讨了生物碱质谱碎裂机理。该法样品前处理更为简便、高效、经济，灵敏度达到 0.03～0.36 μg/kg，方法的回收率和精密度均能满足化妆品中生物碱的检测要求，可用于化妆品中禁用生物碱的监控。

14.2　LC-MS/MS 同时测定精油类化妆品中 31 种生物碱

人类对精油的使用可以追溯至古埃及时代，当时的精油是贵族生活中的奢侈品。随着社会的进步，人们生活水平的提高及消费观念的转变，具有天然生物活性的植物精油已成为人们日常生活中常见的护肤品。植物精油具有抗氧化、清除自由基、抑制真皮层基质降解酶活性的效果，从而更新改善真皮层基质的组成和结构，达到保健美容的功能。这些功能的实现是由于植物精油中的活性分子小、易渗透，可以迅速地通过表层皮肤渗透进入皮肤底层，促进皮肤的血液循环，起到皮肤调理、美肤的作用，因此精油具有"液体黄金"的美誉。

植物精油提取自植物的花、叶、茎、根或果实，目前主要通过水蒸气蒸馏法、溶剂提取法、超临界萃取法和亚临界水提取法定向获取和浓缩植物中的多种有效成分。天然植物中，除了有利于人体的生物活性因子外，还有一些不利于人体的物质，例如分布极其广泛的植物次生代谢产物生物碱类。植物精油的沸点大部分在 150～300 ℃之间，因此在精油提取过程中会导致天然植物中部分生物碱的残留。由于部分生物碱在具有很强生物活性的同时也具有一定的毒性，例如钩吻碱、乌头碱微量即可致命；秋水仙碱可以诱导染色体变异；雷公藤已经成为近半个世纪以来发生中毒最多的中药之一，其毒性成分中，生物碱位居第 2；等等。与此同时，化妆品的安全性日益成为广大消费者关注的焦点。在欧盟化妆品规程及我国 2015 版《化妆品安全技术规范》中均明确将部分有毒生物碱列为化妆品组分中的禁用物质，最新国家标准方法也颁布了化妆品中 10 种生物碱的检测方法，所以精油类化妆品中生物碱的检测和监控必须引起重视。

目前，国内外对生物碱检测研究的报道较多，但已报道的文献中对生物碱的研究主要集中在体液、食品、药材等方面，针对化妆品中生物碱检测的文献不多。其中马强、聂磊、寻知庆和汪晨霞等人用 LC-MS/MS 法研究了化妆品基质中生物碱的测定，但这些方法能够测定的生物碱种类较少，且所涉及的化妆品基质多为水剂和乳液膏霜类。本节将针对化妆品中的植物精油基质，研究多种生物碱的测定方法。精油类化妆品热度逐年增加，而其大部分来自植物提取物，生物碱属于植物次生代产物，是天然植物中的一类重要化合物，因此在天然植物精油类化妆品基质中进行生物碱的检测具有非常大的实际意义和价值；同时，随着化妆品单一检测指标朝着多元检测指标的发展，化妆品中需要检测的物质通常包括同一类物质中的多种化合物。因此本研究建立了 LC-MS/MS 测定精油类化妆品中31种生物碱的新方法。

14.2.1 实验部分

14.2.1.1 仪器与试剂

1200SL Series RRLC-6410B Triple Quard MS 液相色谱－串联四极杆质谱仪（美国 Agilent 公司）；KQ3200型台式机械超声波清洗器（东莞市科技超声波设备有限公司）；XW-80A 快速混匀器（海门市麒麟医用仪器厂）；甲醇和乙腈（色谱纯，美国 Thermo Fisher Scientific 公司），甲酸（LC-MS 级，美国 Sigma 公司）；实验用水为二次蒸馏水。

标准品：雷公藤次碱、雷公藤吉碱、黄华碱、钩吻素子、秋水仙碱、山梗菜碱标准品（上海同田生物科技有限公司），东莨菪碱、麻黄碱、倒千里光碱、麦角新碱、新乌头碱、次乌头碱、苯甲酰乌头原碱、苯甲酰新乌头原碱标准品（天津一方科技有限公司），阿托品、氧化苦参碱、钩吻素甲、那可丁、吴茱萸碱、芦竹碱和哈尔碱标准品（阿拉丁试剂公司），青藤碱和毒扁豆碱标准品（Sigma 公司），山莨菪碱、士的宁、马钱子碱、延胡索乙素、毛果芸香碱、西伐丁、苯甲酰次乌头原碱、高三尖杉酯碱标准品（中国药品生物制品检定所）。以上标准品的纯度均大于98%。

样品：客户送检的植物精油类化妆品，取样前混合均匀。

14.2.1.2 标准溶液的配制

准确称量适量31种生物碱标准品，用甲醇分别溶解，配制成质量浓度为 100 mg/L 的单标储备液，置于棕色瓶中于 −20 ℃ 保存。根据需要，吸取各单标储备液适量，用20%甲醇稀释并配制成 10 mg/L 的混合标准工作溶液，置于棕色瓶中于 4 ℃ 保存。吸取适量10 mg/L 的混合标准工作溶液用甲醇－水（体积比 3∶1）稀释成 2.5,10,20,50,100,250,500 μg/L 的系列标准工作溶液。同时吸取适量的 10 mg/L 混合标准工作溶液用空白基质提取液稀释定容，得到质量浓度为 2.5,10,20,50,100,250,500 μg/L 的系列标准工作溶液。

14.2.1.3 样品前处理

准确称取均匀试样 1.0 g（精确至 0.01 g）于 25 mL 具塞比色管中，用含有2%甲酸的甲醇－水（体积比 3∶1）定容至 10 mL，在快速混匀器上充分涡旋混匀 1 min，超声提取10 min，再加入 1 mL 正己烷，涡旋 5 min，4000 r/min 离心 10 min，弃去正己烷层，过0.22 μm 有机滤膜，待 LC-MS/MS 分析。

14.2.1.4 测定条件

1. 色谱条件

HPH-C$_{18}$色谱柱（2.7 μm，100 mm×2.1 mm）；柱温：35 ℃；流动相A：0.2%甲酸水溶液；流动相B：乙腈；流速：0.35 mL/min；进样量：5 μL。梯度洗脱程序：0～3 min，96%～92% A；3～5 min，92%～90% A；5～8 min，90%～88% A；8～10 min，88%～81% A；10～13 min，81%～75% A；13～15 min，75%～55% A；15～16 min，

55%～35% A；16～17 min，35%～96% A。停止时间：21 min。

2. 质谱条件

电喷雾离子源（ESI）；扫描方式：正离子扫描；采集方式：多反应监测（MRM）；雾化气压力：275.8 kPa；干燥气流速：8 L/min；干燥气温度：300 ℃；毛细管电压：4000 V；31 种生物碱的保留时间、母离子、子离子、碰撞能量和碎裂电压见表 14 – 5。

14.2.2　结果与讨论

14.2.2.1　质谱条件的优化

由于生物碱的分子结构中含有 N 原子，N 原子上的孤电子对易与质子结合，因此本实验采用正离子模式（ESI⁺），在一级质谱全扫描模式下采集正离子信号。结果发现 31 种目标物特征母离子均为 $[M+H]^+$。以分子离子为母离子进行二级质谱扫描，然后采集全扫描的二级质谱图，得到碎片离子信息。选取丰度较强且干扰较小的两个子离子分别作为定量离子和定性离子，再对得到的二级质谱参数进行优化，使定量离子和定性离子的响应最大，最后得到 31 种生物碱的最佳质谱参数，结果见表 14 – 5。

表 14 – 5　31 种生物碱的保留时间及质谱参数

序号	生物碱	保留时间/ min	母离子 （m/z）	子离子 （m/z）	碎裂电压/ V	碰撞能量/ V
1	黄华碱	1.44	245.2	98.2*/70.2	180	28/52
2	毛果芸香碱	2.77	209.1	95.1*/68.2	120	32/48
3	氧化苦参碱	3.73	265.2	247.2/205.2*	185	28/28
4	麻黄碱	4.27	166.1	148.2*/115.1	100	4/24
5	芦竹碱	5.90	175.1	130.1*/77.1	80	8/48
6	东莨菪碱	6.93	304.1	138.1/156.2*	120	20/12
7	青藤碱	7.18	330.1	181.1*/207.1	165	36/36
8	山莨菪碱	7.74	306.2	140.1*/91.1	130	24/40
9	倒千里光碱	7.96	352.2	120.1*/138.1	160	28/28
10	钩吻素甲	8.22	323.2	236.1*/195.1	160	28/40
11	麦角新碱	8.26	326.2	223.1*/208.1	130	24/28
12	毒扁豆碱	9.07	276.2	162.1*/219.2	110	16/4
13	士的宁	9.99	335.2	184.1*/156.2	120	40/52
14	阿托品	10.44	290.2	124.2*/93.2	120	24/32
15	钩吻素子	10.66	307.4	180.1*/204.1	140	52/60
16	马钱子碱	11.39	395.2	324.2*/244.1	145	32/40
17	哈尔碱	13.81	213.1	170.1/198.1*	125	32/20
18	高三尖杉酯碱	13.87	546.2	298.2*/266.2	115	28/40
19	延胡索乙素	15.91	356.1	192.1*/176.1	155	28/60
20	那可丁	15.99	414.1	220.2*/353.2	120	20/24
21	苯甲酰新乌头原碱	16.18	590.3	540.3/105.1*	155	36/60
22	苯甲酰乌头原碱	16.53	604.3	554.3*/105.1	145	40/60

序号	生物碱	保留时间/min	母离子（*m/z*）	子离子（*m/z*）	碎裂电压/V	碰撞能量/V
23	秋水仙碱	16.71	400.2	358.2*/326.1	145	20/24
24	苯甲酰次乌头原碱	16.72	574.3	542.3*/105.1	145	36/60
25	洛贝林	16.99	338.2	96.2/216.2*	145	28/16
26	新乌头碱	17.14	632.3	572.3*/540.3	160	36/40
27	西伐丁	17.17	592.4	456.4*/574.4	120	52/40
28	次乌头碱	17.38	616.3	556.3*/524.3	155	32/40
29	雷公藤次碱	18.19	868.3	178.1*/206.1	160	60/48
30	吴茱萸碱	18.46	304.2	134.1*/171.0	125	20/20
31	雷公藤吉碱	18.65	858.3	206.1*/178.1	180	44/60

注：* 为定量离子。

14.2.2.2　色谱条件的优化

良好的色谱分离是定性定量分析的前提和关键，根据之前分离生物碱的经验，分别选择反相填料为内嵌极性基团键合相的 Bonus-RP(100 mm ×2.7 mm，3 μm)色谱柱和表面具有多层填料的 HPH-C$_{18}$(100 mm ×2.1 mm，2.7 μm)色谱柱进行分离。结果显示，采用 Bonus-RP(100 mm ×2.7 mm，3 μm)时，山梗菜碱、山莨菪碱的峰形差，总离子流图中出现了较多包峰，分离度较差；采用 HPH-C$_{18}$(100 mm ×2.1 mm，2.7 μm)色谱柱时，黄华碱、毛果芸香碱和氧化苦参碱的出峰时间较早，可能是由于 HPH-C$_{18}$ 的填料对吡啶烷类生物碱的键合能力较弱，从而导致保留较弱，但整体上可得到较好的峰形，分离度亦有明显改善，因此选择 HPH-C$_{18}$(100 mm ×2.1 mm，2.7 μm)色谱柱。

流动相的选择对目标物的分离、灵敏度以及峰形有很大影响。实验发现以乙腈为有机相时 31 种目标化合物的峰形较好。此外，由于生物碱均含有 N 原子，其 N 原子上的孤电子对能接受质子而对 pH 值较敏感，在 pH 值较低时生物碱以结合状态存在，所以在水相中加入适量甲酸有助于[M + H]$^+$ 的形成，可提高响应，改善峰形。实验结果表明，以 0.2% 甲酸水 – 乙腈为流动相时效果最为理想。通过进一步优化梯度洗脱程序，使目标化合物获得良好的分离，且保留时间分布相对均匀。31 种生物碱的分子结构和定量离子对 MRM 色谱图见图 14 – 6。

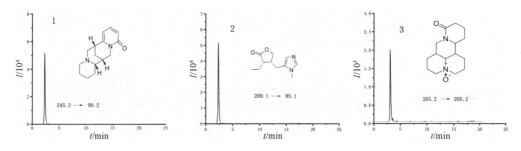

图 14 – 6　31 种生物碱的分子结构和定量离子对 MRM 色谱图

（编号与表 14 – 5 的顺序相同）

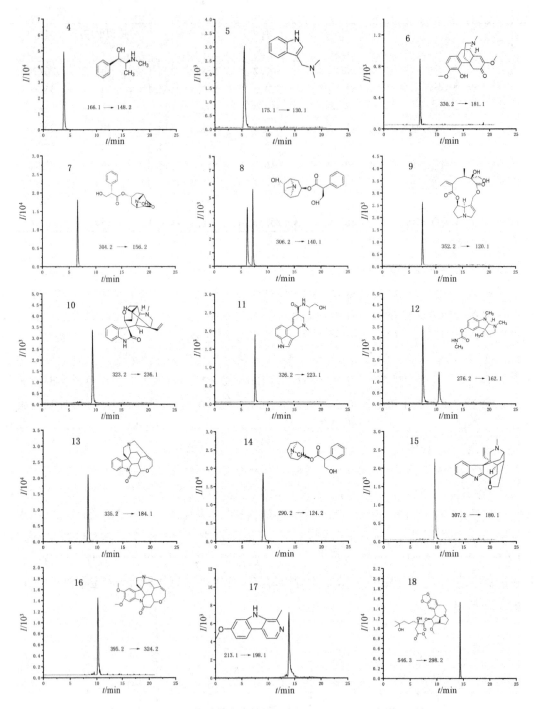

图 14-6　31 种生物碱的分子结构和定量离子对 MRM 色谱图(续)

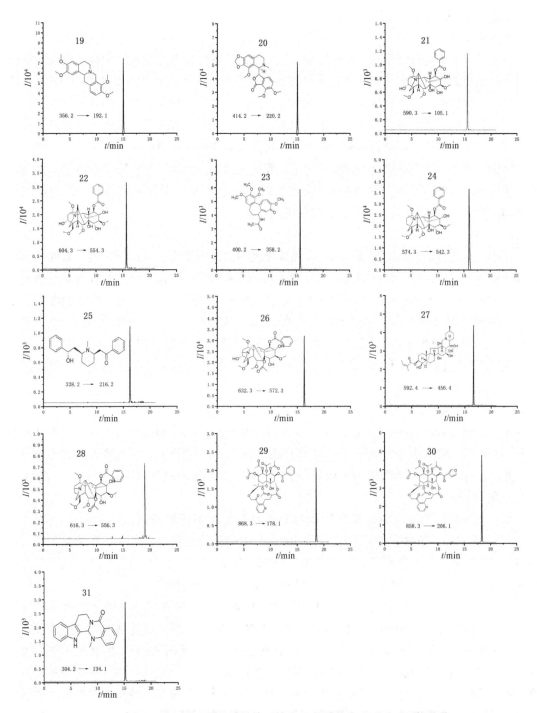

图 14 - 6　31 种生物碱的分子结构和定量离子对 MRM 色谱图(续)

14.2.2.3　前处理条件的优化

1. 提取溶剂的优化

在对提取溶剂进行优化时，首先比较了以甲醇或乙腈为提取溶剂时的响应，发现用甲醇提取比用乙腈提取后的响应高，故选择甲醇为提取溶剂。当提取液中有机相为100%时，极性强的生物碱色谱峰出现前延现象，且峰形差，因此考察了甲醇与水在不同比例下的回收率和色谱峰形。结果显示甲醇与水的体积比为3∶1时，31种生物碱离子峰的强度较好，峰形较理想。由于大多数生物碱为弱碱性化合物，在提取溶剂中加入甲酸易形成生物碱盐，可增加生物碱的水溶性，而多数生物碱盐可溶于甲醇中。因此，比较了在提取溶剂中加入不同含量甲酸对提取效果的影响，发现加入2%甲酸时，各生物碱的回收率较高，最终确定以含2%甲酸的甲醇–水(3∶1，体积比)为提取剂。

2. 净化条件的优化

精油中含有较多油脂类物质，因此样品前处理的关键主要是去除油脂，且较高的样品净化程度有利于对色谱柱和仪器的保护。EMR-Lipid固相萃取小柱具有选择性吸附复杂基质中脂质的作用，同时也具有高效的净化能力；正己烷是一种传统的除脂溶剂。本实验考察了使用正己烷和EMR-Lipid小柱时对油脂的去除效果，结果显示，与正己烷除脂相比，EMR-Lipid小柱净化在降低基质效应影响方面没有明显的优势。这是由于EMR-Lipid小柱主要对含5个以上碳链的脂肪类物质去除效果较好，而精油中一般不含有较长链的脂肪类物质，因此采用正己烷除脂，操作更为简便且节约成本。

14.2.2.4　基质效应的评价

质谱分析尤其是电喷雾质谱分析往往会存在基质效应，从而影响分析方法的灵敏度、精密度和准确度。将本节实验部分"14.2.1.2标准溶液的配制"中配制的系列混合标准工作溶液上机测定，以定量离子峰面积为纵坐标(y)，对照品溶液的质量浓度为横坐标(x，$\mu g/L$)，绘制标准工作曲线。

本实验采用基质标准曲线拟合的线性方程斜率与溶剂标准曲线线性方程斜率的比值(slope ratio，SR)评价基质效应。若SR = 100%，说明无基质效应；若SR为80%～120%，说明存在基质效应，但影响不大；当50% < SR < 80%或120% < SR < 150%时，说明存在中等程度的基质效应；当SR < 50%或SR > 150%，表示基质效应强烈。

由表14 – 6可知，在所测的31种生物碱中，13%的生物碱在精油中的基质效应影响不大，52%的生物碱属于中等程度的基质效应，16%的生物碱接近于中等程度的基质效应，19%的生物碱属于强烈的基质效应，其中包括雷公藤次碱、苯甲酰次乌头原碱、雷公藤吉碱、氧化苦参碱、苯甲酰乌头原碱和苯甲酰新乌头原碱。目前，基质效应可在前处理或在仪器分析时消除。在仪器分析时消除基质影响一般采用基质匹配标准溶液作校准曲线或通过内标法进行校正。本实验采用基质匹配标准溶液作校准曲线以消除基质效应。

表14-6 31种生物碱的线性方程、相关系数、基质效应、线性范围、检出限(LOD)和定量下限(LOQ)

生物碱	线性方程		基质匹配标准溶液线性方程		基质效应/%	线性范围/(μg/L)	LOQ/(μg/kg)	LOD/(μg/kg)
	方程	相关系数 r	方程	相关系数 r				
黄华碱	$y=2802.7x+164374$	0.9932	$y=1663.7x+38072$	0.9959	59.36	10.0~500	2.40	0.72
毛果芸香碱	$y=26230x+329408$	0.9980	$y=18000x+285173$	0.9928	68.63	10.0~300	1.00	0.30
氧化苦参碱	$y=1060.4x+7151.7$	0.9977	$y=412.38x+4537.9$	0.9964	38.89	2.5~400	3.13	0.94
麻黄碱	$y=13404x+199014$	0.9954	$y=13674x+228519$	0.9944	102.0	2.5~400	0.71	0.22
芦竹碱	$y=1916.8x+13378$	0.9974	$y=1332.6x+13042$	0.9945	69.53	2.5~400	1.50	0.45
东莨菪碱	$y=4738.6x+150317$	0.9966	$y=3688.1x+120620$	0.9944	77.84	2.5~400	0.54	0.16
青藤碱	$y=346.25x+2718.4$	0.9969	$y=227.19x+1474.7$	0.9991	65.62	10.0~400	10.12	3.03
山莨菪碱	$y=1680.1x+28622$	0.9986	$y=1236.4x+25122$	0.9988	73.60	2.5~400	1.02	0.31
倒千里光碱	$y=738.27x+4477.3$	0.9961	$y=590.29x+2647.1$	1.0000	80.00	10.0~400	4.20	1.26
钩吻素甲	$y=477.5x+10057$	0.9977	$y=398.14x+7598$	0.9910	83.39	10.0~400	1.00	0.30
麦角新碱	$y=1247.7x+18210$	0.9988	$y=941.81x+4113$	0.9988	75.49	2.5~400	0.71	0.21
毒扁豆碱	$y=11264x+132152$	0.9952	$y=5847.5x+51165$	0.9972	51.92	2.5~400	0.43	0.13
土的宁	$y=8848.4x+239565$	0.9966	$y=5344.8x+98122$	0.9971	60.40	2.5~400	1.03	0.31
阿托品	$y=2098.8x+21674$	0.9975	$y=1224.9x+11736$	0.9989	58.36	2.5~400	1.12	0.34
钩吻素子	$y=862.39x+10495$	0.9972	$y=549.19x+5020.1$	0.9987	63.69	10.0~400	2.80	0.84
马钱子碱	$y=755.01x+2956.4$	0.9959	$y=485.5x+2724.9$	0.9970	64.31	10.0~500	4.60	1.39
哈尔碱	$y=7944.2x+25208$	0.9970	$y=4185.6x+18021$	0.9986	52.69	10.0~400	4.60	1.39
高三尖杉酯碱	$y=3925.3x+54469$	0.9944	$y=1845.3x+14343$	0.9981	47.02	2.5~400	1.14	0.34

续表 14-6

生物碱	线性方程		基质匹配标准溶液线性方程		基质效应/%	线性范围/(μg/L)	LOQ/(μg/kg)	LOD/(μg/kg)
	方程	相关系数 r	方程	相关系数 r				
延胡索乙素	$y=10519x+285887$	0.9907	$y=8373.4x+97940$	0.9973	79.61	10.0~400	1.00	0.30
那可丁	$y=24245x+457496$	0.9961	$y=11720x+69737$	0.9981	48.34	2.5~300	0.40	0.12
苯甲酰新乌头原碱	$y=906.88x+5278.3$	0.9968	$y=341.51x+4631.3$	0.9969	37.66	10.0~500	4.80	1.44
苯甲酰乌头原碱	$y=1473.6x-2635.4$	0.9967	$y=429.94x+2575.6$	0.9993	29.18	10.0~400	4.13	1.24
秋水仙碱	$y=356.92x+12475$	0.9935	$y=315.88x+7880.6$	0.9971	88.51	10.0~400	3.23	0.97
苯甲酰次乌头原碱	$y=1881.8x+31819$	0.9991	$y=602.83x+8427.7$	0.9975	32.04	10.0~600	2.36	0.71
洛贝林	$y=56097x+1000000$	0.9956	$y=24008x+426540$	0.9965	42.80	2.5~400	0.31	0.09
新乌头碱	$y=1407.9x+20574$	0.9981	$y=721.71x+8483.4$	0.9935	51.27	2.5~300	0.88	0.26
西伐丁	$y=4373.3x+92267$	0.9933	$y=2018.2x+34147$	0.9965	46.15	2.5~400	0.32	0.10
次乌头碱	$y=2579.1x+1607.5$	0.9983	$y=1153.9x+8329.9$	0.9943	44.74	2.5~300	1.15	0.35
雷公藤次碱	$y=1510.1x-24177$	0.9972	$y=174.3x-130.09$	0.9997	11.50	10.0~400	9.24	2.77
吴茱萸碱	$y=1479.1x-1534.6$	0.9960	$y=1012.7x+4177.3$	0.9992	68.47	2.5~500	1.62	0.49
雷公藤吉碱	$y=2647.1x-30014$	0.9979	$y=777.48x+1934.2$	0.9998	29.38	2.5~400	1.00	0.30

14.2.2.5　线性关系、检出限和定量下限

在最优的色谱 - 质谱条件下，对质量浓度为 2.5,10,20,50,100,250,500 μg/L 的系列混合标准工作溶液进行测定。以各待测物的定量离子对峰面积为纵坐标(y)，对应的质量浓度为横坐标(x，μg/L)绘制标准曲线，结果显示 31 种生物碱在各自的质量浓度范围内呈良好线性关系，相关系数为 0.9928 ~ 1.0000（见表 14 - 6）。通过测定质量浓度为 2.5 μg/L 的基质混合标准工作溶液，计算得到各化合物的检出限(LOD，$S/N = 3$)为 0.10 ~ 3.03 μg/kg，定量下限(LOQ，$S/N = 10$)为 0.32 ~ 10.12 μg/kg，结果见表 14 - 6。

14.2.2.6　回收率和精密度

取阴性精油化妆品，制备 3 个浓度水平(LOQ，2LOQ，10LOQ)的样品进行加标回收试验，每个水平平行测定 6 次，计算每个待测物的平均回收率和相对标准偏差(RSD)，结果见表 14 - 7。结果显示，3 个加标浓度下的平均回收率为 63.5% ~ 126%，RSD 为 0.73% ~ 16%($n = 6$)，方法的回收率和精密度均能满足日常检测的要求。

表 14 - 7　31 种生物碱在精油化妆品基质中的加标回收率和相对标准偏差

生物碱	平均回收率/%			相对标准偏差/%		
	LOQ	2LOQ	10LOQ	LOQ	2LOQ	10LOQ
黄华碱	72.2	118	125	5.8	9.8	4.5
毛果芸香碱	63.5	105	112	6.7	5.8	2.0
氧化苦参碱	82.7	117	113	13	9.3	2.1
麻黄碱	65.1	90.0	111	2.0	5.1	1.8
芦竹碱	67.6	108	107	7.4	11	2.6
东莨菪碱	63.5	97.9	111	3.4	5.3	1.2
青藤碱	77.2	115	118	17	8.5	1.5
山莨菪碱	63.3	102	112	4.0	6.4	3.5
倒千里光碱	96.2	116	118	7.8	3.7	1.7
钩吻素甲	64.4	101	112	10	6.2	1.8
麦角新碱	91.3	127	112	6.5	8.3	3.1
毒扁豆碱	74.2	112	112	8.1	4.6	1.0
士的宁	77.2	120	118	4.0	6.6	6.1
阿托品	82.9	117	117	5.4	2.6	2.8
钩吻素子	86.5	120	121	7.5	9.4	4.1
马钱子碱	89.6	118	116	10	9.0	5.3
哈尔碱	77.1	118	109	4.4	7.0	6.4
高三尖杉酯碱	72.4	116	110	6.1	6.7	1.4
延胡索乙素	68.7	94.8	114	3.3	3.0	1.1
那可丁	97.7	126	143	1.6	3.0	0.73
苯甲酰新乌头原碱	73.1	113	106	12	9.6	2.5
苯甲酰乌头原碱	94.8	123	113	4.5	5.9	4.2
秋水仙碱	68.2	96.4	120	11	2.7	3.4
苯甲酰次乌头原碱	77.4	116	136	4.0	5.8	2.8

生物碱	平均回收率/%			相对标准偏差/%		
	LOQ	2LOQ	10LOQ	LOQ	2LOQ	10LOQ
洛贝林	68.4	103	113	2.3	3.5	1.1
新乌头碱	69.2	98.6	109	11	7.2	1.6
西伐丁	71.9	126	112	7.8	4.5	3.3
次乌头碱	72.8	105	109	6.5	3.4	2.4
雷公藤次碱	116	125	114	16	13	8.2
吴茱萸碱	70.4	81.4	96.3	7.6	7.4	3.1
雷公藤吉碱	97.7	114	116	4.9	6.5	6.1

14.2.2.7 实际样品的检测

按照本方法对 20 个精油类化妆品进行检测,均未检出待测 31 种生物碱。选取其中有代表性的 10 个样品,加入 20 μg/L 的 31 种生物碱混标,按照本文建立的方法进行提取并测定,实际样品的加标回收率为 69.1% ~ 112%,符合质控要求。

14.2.3 结论

本研究建立了 LC-MS/MS 同时测定精油类化妆品中 31 种生物碱的分析方法,样品以含有 2% 甲酸的甲醇 - 水(体积比 3:1)作为提取剂,正己烷除脂,通过 HPH-C$_{18}$ 色谱柱实现了 31 种组分的分离。该法样品前处理简便、高效、经济,色谱分离效果好,检出限为 0.10 ~ 3.03 μg/kg,同时方法的回收率和精密度均能满足日常化妆品中生物碱的检测要求。

参考文献

[1] 许银玉. 化妆品中激素的危害与检测[J]. 化工管理,2018,(16):38 - 39.

[2] 谢艳君,孔维军,杨美华,等. 化妆品中常用中草药原料研究进展[J]. 中国中药杂志,2015,40(20):3925 - 3931.

[3] 宋廷生. 发展中国特色的天然化妆品[J]. 日用化学工业,1990,(6):29 - 34.

[4] 王吉星. 天然有机化妆品的发展趋势[J]. 日用化学品科学,2007,12(30):5 - 8.

[5] 雷学军,陈方才. 化妆品中常用中草药的作用及有效成分的分类提取方法[J]. 日用化学工业,1990,(3):21 - 27.

[6] 郭伟华,周金慧,黄京平,等. 分散固相萃取 - 高效液相色谱 - 串联质谱法测定蜂蜜中生物碱[J]. 分析化学,2014,42(10):1453 - 1458.

[7] BUCHELI T D,STROBE B W,BRUUN HANSENL H C. Personal Care Products Are Only One of Many Exposure Routes of Natural Toxic Substances to Humans and the Environment[J]. Cosmetics,2018,5(1):10 - 21.

[8] 汪晨霞,张瑞瑞,寻知庆,等. 超高效液相色谱 - 串联质谱法测定化妆品中 6 种生物碱[J]. 分析测试学报,2018,37(6):669 - 675.

[9] The Commission of the European Communities. Commission Directive 2008/42/EC[S/OL]. http://eur -

lex. europa. eu/eli/dir/2008/42/oj,2008:13 - 23.

[10] 中华人民共和国国家食品药品监督管理总局. 化妆品安全技术规范(2015 版)[S]. 北京:中国标准出版社,2016.

[11] 国家市场监督管理总局. 化妆品中 10 种生物碱的测定 液相色谱串联质谱法:GB/T 36942—2018. 北京:中国标准出版社,2018.

[12] RUDOLPH W, REMANE D, WISSENBACH D K, et al. Development and validation of an ultrahigh performance liquid chromatography-high resolution tandem mass spectrometry assay for nine toxic alkaloids from endophyte-infected pasture grasses in horse serum[J]. Journal of Chromatography A,2018,1560:35 - 44.

[13] 张盼盼,张福成,王朝虹,等. 超高效液相色谱 - 串联质谱法同时测定尿液中 4 种痕量的乌头类生物碱[J]. 色谱,2013,31(3):211 - 217.

[14] ZHANG C H,WU H Q,HUANG X L,et al. Simultaneous determination of toxic alkaloids in blood and urine by HPLC-ESI-MS/MS[J]. Chromatographia,2012,75:499 - 511.

[15] CRAMER L,BEUERLE T. Detection and quantification of pyrrolizidine alkaloids in antibacterial medical honeys[J]. Original Papers,2012,(78):1976 - 1982.

[16] GRIFFIN C T,DANAHER M,ELLIOTT C T,et al. Detection of pyrrolizidine alkaloids in commercial honey using liquid chromatography-ion trap mass spectrometry[J]. Food Chemistry,2013,136:1577 - 1583.

[17] 李振宇,傅青,李奎永,等. 超临界流体色谱对吴茱萸中吲哚类生物碱的快速分析[J]. 色谱,2014,32(5):506 - 512.

[18] SUN M Q,LIU J X,LIN C R,et al. Alkaloid profiling of the traditional Chinese medicine *Rhizoma corydalis* using high performance liquid chromatography-tandem quadrupole time-of-flight mass spectrometry[J]. Acta Pharmaceutica Sinica B,2014,4(3):208 - 216.

[19] 秦宇,聂磊,潘思奕,等. 高效液相色谱法测定化妆品中藜芦定的含量[J]. 香精香料化妆品,2016,(4):44 - 48.

[20] 聂磊,顾颖娟,秦宇,等. 高效液相色谱 - 质谱法测定化妆品中藜芦定的含量[J]. 香精香料化妆品,2017,(6):48 - 50.

[21] 吴惠勤,张春华,黄晓兰,等. 气相色谱 - 串联质谱法同时检测尿液中 15 种有毒生物碱[J]. 分析测试学报,2013,32(9):1031 - 1037.

[22] 熊小婷,吴惠勤,黄晓兰. 液相色谱 - 电喷雾串联质谱同时检测血液中 8 种有毒生物碱[J]. 分析化学,2009,37(10):1433 - 1438.

[23] 马强,王超,白桦,等. 化妆品中士的宁和马钱子碱的高效液相色谱检测及质谱确证[J]. 分析实验室,2009,28(7):38 - 40.

[24] 刘冬虹,黄荣荣,蔡玮红,等. 高效液相色谱法测定护肤品中 6 种生物碱[J]. 香精香料化妆品,2017,(4):33 - 37.

[25] XUN Z Q,LIU D H,HUANG R R,et al. Simultaneous determination of eight alkaloids and oleandrin in herbal cosmetics by dispersive solid-phase extraction coupled with ultra high performance liquid chromatography and tandem mass spectrometry[J]. Separation Science,2017,40(9):1855 - 2080.

[26] 夏瑞,代红,车宝泉,等. HPLC 法测定盐酸洛贝林注射液中的有关物质[J]. 中国药品标准,2009,10(1):46 - 50.

[27] 王莉,夏广辉,沈伟健,等. 气相色谱 - 负化学源质谱联用法测定水产品及食用油中氟乐灵的残留量

[J]. 色谱,2014,32(3):314 – 317.

[28] 罗辉泰,黄晓兰,吴惠勤,等. 分散固相萃取 – 液相色谱 – 串联质谱法同时快速测定化妆品中 81 种糖皮质激素[J]. 色谱,2017,35(8):816 – 825.

[29] 马琳,陈建波,赵莉,等. 固相萃取 – 超高效液相色谱 – 串联质谱法同时测定果蔬中 6 种酰胺类农药残留量[J]. 色谱,2015,33(10):1019 – 1025.

[30] 杨嘉萌. 植物提取物在化妆品中的应用及展望[J]. 日用化学工业,2013,43(4):313 – 316.

[31] 马永鹏,张红霞,杜芝芝. 云南高原芳香植物精油在化妆品中的应用[J]. 天然产物研究与开发,2018,30:146 – 154.

[32] 杨君,张献忠,高宏建,等. 天然植物精油提取方法研究进展[J]. 中国食物与营养,2012,18(9):31 – 35.

[33] LI X M, TIAN S L, PANG Z C, et al. Extraction of cuminum cyminum essential oil by combination technology of organic solvent with low boiling point and steam distillation[J]. Food Chemistry,2009,115 (3):1114 – 1119.

[34] 李云鹏,罗花,黄丽贞,等. 雷公藤的毒性机理及减毒方法研究进展[J]. 中华中医药杂志,2017,32 (6):2612 – 2614.

[35] European Parliament and the Council. Regulation(EC) No. 1223 /2009 of the European Parliament and the Council of 30 November 2009 on Cosmetic Products[S/OL]. [2009 – 12 – 22]. http://eur-lex. europa. eu /legal-content/EN/TXT/PDF/uri = CELEX:32009R1223&qid = 1488848613844&from = en.

[36] 韩馥蔓,王莉鑫,陈影,等. HPLC 同时测定山豆根中 7 种生物碱及 3 种黄酮的含量[J]. 中国中药杂志,2016,(24):4628 – 4634.

[37] 杨成苓,张宏祺,陈崇宇,等. 液相色谱 – 串联质谱法分析贝母中异甾体生物碱成分[J]. 质谱学报,2017,38(1):11 – 18.

[38] LONG J,WANG Y,XU C,et al. Identification and quantification of alkaloid in KHR98 and fragmentation pathways in HPLC-Q-TOF-MS[J]. Chem Pharm Bull (Tokyo),2018,66(5):527 – 534.

[39] 许燕娟,白长敏,钟科军,等. 气相色谱/质谱分析烟草中的主要生物碱[J]. 分析化学,2006,34(3):382 – 384.

[40] 丁丽,盛良全,童红武,等. 溶剂萃取 – 毛细管气相色谱法测定烟草中主要生物碱[J]. 分析化学,2004(9):1161 – 1164.

[41] 杨玉林,温忆敏,芮振荣,等. 气相色谱 – 质谱联用技术分析中毒样品中四种生物碱[J]. 中国卫生检验杂志,2004,(3):272 – 273.

[42] 邱涤非,李东. 超临界流体萃取和气相色谱/质谱法测定中国茶中咖啡因含量[J]. 色谱,1995,13 (6):450 – 452.

[43] 师君丽,逄涛,李勇,等. 气相色谱 – 三重四极杆串联质谱法同时测定烟草中 8 种生物碱[J]. 分析测试学报,2014,(3):334 – 338.

[44] 马强,王超,白桦,等. 化妆品中士的宁和马钱子碱的高效液相色谱检测及质谱确认[J]. 分析试验室,2009,28(7):38 – 41.

[45] 严倩茹,邬伟魁. 超高效液相色谱在化妆品禁用药物及限用物质和功效成分分析中的应用[J]. 中国药事,2017,31(1):74 – 78.

[46] 尚婵,李孟璇,李海波,等. LC-MS/MS 同时测定痛安注射液中 13 个成分的含量[J]. 中国中药杂志,2017,42(10):1901 – 1907.

［47］ 王立琦,贺利民,曾振灵,等. 液相色谱 – 串联质谱检测兽药残留中的基质效应研究进展［J］. 质谱学报,2011,32(6):321 – 332.

［48］ 刘正才,杨方,余孔捷,等. 液相色谱 – 电喷雾串联质谱法同时检测鸡组织中 5 种抗病毒类药物的残留量［J］. 色谱,2012,30(12):1253 – 1259.

［49］ 邓幸飞,綦艳,李锦清,等. 超高效液相色谱 – 串联质谱法同时测定保健食品中丙磺舒、别嘌醇和苯溴马隆［J］. 色谱,2019,37(2):183 – 188.

［50］ 王娇,齐沛沛,刘之炜,等. 液相色谱 – 串联质谱法分析葡萄中农药残留的基质效应评价［J］. 浙江农业科学,2018,59(10):1750 – 1753,1759.

［51］ 张爱芝,王全林,曹丽丽,等. QuEChERS – 超高效液相色谱 – 串联质谱法测定蔬菜中 250 种农药残留［J］. 色谱,2016,34(2):158 – 164.

天然产物中常见生物碱汇总表

序号	中文名称	英文名称	CAS	分子式	精确相对分子质量	[M+H]⁺/M⁺ m/z	二级碎片 m/z	来源植物
1	1-甲基-2-(Z-3-辛烯基)-41H-喹诺酮	1-methyl-2-(Z-3-octenyl)-41H-quinolone	—	$C_{19}H_{25}NO$	283.1936	284.2020	338.2471,186.0913,173.0830	吴茱萸
2	1-甲基-2-癸基-41H-喹诺酮	1-methyl-2-decyl-41H-quinolone	—	$C_{20}H_{29}NO$	299.2249	300.2329	186.0913,173.0830	吴茱萸
3	1-甲基-2-壬基-41H-喹诺酮	1-methyl-2-nonyl-41H-quinolone	—	$C_{19}H_{27}NO$	285.2093	286.2165	186.0913,173.0830	吴茱萸
4	1-甲基-2-十二烷基-41H-喹诺酮	1-methyl-2-dodecyl-41H-quinolone	—	$C_{22}H_{33}NO$	327.2562	328.2635	186.0913,173.0830	吴茱萸
5	1-甲基-2-十三烷基-41H-喹诺酮	dihydroevocarpine	15266-35-0	$C_{23}H_{35}NO$	341.2719	342.2792	186.0913,173.0830	吴茱萸
6	1-甲基-2-十四烷基-41H-喹诺酮	1-methyl-2-myristyl-41H-quinolone	—	$C_{24}H_{37}NO$	355.2875	356.2937	186.0913,173.0830	吴茱萸
7	1-甲基-2-十五烷基-41H-喹诺酮	1-methyl-2-pentadecenyl-41H-quinolone	—	$C_{25}H_{39}NO$	369.3032	370.3109	186.0913,173.0830	钩吻
8	1-甲基-2-十一烷基-41H-喹诺酮	1-methyl-2-undecyl41H-quinolone	—	$C_{21}H_{31}NO$	313.2406	314.2478	186.0913,173.0830	吴茱萸
9	1-甲氧基钩吻碱	gel-sevirine	38990-03-3	$C_{21}H_{24}N_2O_3$	352.1787	353.186	166.0874,158.0971,323.1768	钩吻
10	2-十三碳烷基41H-喹诺酮	2-tridecyl-41H-quinolone	—	$C_{22}H_{33}NO$	327.2562	328.2635	172.0756,159.0680	吴茱萸
11	3,13-去氧乌头碱	3,13-deoxyaconine	—	$C_{34}H_{47}NO_9$	613.3251	614.3299	554.3113,522.2846,494.2904,462.2650,105.0337	千里光
12	3-甲氧基-4-嘧基烟酸	3-methoxyisonicotinic acid	654663-32-8	$C_7H_7NO_3$	153.0426	154.0482	136.0347,122.0197,110.0569,108.0410,92.0462	千里光
13	3-醛基吲哚	indole-3-carboxaldehyde	487-89-8	C_9H_7NO	145.0528	146.0599	129.0718,118.0648,105.9427,91.0541	马钱子
14	5-甲氧基-N,N-二甲基色胺	N,N-dimethyl-5-methoxytryptamine	1019-45-0	$C_{13}H_{18}N_2O$	218.1419	219.1492	174.0910,58.0651	草乌,川乌,附子
15	5-甲氧基-N-甲基色胺	5-methoxy-N-methyltryptamine	—	$C_{12}H_{16}N_2O$	204.1263	205.1335	174.0911,162.0907	吴茱萸
16	9-当酰剽干里光碱	9-angeloylretronecine	—	$C_{13}H_{19}NO_3$	237.1365	238.144	156.1006,138.0914,120.0809,108.0802,93.0697	千里光
17	10-羟基-苯甲酰乌头原碱	10-hydroxybenzoylaconine	—	$C_{32}H_{45}NO_{11}$	619.2993	620.3065	602.2975,588.2795,570.2691,105.0327	欧乌头,川乌,北草乌,华乌头

续上表

序号	中文名称	英文名称	CAS	分子式	精确相对分子质量	$[M+H]^+/M^+$ m/z	二级碎片 m/z	来源植物
18	10-羟基-苯甲酰新乌头原碱	10-hydroxybenzoylmesaconine	—	$C_{31}H_{43}NO_{11}$	605.2836	606.2909	588.2800,574.2650,556.2536, 524.2282,506.2151	草乌,川乌,附子
19	10-羟基乌头原碱	10-hydroxyaconine	—	$C_{25}H_{41}NO_{10}$	515.273	516.2803	442.2599,414.2639,340.1914, 322.1807,174.0913	草乌,川乌,附子
20	10-羟基新乌头碱	10-hydroxymesaconitine	—	$C_{33}H_{45}O_{12}N$	647.2942	648.3015	588.2795,556.2528,538.2440, 370.1657,105.0335	草乌,川乌,附子
21	10-羟在多根乌头碱	karakolidine	41655-13-4	$C_{22}H_{35}NO_5$	393.2515	394.2588	376.2488,358.2373,340.2270	草乌,川乌,附子
22	11-甲基氧钩吻内酸胺	11-methoxygelsemamide	—	$C_{21}H_{26}N_2O_4$	370.1893	371.1965	122.0974,325.1559,108.0817	钩吻
23	11-甲氧基胡蔓藤碱乙	11-methoxyhumantenine	—	$C_{22}H_{28}O_4N_2$	384.2049	385.2122	122.0972,162.0557, 108.0816,339.1718	钩吻
24	11-羟基断肠草碱	11-hydroxyrankinidine	122590-03-8	$C_{20}H_{24}N_2O_4$	356.1736	357.1809	108.0817,80.0502, 95.0739,295.1452	钩吻
25	13-甲氧基小檗碱	13-methoxyberberine	—	$C_{21}H_{20}NO_5^+$	366.1336	366.1341	351.1097,350.129,336.0873, 334.1080,322.1081,308.0926	黄连,博落回
26	14-甲酰基二氢苿萸黄次碱	14-formyldihydrorutaecarpine	68353-23-1	$C_{19}H_{15}N_3O_2$	317.1164	318.1237	199.0865,171.0918,144.0808	吴茱萸
27	15-羟基胡蔓藤碱乙	15-hydroxyhumantenine	—	$C_{21}H_{26}N_2O_4$	370.1893	371.1965	130.0654,122.0968,148.1123	钩吻
28	17-羟基喜树碱	17-hydroxycamptothecin	—	$C_{20}H_{16}N_2O_5$	364.1059	365.1132	347.1027,303.1125,275.1163, 247.1225,218.0841	喜树
29	19-钩吻醇碱	kouminol	126398-76-3	$C_{20}H_{24}N_2O_2$	324.1838	325.1911	194.0974,168.0821,180.0818, 130.0660	钩吻
30	19-羟基二氢-1-甲基钩吻碱	19-hydroxy-dihydrogelsevirine	—	$C_{21}H_{26}N_2O_4$	370.1893	371.1965	162.0558,108.0816,176.0717, 94.0661	钩吻
31	N-甲基-氢化小檗碱	N-methylcanadine	26297-11-0	$C_{21}H_{23}NO_4$	353.1627	354.1705	190.0865,175.0624,160.0756, 149.0601,132.0806,131.0489, 119.0492,103.0541,91.0541	黄连,延胡索、博落回
32	N-去甲氧基胡蔓藤碱乙	N-desmethoxyhumantenine	123629-91-4	$C_{20}H_{24}N_2O_2$	324.1838	325.1911	164.1079,294.1738,109.0660	钩吻
33	N-去甲氧基断肠草碱	N-desmethoxyrankinidine	122590-02-7	$C_{19}H_{22}N_2O_2$	310.1681	311.1754	251.1558,138.0922,108.0818	钩吻

续上表

序号	中文名称	英文名称	CAS	精确相对分子质量	$[M+H]^+/M^+$ m/z	二级碎片 m/z	来源植物
A							
34	阿枯米定碱	akuammidine	639-36-1	$C_{21}H_{24}N_2O_3$	352.1787	353.186	110.0976,120.0818,211.0883	钩吻
35	阿托品	atropine	51-55-8	$C_{17}H_{23}NO_3$	289.1678	290.1751	142.1220,124.1117,93.0695, 77.0385,67.0543	颠茄、洋金花、曼陀罗、莨菪
B							
36	巴马汀	palmatine	3486-67-7	$C_{21}H_{22}NO_4^+$	352.1543	352.1549	337.1303,336.1234,322.1080, 308.1288,294.1129	黄柏、黄连、三棵针、南天竹
37	白屈菜红碱	chelerythrine	34316-15-9	$C_{21}H_{18}NO_4^+$	348.123	348.1236	332.0921,318.0767, 304.0974,290.0817	博落回、飞龙掌血、白屈菜
38	苯代南蛇碱	celabenzine	53938-08-2	$C_{23}H_{29}N_3O_2$	379.226	380.2333	160.1114,106.0332	雷公藤
39	苯甲酰饮乌头原碱	benzoylhypacoitine	63238-66-4	$C_{31}H_{43}NO_9$	573.2938	574.3011	542.2754,510.2489,140.1074, 105.0337,94.0652	草乌、川乌、附子
40	苯甲酰乌头原碱	benzoylaconitine	80214-27-3	$C_{32}H_{45}NO_{10}$	603.3043	604.3116	572.2856,554.2748, 522.2484,105.0335	草乌、川乌、附子
41	苯甲酰新乌头原碱	benzoylmesaconine	63238-67-5	$C_{31}H_{43}NO_{10}$	589.2887	590.296	572.2845,558.2695, 540.2595,105.0340	草乌、川乌、附子
42	别隐品碱	allocryptopine	485-91-6	$C_{21}H_{23}NO_5$	369.1576	370.1649	352.1550,336.1239,306.0909, 290.0946,206.0815,189.0782, 188.0707,181.0861,165.0913	博落回
43	翘卫牙宁	alatusinine	—	$C_{38}H_{47}NO_{19}$	821.2742	822.2815	194.0800,176.0695	雷公藤
C							
44	春千里光碱	senecivernine	72755-25-0	$C_{18}H_{25}NO_5$	335.1733	336.1803	220.1349,178.0867,138.0907, 120.0806,83.0494	千里光
45	饮乌头碱	hypaconitine	6900-87-4	$C_{33}H_{45}NO_{10}$	615.3043	616.3116	556.2913,524.2649,492.2391, 338.1759,105.0334	草乌、川乌、附子
D							
46	倒千里光裂碱	retronecine	480-85-3	$C_8H_{13}NO_2$	155.0946	156.1018	138.0914,120.0801,110.0961	千里光

续上表

序号	中文名称	英文名称	CAS	分子式	精确相对分子质量	$[M+H]^+/M^+$ m/z	二级碎片 m/z	来源植物
47	东莨菪碱	hyoscine	51-34-3	$C_{17}H_{21}NO_4$	303.1471	304.1543	156.1012,138.0909, 121.0643,110.0959,103.0540, 98.0597,79.0539	颠茄,洋金花, 曼陀罗,莨菪
E								
48	二氢钩吻碱子	dihydrokoumine	104654-06-0	$C_{20}H_{24}N_2O$	308.1889	309.1961	130.0659,120.0816,81.0706	钩吻
49	二氢路因碱	dihydroruine	52898-19-8	$C_{19}H_{24}N_2O_7$	392.1584	393.1656	231.1124,216.0887	骆驼蓬
50	二氢吴茱萸次碱	dihydrorutaecarpine	—	$C_{18}H_{15}N_3O$	289.1215	290.1288	171.0921,120.0446	吴茱萸
51	二氢血根碱	dihydrosanguinarine	3606-45-9	$C_{20}H_{15}NO_4$	333.1001	334.1074	319.0831,304.0854,276.1006	白屈菜,紫堇, 博落回,血水草
F								
52	呋喃甫蛇碱	celafurine	53938-09-3	$C_{21}H_{27}N_3O_3$	369.2052	370.2125	160.1116,266.1505,100.0754	雷公藤
53	附子灵	fuziling	—	$C_{24}H_{39}NO_7$	453.2727	454.2799	436.2693,404.2425, 154.1225,108.0805	附子
G								
54	钩吻碱丙/常绿钩吻碱	sempervirine	549-92-8	$C_{19}H_{16}N_2$	272.1313	273.1386	145.1085,157.1087,230.0855	钩吻
55	钩吻碱丁	koumicine	1358-74-3	$C_{21}H_{22}O_3N_2$	350.1630	351.1703	182.0849,319.1452,219.0925	钩吻
56	钩吻碱戊	koumidine	1358-75-4	$C_{19}H_{22}ON_2$	294.1732	295.1805	277.1714,144.0816,138.0920	钩吻
57	钩吻碱	koumine	1358-76-5	$C_{20}H_{22}N_2O$	306.1732	307.1805	180.0820,167.0744,204.0823	钩吻
58	钩吻精碱	gelselegine	—	$C_{20}H_{26}N_2O_4$	358.1893	359.1965	297.1616,96.0818, 108.0819,88.0767	钩吻
59	钩吻内酯胺	gelsemamide	122297-34-1	$C_{20}H_{24}O_3N_2$	340.1787	341.186	310.1687,295.1455,164.1079	钩吻
60	钩吻素甲	gelsemine	509-15-9	$C_{20}H_{22}N_2O_2$	322.1681	323.1754	195.0693,91.0553, 218.0976,117.0710	钩吻
H								
61	哈尔酚	harmol	487-03-6	$C_{12}H_{10}N_2O$	198.0793	199.0866	184.0634,171.0917,158.0605, 131.0496,103.0544,77.0390	骆驼蓬
62	海替生	hetisine	10089-23-3	$C_{20}H_{27}NO_3$	329.1991	330.2064	312.1960,302.2112,105.0700	草乌,川乌,附子

续上表

序号	中文名称	英文名称	CAS	分子式	精确相对分子质量	$[M+H]^+/M^+$ m/z	二级碎片 m/z	来源植物
63	海罂粟碱	glaucine	475-81-0	$C_{21}H_{25}NO_4$	355.1784	356.1856	325.1434,310.1197,294.1248,279.1009	延胡索
64	胡蔓藤碱丙	humantendine	82375-28-8	$C_{19}H_{22}N_2O_4$	342.1580	343.1652	312.1490,108.0818,281.1304	钩吻
65	胡蔓藤碱丁	humantenrine	82375-30-2	$C_{21}H_{26}N_2O_4$	370.1893	371.1965	138.0920,325.1560,130.0660	钩吻
66	胡蔓藤碱甲	humantenmine	82354-38-9	$C_{19}H_{22}N_2O_3$	326.1630	327.1703	296.1537,265.1352,108.0819	钩吻
67	胡蔓藤碱乙	humantenine	82375-29-9	$C_{21}H_{26}N_2O_3$	354.1943	355.2016	122.0970,309.1613,108.0817	钩吻
68	槐醇	sophoranol	3411-37-8	$C_{15}H_{24}N_2O_2$	264.1838	265.1911	247.1807,205.1335,150.1277,148.1119,136.1121,134.0962,122.0964,120.0810,98.0603,96.0811,70.0655,55.0179	苦参
69	槐定碱	sophoridin	6882-68-4	$C_{15}H_{24}N_2O$	248.1889	249.1961	176.1076,162.1286,148.1119,134.0964,122.1964,110.0966,96.0813,84.0812,79.0550,70.0652,67.0544,55.0179	苦参
70	槐果碱	sophocarpine	145572-44-7	$C_{15}H_{22}N_2O$	246.1732	247.1805	179.1543,150.1276,136.1119,96.0811	苦参
71	黄连碱	coptisine	3486-66-6	$C_{19}H_{14}NO_4^+$	320.0923	320.0923	292.0974,277.0737,262.0865,249.0785,234.0915,204.0807	博落回、黄连
J								
72	甲基麻黄碱	N-methylephedrine	552-79-4	$C_{11}H_{17}NO$	179.131	180.1383	162.1274,147.1043,135.0803,117.0696,57.03337	麻黄
73	甲基伪麻黄碱	N-methylpseudoephedrine	51018-28-1	$C_{11}H_{17}NO$	179.131	180.1383	162.1274,147.1043,135.0803,117.0696,57.03337	麻黄
74	甲氧基喜树碱	10-methoxycamptothecin	19685-10-0	$C_{21}H_{18}N_2O_5$	378.1216	379.1288	350.0883,335.1393,307.1435,279.1119,250.1090,198.0788	喜树
75	焦去氧次乌头碱	dehydrated deoxybenzoylhypaconine	—	$C_{31}H_{41}NO_7$	539.2883	540.2956	522.2849,504.2739,340.2263,322.2173,105.0335	草乌、川乌、附子
76	金黄紫堇碱	scoulerin	6451-73-6	$C_{19}H_{21}NO_4$	327.1471	328.1543	178.0866,163.0630,151.0754,119.0492	博落回、黄连

续上表

序号	中文名称	英文名称	CAS	分子式	精确相对分子质量	[M+H]$^+$/M$^+$ m/z	二级碎片 m/z	来源植物
K								
77	卡拉可林	karakoline	39089-30-0	C$_{22}$H$_{35}$NO$_4$	377.2566	378.2639	360.2539,328.227,124.1121,110.0970,98.0964,84.0812	附子
78	苦参碱	matrine	519-02-8	C$_{15}$H$_{24}$N$_2$O	248.1889	249.1961	162.1274,148.1121,134.0963,120.0810,110.0966,96.0811,84.0812,70.0653,55.0178	苦参
79	阔叶千里光碱	platyphyline	480-78-4	C$_{18}$H$_{27}$NO$_5$	337.1889	338.1963	310.1973,222.1434,172.9886,156.1038,140.1063,122.0962	千里光
L								
80	蓝蓟定	echimidine	520-68-3	C$_{20}$H$_{31}$NO$_7$	397.2101	398.2178	220.1346,120.0819,83.0503	紫草
81	雷公藤次碱	wilforine	11088-09-8	C$_{43}$H$_{49}$NO$_{18}$	867.295	868.3022	206.0801,178.0855,105.0332	雷公藤
82	雷公藤定碱	wilfordine	37239-51-3	C$_{43}$H$_{49}$NO$_{19}$	883.2899	884.2972	194.0805,176.0702,105.0323	雷公藤
83	雷公藤定宁F	—	—	C$_{43}$H$_{49}$NO$_{18}$	867.295	868.3022	206.0802,105.0332	雷公藤
84	雷公藤吉碱	wilforgine	37239-47-7	C$_{41}$H$_{47}$NO$_{19}$	857.2742	858.2815	840.2680,178.0859,206.0809	雷公藤
85	雷公藤康碱	wilfordconine	345953-05-1	C$_{41}$H$_{47}$NO$_{20}$	873.2691	874.2764	762.2567,204.0648,176.0697	雷公藤
86	雷公藤宁碱A	wilfornine A	345954-00-9	C$_{45}$H$_{51}$NO$_{20}$	925.3004	926.3077	804.2710,684.2252,204.0650,186.0504,158.0593,105.0332	雷公藤
87	雷公藤宁碱D	wilfornine D	—	C$_{43}$H$_{49}$NO$_{21}$	915.2797	916.287	804.2679,204.0646,186.0543,158.0595	雷公藤
88	雷公藤素B	—	—	C$_{46}$H$_{49}$NO$_{22}$	967.2746	968.2819	856.2613,204.0643,158.0592,95.0128	雷公藤
89	莨菪醇	tropine	120-29-6	C$_8$H$_{15}$NO	141.1154	142.1226	124.1119,96.0806	天仙子、洋金花、颠茄
90	路因碱	ruine	32472-23-4	C$_{19}$H$_{22}$N$_2$O$_7$	390.1427	391.15	229.0969,214.0732	骆驼蓬
91	轮环藤酚碱	cyclanoline	18556-27-9	C$_{20}$H$_{24}$NO$_4^+$	342.1700	342.1705	192.1025,177.0788	博落回、延胡索
92	骆驼蓬碱	harmaline	304-21-2	C$_{13}$H$_{14}$N$_2$O	214.1106	215.1179	200.0944,174.0915,172.0993,159.0680,131.0729,68.0498	骆驼蓬

续上表

序号	中文名称	英文名称	CAS	分子式	精确相对分子质量	[M+H]⁺/M⁺ m/z	二级碎片 m/z	来源植物
M								
93	麻黄碱	ephedrine	299-42-3	$C_{10}H_{15}NO$	165.1154	166.1226	148.1119,133.0886,117.0695	麻黄
94	马钱子碱	brucine	357-57-3	$C_{23}H_{26}N_2O_4$	394.1893	395.1966	367.1649,350.1393,324.1230, 306.1118,282.1117,244.0964, 229.0727,213.0775	马钱子,吕宋果
95	马钱子碱氮氧化物	brucine N-oxide	17301-81-4	$C_{23}H_{26}N_2O_5$	410.1842	411.1904	394.1868,393.1805,379.1647, 365.1836,351.1686,320.1175, 305.0923,267.1121,204.1014,	马钱子
96	曼陀罗碱	meteloidine	—	$C_{13}H_{21}NO_4$	255.1471	256.1543	156.1013,138.0917,110.0959, 96.0806,83.0489,79.0538, 74.0601,55.0542	颠茄,洋金花,曼陀罗
97	木兰箭毒碱	magnocurarine	6801-40-7	$C_{19}H_{24}NO_3^+$	314.1751	314.1756	107.0490,102.1279,58.0654	延胡索,厚朴,博落回
N								
98	南蛇藤别桂皮酰胺碱		53990-48-0	$C_{25}H_{31}N_3O_2$	405.2416	406.2489	160.1117,131.0487	雷公藤
99	尼奥灵	neoline	466-26-2	$C_{24}H_{39}NO_6$	437.2777	438.285	420.2751,388.2488,356.2230, 154.1228,108.0810	北乌头,雪上一枝蒿
100	奴弗新	novacine	466-64-8	$C_{24}H_{28}N_2O_5$	424.1998	425.207	410.1815,368.1498,350.1355, 324.1209,297.0975,296.0907, 244.0971,204.1016	马钱子
Q								
101	千里光菲灵碱氮氧化物	seneciphylline-N-oxide	38710-26-8	$C_{18}H_{23}NO_6$	349.1525	350.1589	306.1629,138.0902, 120.0772,94.0633	千里光
102	千里光菲灵碱	seneciphylline	480-81-9	$C_{18}H_{23}NO_5$	333.1576	334.1631	136.0739,118.0644,94.0649	千里光
103	千里光宁	senecionine	130-01-8	$C_{18}H_{25}NO_5$	335.1733	336.1803	308.1853,220.1342,156.1033, 138.0913,120.0807,94.0652	款冬花
104	羟基二氢钩吻碱子	hydroxydihydrokoumine	126398-76-3	$C_{20}H_{24}N_2O_2$	324.1838	325.1911	194.0975,180.0816,206.0974	钩吻
105	去甲基麻黄碱	norephedrine	492-41-1	$C_9H_{13}NO$	151.0997	152.107	134.0964,117.0695,56.0494	麻黄
106	去甲基伪麻黄碱	norpseudoephedrine	492-39-7	$C_9H_{13}NO$	151.0997	152.107	134.0964,117.0695,56.0494	麻黄

续上表

序号	中文名称	英文名称	CAS	分子式	精确相对分子质量	[M+H]⁺/M⁺ m/z	二级碎片 m/z	来源植物
107	去甲基吴茱萸酰胺	N-2-methylaminobenzoyltryptamine	—	$C_{18}H_{19}N_3O$	293.1528	294.1601	134.0604	吴茱萸
108	去甲骆驼蓬碱	harmalol	525-57-5	$C_{12}H_{12}N_2O$	200.095	201.1022	160.0755,68.0496	骆驼蓬
109	去甲天仙子胺	norhyoscyamine	537-29-1	$C_{16}H_{21}NO_3$	275.1521	276.1594	121.0638,110.0954,103.0535, 93.0689,91.0535,77.0391, 67.0537,56.0489	颠茄,洋金花
110	去氢骆驼蓬碱	harmine	442-51-3	$C_{13}H_{12}N_2O$	212.095	213.1022	198.0785,170.0838	骆驼蓬
111	去氢吴茱萸碱	dehydroevodiamine	67909-49-3	$C_{19}H_{15}N_3O$	301.1215	302.1288	286.081	吴茱萸
112	去氢延胡索甲素	dehydrocorydaline	30045-16-0	$C_{22}H_{24}NO_4^+$	366.17	366.1705	350.1390,336.1235, 322.1441,308.1287	延胡索,元胡
113	去水阿托品	apoatropine	500-55-0	$C_{17}H_{21}NO_2$	271.1572	272.1645	124.1116,103.0539,93.0697, 77.0385,67.0540	颠茄,洋金花,莨菪
114	去氧乌头碱	3-deoxyaconitine	3175-95-9	$C_{34}H_{47}NO_{10}$	629.32	630.3273	570.3072,538.2808,510.2858, 352.1919,105.0335	草乌,川乌,附子

S

序号	中文名称	英文名称	CAS	分子式	精确相对分子质量	[M+H]⁺/M⁺ m/z	二级碎片 m/z	来源植物
115	山莨菪碱	anisodamine	55869-99-3	$C_{17}H_{23}NO_4$	305.1627	306.17	140.1069,122.0962, 91.0542,82.0653,58.0652	山莨菪
116	土的宁	strychnine	57-24-9	$C_{21}H_{22}N_2O_2$	334.1681	335.1753	307.1437,290.1182,264.1025, 222.0906,184.0749,156.0802, 144.0802,129.0689	吕宋果
117	四氢非洲防己碱	tetrahydrocolumbamine	483-34-1	$C_{20}H_{23}NO_4$	341.1627	342.1705	178.0865,163.0629, 151.0754,119.0487,91.0539	博落回
118	四氢哈尔明	tetrahydroharmine	17019-01-1	$C_{13}H_{16}N_2O$	216.1263	217.1335	200.1064,188.1064	骆驼蓬
119	四氢黄连碱	tetrahydrocoptisine	4312-32-7	$C_{19}H_{17}NO_4$	323.1158	324.123	176.0709,149.0599, 119.0492,91.0543	延胡索,博落回
120	四氢小檗碱	canadine	522-97-4	$C_{20}H_{21}NO_4$	339.1471	340.1543	176.0710,149.0600, 119.0493,91.0541	延胡索,博落回
121	宋果灵	songorine	509-24-0	$C_{22}H_{31}NO_3$	357.2304	358.2364	240.2283,143.0856, 105.0701,98.0965	川乌,乌头

续上表

序号	中文名称	英文名称	CAS	分子式	精确相对分子质量	[M+H]⁺/M⁺ m/z	二级碎片 m/z	来源植物
122	碎叶紫堇碱	cheilanthifoline	483-44-3	$C_{19}H_{19}NO_4$	325.1314	326.1387	178.0863,163.0625,151.0757,119.0492,91.0541	博落回
T								
123	塔拉地萨敏	talatizamine	20501-56-8	$C_{24}H_{39}NO_5$	421.2828	422.2901	390.2642,358.2381,131.0851,108.0805,98.0962	川乌,乌头
124	脱氧苯甲酰次乌头原碱	deoxybenzoylhypaconine	63238-66-4	$C_{31}H_{43}NO_8$	557.2989	558.3061	526.2804,508.2699,105.0339	川乌,乌头
125	脱氧苯甲酰乌头原碱	deoxybenzoylaconine	—	$C_{32}H_{45}NO_9$	587.3094	588.3167	556.2899,524.2654,105.0334	川乌,乌头
126	脱氧喜树碱	deoxycamptothecin	—	$C_{20}H_{16}N_2O_3$	332.1161	333.1234	289.1319,261.1363,193.0952,144.0797	喜树
127	脱氧鸭嘴花碱	deoxypeganine	495-59-0	$C_{11}H_{12}N_2$	172.1	173.1073	144.0694,117.0573,91.0544,77.0387,68.0493,51.0342	骆驼蓬
W								
128	网脉番荔枝碱	reticuline	485-19-8	$C_{19}H_{23}NO_4$	329.1627	330.17	299.1280,192.1025	番荔枝根,博落回
129	伪麻黄碱	pseudoephedrine	90-82-4	$C_{10}H_{15}NO$	165.1154	351.1701	333.1605,305.1643,277.1098,261.1167,233.0827,220.0737,210.0922,182.0965,162.0910,144.0811,	麻黄
130	乌头碱	aconitine	302-27-2	$C_{34}H_{47}NO_{11}$	645.3149	166.1226	148.1119,133.0886,117.0695	川乌,乌头
131	吴茱萸次碱	rutaecarpine	84-26-4	$C_{18}H_{13}N_3O$	287.1059	646.3222	586.3012,554.2747,526.2806,368.1866,105.0335	吴茱萸
132	吴茱萸果酰胺 I	goshuyuamide I	126223-62-9	$C_{19}H_{19}N_3O$	305.1528	288.1131	273.0896,244.0877,169.0760,145.0397,142.0649,120.0443,115.0542,92.0496	吴茱萸
133	吴茱萸胺碱	evodiamine	518-17-2	$C_{19}H_{17}N_3O$	303.1372	306.1601	134.0601	吴茱萸
134	吴茱萸卡品碱	evocarpine	15266-38-3	$C_{23}H_{33}NO$	339.2562	304.1444	171.0917,161.0710,144.0809,134.0600	吴茱萸
135	吴茱萸宁碱	evodianinine	878628-80-9	$C_{19}H_{13}N_3O$	299.1059	300.1131	285.0891,257.0937	吴茱萸
136	吴茱萸胺胺	evodiamide	116965-70-9	$C_{19}H_{21}N_3O$	307.1685	308.1757	134.0607	吴茱萸

续上表

序号	中文名称	英文名称	CAS	分子式	精确相对分子质量	$[M+H]^+/M^+$ m/z	二级碎片 m/z	来源植物
137	吴茱萸酰胺 I	wuchuyuamide I	—	$C_{19}H_{17}N_3O_4$	351.1219	352.1292	334.1186,189.0646,158.0588,130.0639	吴茱萸
X								
138	喜果苷	vincosamide	23141-27-7	$C_{26}H_{30}N_2O_8$	498.2002	499.2075	337.1547,267.1127,171.0914,144.0806	喜树
139	喜树次碱	venoterpine	17948-42-4	$C_9H_{11}NO$	149.0841	150.0915	132.0817,117.0582	喜树、马钱子
140	喜树碱	camptothecin	7689-03-4	$C_{20}H_{16}N_2O_4$	348.111	349.1183	320.0783,305.1279,249.1010,220.0982	喜树
141	腺苷	adenosine	58-61-7	$C_{10}H_{13}N_5O_4$	267.0968	268.104	136.0619,119.0352,94.0401	款冬花
142	小檗碱	berberine	2086-83-1	$C_{20}H_{18}NO_4^+$	336.1230	336.1236	320.0922,306.0769,292.0969,278.0811	博落回、黄连
143	新乌头碱	mesaconitine	2752-64-9	$C_{33}H_{45}NO_{11}$	631.2993	632.3065	572.2863,540.2601,512.2654,354.1712,105.339	川乌、乌头
144	新乌头原碱	mesaconine	6792-09-2	$C_{24}H_{39}NO_9$	485.2625	486.2698	468.2594,454.2430,436.2329,422.2178,404.2066	川乌、乌头
145	血根碱	sanguinarine	2447-54-3	$C_{20}H_{14}NO_4^+$	332.0917	332.0923	317.0677,288.0656,274.0865,259.0628,244.0760,231.0679,216.0807,203.0727,189.0701	白屈菜、紫堇、博落回、血水草
Y								
146	鸭嘴花碱	vasicine	6159-55-3	$C_{11}H_{12}N_2O$	188.095	189.1022	171.090918,154.0652,143.0731,118.0653,91.0545	鸭嘴花、骆驼蓬
147	鸭嘴花酮碱	vasicinone	486-64-6	$C_{11}H_{10}N_2O_2$	202.0742	203.0815	185.0709,167.0601140.0491,130.0649,82.0291,54.0341	鸭嘴花、骆驼蓬
148	延胡索甲素	corydaline	518-69-4	$C_{22}H_{27}NO_4$	369.194	370.2013	354.1707,322.1463,205.1100,192.1022,179.1071,165.0912,151.0753,150.0679	延胡索
149	延胡索乙素	tetrahydropalmatine	10097-84-4	$C_{21}H_{25}NO_4$	355.1784	356.1856	192.1017,165.0905	延胡索

续上表

序号	中文名称	英文名称	CAS	分子式	精确相对分子质量	[M+H]⁺/M⁺ m/z	二级碎片 m/z	来源植物
150	氧化槐果碱	oxysophocarpine	26904-64-3	$C_{15}H_{22}N_2O_2$	262.1681	263.1754	245.1656,203.1181,177.1387,160.0759,150.1278,136.1124,131.0729,122.0965,96.0812	苦参,洋槐
151	氧化苦参碱	oxymatrine	16837-52-8	$C_{15}H_{24}N_2O_2$	264.1838	265.1911	247.1807,205.1335,150.1277,148.1119,136.1121,134.0962,122.0964,120.0810,98.0603,96.0811,70.0655,55.0179	苦参
152	异土的宁	isostrychnine	467-16-3	$C_{21}H_{22}N_2O_2$	334.1681	335.1755	289.1191,272.0492,246.0784,220.0759,204.0680,144.0686,130.0538	马钱子,吕宋果
153	异塔拉乌头定	isotalatizidine	7633-68-3	$C_{23}H_{37}NO_5$	407.2672	408.2744	390.2642,358.2379,154.1225,108.0807,98.0963	乌头
154	隐品碱	cryptopine	482-74-6	$C_{21}H_{23}NO_5$	369.1576	370.1649	352.1541,291.1015,263.1068,222.1122,204.1022,190.0862,165.0911,149.0597	延胡索,博落回
155	原阿片碱	protopine	130-86-9	$C_{20}H_{19}NO_5$	353.1263	354.1336	336.1230,293.0806,275.0705,247.0755,206.0813,189.0784,188.0708,149.0600	延胡索,博落回
无中文名								
156	—	3'-O-acetylechihumiline N-oxide	—	$C_{22}H_{33}NO_9$	455.2155	456.2231	338.1606,254.1385,220.1324,154.0854,136.0756	紫草
157	—	diaboline	509-40-0	$C_{21}H_{24}N_2O_3$	352.1787	353.1856	335.1728,307.1756,289.1303,274.1143,248.1073,220.0746,194.0942,168.0814,144.0791,124.0741	马钱子
158	—	echihumiline N-oxide	—	$C_{20}H_{31}NO_8$	413.2050	414.2128	254.1396,220.1333,154.0868,137.0838,120.0817	紫草
159	—	hypoglaunine	—	$C_{41}H_{47}NO_{19}$	857.2742	858.2815	300.0854,206.0804,95.0127	雷公藤

续上表

序号	中文名称	英文名称	CAS	分子式	精确相对分子质量	$[M+H]^+/M^+$ m/z	二级碎片 m/z	来源植物
160	—	leptanthine N-oxide	—	$C_{15}H_{25}NO_7$	331.1631	332.1708	314.1598,172.0972,155.0945,138.0918,111.0682,94.0651	紫草
161	—	macrophylline	27841-97-0	$C_{13}H_{21}NO_3$	239.1521	240.1581	158.1170,140.1060,122.0957,110.0951,94.0630	千里光
162	—	senecicannabine	81855-31-4	$C_{18}H_{23}NO_7$	365.1475	366.1541	338.1580,154.0860,120.0797,94.0642	千里光
163	—	triptonine A	168009-84-5	$C_{48}H_{51}NO_{21}$	977.2954	978.3026	856.2642,204.0648,158.0186,105.0334	雷公藤